영업사원, 초급 마케터를 위한
쉽게 풀어쓴 의료컨설팅 비법노트

영업사원, 초급 마케터를 위한 쉽게 풀어쓴 의료컨설팅 비법노트

발행일　2016년 4월 20일

지은이　　김 진 호
펴낸이　　손 형 국
펴낸곳　　(주)북랩
편집인　　선일영　　　　　　　　　　편집　김향인, 서대종, 권유선, 김예지
디자인　　이현수, 신혜림, 윤미리내, 임혜수　제작　박기성, 황동현, 구성우
마케팅　　김회란, 박진관, 김아름
출판등록　2004. 12. 1(제2012-000051호)
주소　　　서울시 금천구 가산디지털 1로 168, 우림라이온스밸리 B동 B113, 114호
홈페이지　www.book.co.kr
전화번호　(02)2026-5777　　　　　　팩스 (02)2026-5747

ISBN　　979-11-5987-012-5 13320(종이책)　979-11-5987-013-2 15320(전자책)

잘못된 책은 구입한 곳에서 교환해 드립니다.
이 책은 저작권법에 따라 보호받는 저작물이므로 무단 전재와 복제를 금합니다.

이 도서의 국립중앙도서관 출판예정도서목록(CIP)은 서지정보유통지원시스템 홈페이지(http://seoji.nl.go.kr)와
국가자료공동목록시스템 (http://www.nl.go.kr/kolisnet)에서 이용하실 수 있습니다.
(CIP제어번호 : 2016009770)

> 성공한 사람들은 예외없이 기개가 남다르다고 합니다.
> 어려움에도 꺾이지 않았던 당신의 의기를 책에 담아보지 않으시렵니까?
> 책으로 펴내고 싶은 원고를 메일(book@book.co.kr)로 보내주세요.
> 성공출판의 파트너 북랩이 함께하겠습니다.

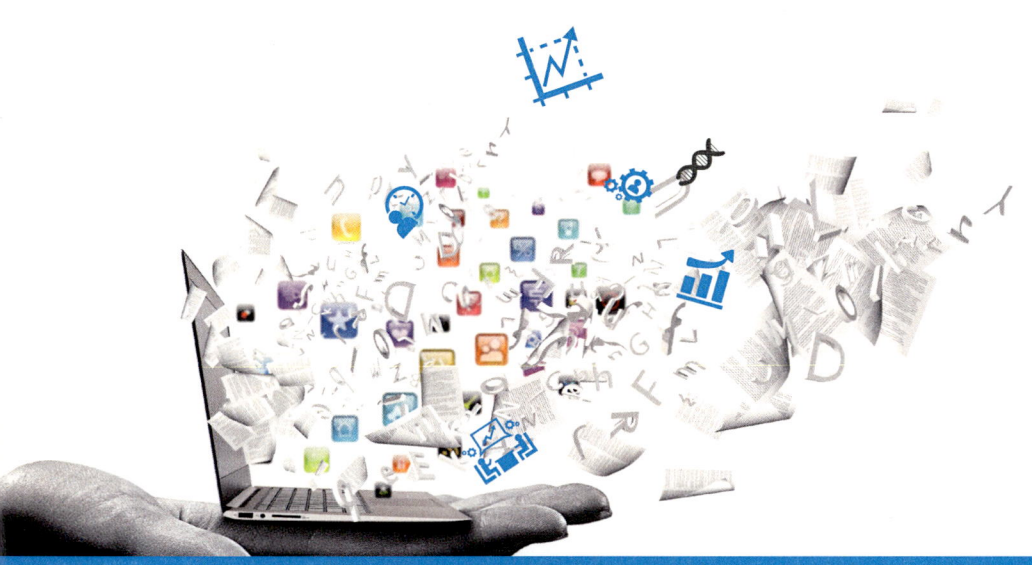

병원 마케팅 담당자가 반드시 알아야 할 실전 컨설팅 노하우

영업사원, 초급 마케터를 위한

쉽게 풀어쓴 의료 컨설팅 비법노트

김진호 지음

북랩 book Lab

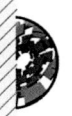
Prologue

　병원 컨설턴트라는 이름으로 일을 시작한 지 10여 년이 되었다. 병원 컨설팅에 뛰어들기 전 병원에서 7년 여를 근무하며 개원부터 병원 경영, M&A, 병원 매도와 매입, 경매, 인적/물적 관리의 다양한 업무를 수행하며 병원 생애 주기의 대부분을 경험하였다.

　병원에 대한 경험은 병원 컨설턴트로의 이직에 자신감과 거부감 없는 결정을 하는 계기가 되었고 여러 병원을 다니면서 컨설팅 요소를 활용하는 방법은 물론 구성원들과의 공감을 통하여 효율적인 업무를 수행할 수 있도록 했다. 또한, 훌륭한 컨설팅적 접근방법을 가지고 있고 효과적인 소통을 위한 요소들을 보유하고 있음에도 불구하고, 제대로 활용하지 못하고 과거의 방식만을 답습하는 영업사원들을 보며 안타까움을 느끼곤 했다.

　모든 일에는 경쟁력 있는 차별적 요소가 필요하고, 효과적인 방법을 찾아 실행하는 사람이 결국 성공한다. 이것은 대단한 방법이 아니어도 되며, 이 책을 통하여 병원 영업현장에서 활용할 수 있는 방법들을 제시하여 도움을 주려는 이유이다.

　필자가 병원 근무 시절에 만난 한 영업사원의 이야기부터 하고자 한다. 실제로 사소한 것 같지만 큰 도움이 되어 고마움을 느꼈던 사례라고 할 수 있다.

　평소와 다름없이 병원을 찾아온 'ㄷ' 제약 영업사원을 별로 신경을 쓰지 않은 채 업무를 보고 있었는데, 병원 출입문 앞에서 분주하게 움직이는 그가 눈에 들어왔다. 출입문을 열심히 닦더니 가방에서 무엇인가를 꺼내어 출입문 손잡이 부근에 붙이고 있는 것이었다. 제품 광고라도 붙이나 싶어 가까이 가서 보니 '당기세요', '미세요'라는 출입안내 문구를 붙이고 있는 것이었다.

　조용히 다가가 무엇을 하고 있냐고 물었더니 "지난 번에 병원에 방문하여 보니 환자분들이 문을 열면서 서로 겹치게 되어 불편해서요. 스티커만 붙여도 환자분들에게 도움이 될 것 같았습니다."라고 말하는 것이다.

당시 병원이 개원 초였기에 작은 부분까지 신경 쓰지 못하여 출입문 표기가 없는 상태였다. 양방향으로 문을 열 수 있는 구조였기 때문에 들어오고 나오는 환자들이 가끔 겹쳐서 불편할 때가 있었다. 대수롭지 않게 생각하고 직원들마저도 관심을 두지 않던 부분을 그는 특별하게 생각하고 있었던 것이다.

직원들도 무심코 넘어가던 부분을 병원의 주인처럼 생각하여 준 그를 보며 병원에 도움을 주기 위해 진심으로 고민한다는 느낌이 들어 매우 감동하였다.

고객에게 가치를 주는 일, 고마움을 느끼게 하는 일은 어떠한 영업방법보다 진실되고 마음을 움직이는 것이 아닐까? 그 날 이후로 그는 필자에게 기다리게 되는 영업사원이 되었고 도와주고 싶은 영업사원이 되었던 건 말할 필요도 없다.

이러한 일이 컨설팅이라고 나는 말하고 싶다. 병원을 찾는 영업사원은 환자와 다른 또 다른 시선을 가질 수 있는데 게임에 참여하는 사람은 잘 보이지 않지만 관객의 눈으로 바라보면 잘못된 부분이 보이는 것과 같다. 큰 그림의 경영컨설팅과 같은 요소는 전문업체가 수행하면 되지만 이러한 업무는 매번 수행할 수 없다. 오히려 객관적인 시선으로 바라본 영업사원들의 컨설팅 요소는 병원에 실질적인 큰 도움을 제공할 수 있는 것이다.

병원의 영업이 많은 사람들 생각처럼 '리베이트', '할증', '접대', '노동', '술'과 같은 단어로 표현되기를 원하고 동의하고 있는 것은 아닌가?

이제 시대는 변하였고 병원은 가치를 주는 사람을 원한다.

영업에는 다양한 방법이 있고 효과적인 수단들이 많겠지만 진심으로 고객을 움직이고 싶다면 필요한 것을 찾아 함께 고민하고 실천하자.

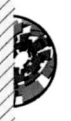

　시중에 영업을 잘하는 법을 알려주는 수많은 서적이나 정보가 있고 병원 컨설팅에 대한 체계적인 이론서도 많이 있다. 필자는 컨설팅에 대한 전문적인 이론이나 체계적인 교육을 이야기하기보다 현장에서 병원을 이해하는 데 도움이 되는 작은 요소들을 중심으로 병원 영업을 하고자 하는 이들에게 함께 고민하며 할 수 있는 방법들을 알려 주고 싶다.

　현업에 종사하면서 필자 역시 이런 부분에 대해 고민하였고 필자로부터 교육을 받는 교육생들에게도 고객과 함께 고민하고 감동을 주며 가치를 찾으라는 이야기를 한다. 또한, 단순한 영업사원의 모습이 아닌 가치를 주는 컨설턴트로서의 비전을 꿈꾸라고 이야기한다.

　나는 뛰어난 이론을 이야기하지 않는다. 병원 영업에 필요한 컨설팅 요소들을 알려주고 활용할 수 있는 방법을 이야기하고 싶다. 병원 영업의 현장에 뛰어들었다면 또는 영업의 새로운 돌파구가 필요하다면 시간을 투자하여 필자의 이야기를 읽어보라고 권해본다.

Contents

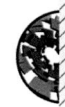

Chapter 01 긍정적 이미지 구축을 위한 기초 편 · 11

병원을 알아야 생각이 열린다 · 14
- 병원은 'C.C.C'다 ······ 14
- 의료법부터 공부하라 ······ 18
- 병원에도 등급이 있다 ······ 25

변화하는 의료산업, 정보로 대비하라 · 29
- 의료시장 이해하기 ······ 29
- 병원경영지원회사(MSO) ······ 31
- 의료서비스를 찾아 한국으로 - 의료관광 ······ 34
- 세계로 뻗어가는 의료한류 ······ 36
- 병원의 기간계 시스템은 통합의료정보시스템으로 진화 중 ······ 38

과거와의 싸움이 변화의 시작이다 · 41
- 느리게 걷기 ······ 41
- 전통은 중요하다 그러나 반드시 옳은 것은 아니다 ······ 42
- 고객의 장점에 집중하라 ······ 43

스마트한 시대, 스마트하게 사고하라 · 46
- 강남 세브란스병원 지능형 주차시스템 ······ 46
- QR코드를 활용한 병원 정보제공 ······ 47
- 개인형 멀티미디어 기기를 활용한 입원환자 시스템 ······ 48
- 스마트폰을 활용한 진료비 결제 시스템 ······ 48
- 스마트폰을 활용한 모바일 병원서비스 ······ 49

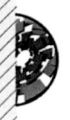

Chapter 02 따라하면 방법이 보이는 컨설팅　　55

정보의 바다, 포털사이트에서 길을 찾다　　58
- 인터넷 마케팅 이론을 바꾸다 ··· 58
- 포털사이트 노출요소에 주목하라 ······································ 59

포털사이트 검색요소들을 정복하라　　63
- 연관 검색어 - 검색자의 의중을 읽는 취향저격! ················· 63
- 지도 - 내원 고객을 위한 온라인 네비게이션 ····················· 64
- 사이트 - 온라인에 만드는 또 하나의 병원 ························ 69
- 블로그 - 고객과 만나는 감성의 힘 ··································· 89
- 뉴스 - 공신력으로 신뢰를 형성한다 ································ 100
- 카페 - 공감으로 형성되는 입소문 진원지 ························ 119
- 동영상 - 고객 시선을 이끄는 영상의 힘 ·························· 133

Chapter 03 병원 경영에 도움을 주는 컨설팅 영업　　141

개원 홍보! 같지만 다르게 접근하라　　144
- 힘든 개원, 작은 도움이 평생의 관계를 형성한다 ·············· 144
- 병원을 기록으로 남겨라 ··· 145
- 개원입지를 예상하고 분석하라 ······································· 147
- 병원만의 특별한 마케팅 방법을 고민하라 ························ 160
- 물어보고 조사하여 시행착오를 줄여라 ···························· 162

안정적 병원 경영에 도움을 주는 컨설팅 요소　　　165
　사회적으로 민감한 개인정보를 정복하라 ················· 165
　병원의 성장에 도움을 주는 제휴 파트너를 찾아라 ········· 181
　병원의 첫 번째 마케터, 기존 고객을 관리하라 ············ 186
　매뉴얼과 프로세스로 병원을 성장시켜라 ················ 196

기억해두면 도움이 되는 소소한 정보들　　　199
　의료인 면허신고제 ································· 199
　친절교육도 무료로 받을 수 있다 ······················· 201
　소방 안전에 대한 대비, 소화기 설치 ···················· 202
　의료기기 폐기는 어떻게 해야 하나? ···················· 202
　필요한 일이 있을 때 뚝딱! 재능사이트를 활용하라 ········· 203
　의료산업 정보를 한눈에, 의료박람회 ··················· 204
　경영에 위험요인이 될 수 있는 저작권 ·················· 208
　의료법에 문제가 되는 문구와 내용 ···················· 217
　비의료인이 작성하는 콘텐츠의 유의점 ·················· 219

Epilogue　　　221

Chapter 01

긍정적 이미지
구축을 위한
기초 편

메라비언의 법칙

사람의 이미지를 결정하는 커뮤니케이션 이론으로 한 사람의 이미지는 시각이 55%, 청각이 33%, 언어가 7%를 차지한다는 내용이다.

영업사원이 병원에 방문하는 모습을 상상해보라. 손에는 제품 카탈로그를 들고 입으로는 제품에 대한 디테일을 열심히 하고 있지 않은가? 아무리 좋은 제품을 가지고 열심히 설명하여도 왜 관심이 없는 것인지 궁금할 때가 있다. 메라비언의 법칙에 따라 말의 내용이 좋아도 7%의 효과뿐이다. 예를 든 모습과 같다면 관계가 형성되지 않은 병원일수록 영업사원의 이미지는 정형화되고 이미 병원과의 거리는 선이 정해질 것이다.

한 번을 방문하여도 효과적이고 싶다면 단순한 병원의 영업자가 아닌 병원에 도움이 되는 컨설턴트가 되도록 바꿔보자. 병원의 객관적인 평가자로 적극적인 고민해결사로 생각하지 못한 부분을 찾아서 변화시켜주는 가족으로 변화할 수 있다면 영업의 궁극적인 목표는 자연스럽게 이루어질 것이다.

병원을 알아야 생각이 열린다

모든 사람에게는 두려움이 있다. 두려움을 주는 많은 요소들 중에 다른 누군가를 만나는 것에 대한 두려움을 가진 사람들이 의외로 많다. 사람마다 정도의 차이는 있지만 모르는 사람을 만나는 경우, 특히 나를 알지 못하는 고객, 반가워하지 않을 것이 분명한 누군가를 찾아가야 할 경우에는 더욱 불안하다.

회사의 교육 프로그램이 잘 되어 있고 선배에게서 충분한 교육을 받았더라도 병원에 찾아가 원하는 상대방을 만나기에는 수많은 걱정과 반복적인 연습, 고민을 동반한다.

많은 회사들이 영업사원을 채용할 때 군장교 출신, 학생회 출신, 여러 사회활동을 경험한 사람을 찾고 적극적인 인재를 선택하는 데에는 두려움을 빠르게 극복하고 도전할 수 있는 사람을 찾기 때문일 것이다.

타고난 성격, 과거의 경험이 큰 도움이 되고 보다 빠른 적응에 도움이 되지만 가장 효과적으로 두려움을 극복하는 방법은 내가 처한 환경에 대한 지식과 이해도를 높이는 것이다. 성공한 선배들의 영업 방법을 익히는 것도 중요하지만 성공한 선배들이 가지고 있는 병원에 대한 이해도에 주목하라. 아무리 좋은 방법도 고객과 소통할 수 있는 지식을 가지고 있지 않다면 효과적이지 않다.

병원은 'C.C.C'다

오늘날 병원은 'C.C.C'라는 말로 정의할 수 있겠다.

첫 번째, 병원의 본질인 'CURE'(치료)이다.

질환을 치료하고 질병의 본질을 다스리는 부분이 가장 중요한 병원의 역할이다. 뛰어난 시설, 친절한 서비스를 갖춘다 하여도 병원을 내원하는 고객인 환자를 만족시키는 치료가 이루어지지 않는다면 고객은 떠나게 될 것이다. 따라서, 병원의 가장 기본적인 경쟁력은 치료를 잘하는 의료의 질적 확보일 것이다.

의료의 질적 확보는 무엇보다 의료진의 노력이 필수이다. 질환에 대한 꾸준한 탐구와 치료법에 대한 연구, 새로운 의료지식의 습득을 통하여 병원의 진료수준은 올라갈 것이다. 여기에 정확한 진단을 돕는 의료기기와 내부 시스템이 결합한다면 빠르고 효과적인 처방과 진료가 가능한 병원의 경쟁력을 형성하게 된다.

과거 역사 속의 의료기술은 'CURE'가 대부분이었다고 할 것이다. 병이 생겨야만 찾는 곳이 병원이었고 환자의 치료만이 병원의 관심사였다. 과거에는 생활이 여유롭지 않고 의료인력 부족으로 인하여 병원이 주변에 많지 않았고 쉽게 찾을 수 있는 곳도 아니었다. 이러한 이유로 병원은 존재만으로도 고장의 자랑거리이기도 하였다

'CURE'의 시기에는 주로 질환 본질을 다루는 진료분야들이 각광을 받았고 사회와 생활에 영향을 받는 진료과들이 주를 이루었다. 대표적으로 내과, 외과, 산부인과 같은 진료과들을 들 수 있겠다.

두 번째는 'CARE'(관리, 돌봄)이다.

병원은 이제 단순히 질병을 치료하는 것이 아니라 고객을 지속적으로 돌보고 관리할 수 있어야 한다. '우리 동네 주치의', '우리 고장의 주치의' 등의 병원 슬로건을 많이 보았을 것이다. 이 말은 아플 때뿐만 아니라 일생의 전반에 걸친 건강관리를 돕겠다는 이야기일 것이다. 이런 병원의 변화의 원인은 현대인들이 병원을 바라보는 인식이 단순한 치료가 아니라 예방과 관리로 전환된 데 따른 표현인 것이다. 'CURE'가 강조되던 시대에는 의료진의 이야기가 절대적이었다면 'CARE'가 동반되는 시대에서는 의료진과 환자가 서로를 맞추어 가는 시대에 이르게 된다. 'CARE'의 시대가 발전한 배경에는 환자의 의식수준 상승과 생활환경의 개선이 큰 영향을 주었다. 과거 의식주 해결이 급급하던 시대를 넘어 건강을 생각할 여유가 생기면서 보다 건강한 삶, 오래 사는 삶을 꿈꾸게 되었다. 과거에는 건강이라는 분야가 전문적이고 다소 어려운 영역이었으나 인터넷을 통한 정보의 확산, 건강서적, 사람간의 커뮤니케이션이 확대되면서 건강에 대한 인식도 변화하였다.

'CARE'가 강조되면서 내과, 외과, 산부인과와 같은 진료과들은 'CARE'를 동반한 진료영역으로 확대되어 건강검진, 만성질환관리, 물리치료 등이 강조되게 되었다. 또한, 이비인후과, 치과 등의 진료과가 성장하고 보다 세분화된 진료영역을 표방하는

병원들이 증가하게 되었다.

이러한 변화는 시간이 흐름에 따라 진료과 선택에도 차츰 영향을 주게 되었다.

최근의 사례를 보면 의사의 꽃이라 불리던 내과 레지던트(전공의) 지원에서도 변화를 찾아볼 수 있다. 대한병원협회에 의하면 2015년도 레지던트 전기 모집 결과 588명 정원의 내과에서 542명만이 지원하여 지원율 92.2%로 미달하는 현상이 나타났다. 2006년 161%, 2010년 139%, 2014년 109%로 지속적인 감소에 이어 2015년에는 미달이라는 사상 초유의 일이 일어난 것이다.

물론, 내과 지원자의 감소는 단순히 'CARE'로의 변화만이라고는 할 수 없을 것이다. 진료과의 수익 감소와 의료인력의 만족도 등 다양한 요인이 있겠으나 'CARE' 시대로 인한 환자들의 질환 감소와 대체 진료과들의 증가도 원인이라고 할 수 있겠다.

예를 들어 과거에는 감기에 걸리면 당연스럽게 내과를 찾았다면 입소문과 정보의 확대가 이루어지면서 이비인후과를 찾는 고객들이 많아졌고 연령층에 따라 소아청소년과로의 분화가 이루어졌다. 또한, 생활 수준의 향상과 예방관리의 발전으로 많은 질환이 사전에 예방되어 질병에 걸리는 확률이 낮아짐으로 인하여 환자는 줄어들었다. 또한, 질환에 따른 치료법들의 발전으로 치료 시에도 과거와 달리 치료일수가 줄어들게 되었다.

생각자료 1. 한국인의 건강

⟨한국인의 건강(OECD 통계)⟩

한 국	항 목	OECD 평균
81.3	기대수명	80.2
183.3	암에 의한 사망률(인구 10만명당)	207.5
29.1	자살에 의한 사망률(인구 10만명당)	12.1
6.6	5년간 국민의료비 증가율(%)	2.3
14.3	1인당 외래진료 횟수(일)	6.9
16.1	환자 병원 재원일수(일)	8.4
33.3	건강하다고 생각하는 비율(%)	69.4

한국인의 건강에 대한 관심은 OECD통계를 통하여 살펴볼 수 있다.

우리나라 국민들의 기대수준은 OECD 평균 수준보다 높아 '더 건강하게 오래 사는 삶'에 대한 희망이 크다고 하겠다.

이러한 기대수준은 병원진료의 증가로 이어져 1인당 외래진료 횟수는 OECD 평균의 2배를 상회하고 있으며 입원환자의 재원일수 역시 2배에 이른다. 다만, 이러한 진료횟수에 비하여 건강하다고 생각하는 비율은 절반 수준밖에 되지 않아 건강하다고 생각하는 한국인의 비율 33.3%는 1위인 뉴질랜드 89.3%와 비교하면 절반 수준에도 미치지 못한다.

즉, 한국인들은 '건강한 삶, 장수에 대한 희망'을 가지고 있으나 스스로 만족하지 못하고, 이러한 불만은 건강 염려로 이어져 잦은 진료와 입원을 반복하고 있는 것이다. 이러한 걱정은 정신적인 부분을 약하게 만들어 신체적 질환 이외에 정신적인 병을 증가시키는 원인으로 작용하는 게 아닌가 추측해 본다.

2011년 한국보건사회연구원 '복합 정신질환의 현황과 정책과제' 보고서에 의하면 19세이상 한국 성인의 7.7%가 정신질환을 가지고 있고, 이들 중 대다수 86.8%는 복합 정신질환을 앓고 있는 것으로 나타났다. 특히, 남자보다 여자의 복합 정신질환 유병률이 높았다.

세 번째는 'CUSTOMER'(고객)이다.

고객이 우선시되는 현대의 시장 변화는 병원이라고 예외는 아니다. 'CURE'를 지나 'CARE'를 거쳐 이제 병원도 경쟁이라는 환경을 맞이하고 고객을 모시기 위한 노력을 기울여야 하는 상황을 맞이하게 되었다. 각종 언론매체와 길거리에 넘쳐나는 병원의 광고가 이러한 환경변화를 대변하고 있다고 하겠다.

2000년대 중반을 넘어서며 병원의 환자는 레드카펫을 밟고 입장하는 고객으로 변신하였다.

지속적으로 증가한 의사의 수는 국민 1,000명당 2.1명으로 증가하였다. 물론, 아직까지 OECD 국가 수준에 비하면 우리나라 의사 수는 하위권이라고 하지만, 인구가 밀집되어 거주하는 우리나라의 특성을 고려한다면 지역 내 의사의 수는 적지 않다고 하겠다.

우스갯소리로 대한민국에 가장 많은 3가지가 편의점, 교회, 병원이라고 하니 현재 주변을 둘러보아도 과히 틀린 말은 아닌 듯싶다.

이렇듯 주변에서 병원을 찾기 쉽게 되고 선택의 폭이 넓어지면서 차별화된 서비스와 진료를 제공하는 병원이 증가하게 되었고 다양한 의료정보에 익숙해진 환자는 병원을 쇼핑하듯 고르는 형태로까지 변화하게 되었다. 의료서비스의 주도권이 의사에서 환자에게로 옮겨가고 있다고 볼 수 있겠다.

'C.C.C'의 특성에 따라 병원은 '질환을 더 잘 치료하는 법', '질환을 더 효과적으로 관리하는 법', '고객에게 더 만족스러운 서비스를 하는 법'이 중요하게 되었고 이러한 병원의 필요를 고민하고 함께 이야기할 수 있다면 병원에 영업을 하려는 이들에게 가장 효과적인 영업방법이 될 것이다.

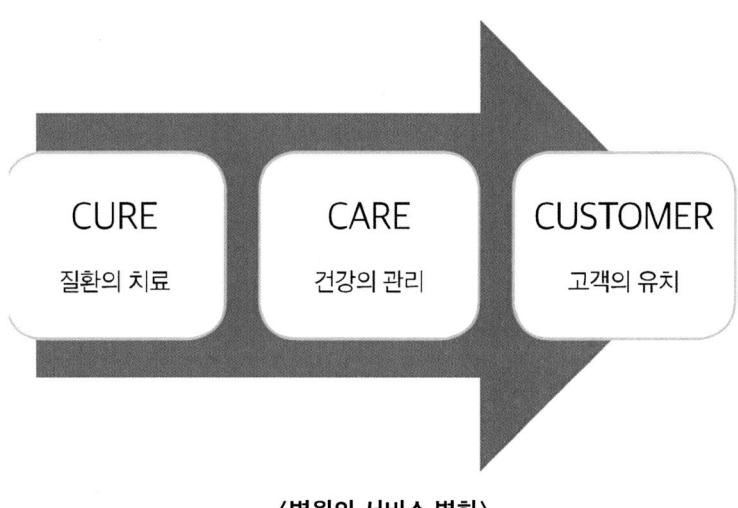

〈병원의 서비스 변화〉

의료법부터 공부하라

병원을 처음 근무하게 되던 때가 생각난다. 병원이라면 아플 때 환자로 진료를 받으러 가는 곳이었던 필자가 병원과 인연을 맺게 될 줄은 상상도 하지 못했었다. 의료진도 아니고 의료에 대한 전문지식 하나 없던 필자는 아무것도 모르는 무식쟁이였다.

당시 IT분야에서 일을 하던 중 병원 OCS 선정 과정에 우연히 조언을 하게 되었고 그 일을 계기로 개원을 준비하는 병원의 실무진으로 합류하게 되었다.

처음 듣는 낯선 용어들, 이해하지 못할 대화 내용 속에 무엇부터 시작하여야 할지 막막할 때 가장 먼저 한 일은 의료법을 공부하는 것이었다. 병원의 행정절차, 병원의 시스템, 병원의 홍보 방법 등 병원에 관련된 서적이나 자료는 찾을 수 있었지만 기본을 알지 못하니 쉽게 이해할 수 없었다. 모든 일에는 처음이 있듯이 병원을 이해하는 처음은 의료법이었다.

대한민국 의료법 제1조를 아는가? 대한민국 헌법 제1조는 널리 알려져 있어 기억하는 사람이 많을 것이다. 하지만, 의료분야에 종사하면서 가장 밀접한 대한민국 의료법 제1조는 기억하는 사람이 많지 않다.

대한민국 의료의 목적을 명시하는 제1조는 다음과 같다.

> "제1조(목적) 이 법은 모든 국민이 수준 높은 의료 혜택을 받을 수 있도록 국민의료에 필요한 사항을 규정함으로써 국민의 건강을 보호하고 증진하는 데에 목적이 있다."
>
> 대한민국의 의료법은 국민의 건강을 보호하고 증진하는 데 있고 의료기관은 이러한 목적에 따라 모든 국민이 수준 높은 의료 혜택을 받을 수 있도록 갖추어야 하고 그 구성원들은 수준 높은 의료 혜택을 누릴 수 있도록 서비스하여야 하는 것이다.

병원을 이해하기 위하여 몇 개의 조항들을 더 살펴보자. 먼저, 병원에서 만나는 구성원들에 대하여 살펴보자.

병원에 근무하는 사람은 크게 두 가지로 구분하여 '의료인'과 '비의료인'으로 나눌 수 있다.

의료인은 의료법 제2조의 규정에 따라 "보건복지부장관의 면허를 받은 의사·치과의사·한의사·조산사 및 간호사"를 말한다.

일반적인 사람들이 생각하는 의료인의 범주에 포함되는 간호조무사와 의료기사가 포함되지 않아 의아할 수 있겠고 다소 생소한 조산사라는 의료인에 대하여는 궁금할 수 있겠다.

간호조무사는 의료법 제80조의 규정에 따라 간호조무사 자격시험에 합격하고 시·도지사의 자격인정을 받아 간호보조업무에 종사하는 인력을 규정한다. 이러한 규정으로 간호사와 구분되고 있다. 단, 의료법을 적용할 때는 간호사에 관한 규정을 준용한다.

최근 간호인력 개편에 대한 의료법 개정안에 대하여 의사, 간호사, 간호조무사협회와 당사자들간의 의견이 일치되지 않아 문제가 되고 있다. 주요 쟁점은 각각의 직무별 책임의 한도와 지도, 관리에 대한 권한, 환자에 대한 의료서비스 범위라고 보겠다. 국민의 건강에 관련된 부분으로 이러한 의료법 개정은 이해관계뿐 아니라 국민에게 미치는 영향을 가장 먼저 생각하고 현명하게 결정되었으면 한다.

생각자료 2. 간호인력개편안

- 2018년부터 정부에서 시행하고자 함.

현 재	개편안	방 법
간호사	간호사	간호학과
간호조무사	1급 간호실무인력	2년제 실무간호학과
	2급 간호실무인력	간호학원

쟁점1: 경력상승제
 - 경력에 따라 2급 간호실무인력이 1급 간호실무인력으로, 1급 간호실무인력이 간호사로 상승될 수 있도록 제도를 바꾸는 것을 말한다.

쟁점2: 학습과정 개편
 - 간호학과는 3년제에서 4년제로 변경되어 학사이상만이 간호사 면허를 취득할 수 있게 된다. 1급 간호실무인력은 2년제 대학과정을 통하여 양성된다.

조산사는 의료법 제6조에 따라 "간호사 면허를 가지고 보건복지부장관이 인정하는 의료기관에서 1년간 조산 수습과정을 마친 자"로 규정하고 있어 의료인으로 규정된다. 조산사가 되는 다른 방법은 보건복지부장관이 인정하는 외국의 조산사 면허를 받은 자로 현실적으로 미비하다고 하겠다.

조산사의 주요 업무는 임신과 관련된 임신관리, 분만관리, 신생아관리, 여성건강관리의 분야에서 일을 하며 독립적으로 조산원 창업이 가능하다. 하지만, 조산사에 대한 인식이 부족하고 간호사 면허자를 기본으로 하는 의료법 규정에 따라 취업을 위한 추가적인 조산사 자격 취득에 대한 필요를 느끼지 못하여 응시인원은 해마다 감소하고 있다.

조산사가 되기 위하여는 조산 수습과정을 거쳐야 하는 절차도 있어 간호사 중에서도 뜻이 있는 분들만 도전하는 전문영역이라고 보는 것이 맞겠다.

의료기사는 의료법과 별도로 의료기사 등에 관한 법률(약칭: 의료기사법) 규정에 따라 정의된다. 의료기사법에는 의료기사 외에 의무기록사, 안경사에 대한 규정도 명시하고 있다.

의료기사는 의료기사법 제1조2항에 "의사 또는 치과의사의 지도 아래 진료나 의화학적 검사에 종사하는 사람을 말한다"로 규정하고 있다.

의료기사의 종류는 임상병리사, 방사선사, 물리치료사, 작업치료사, 치과기공사 및 치과위생사가 있으며 취득하려는 면허에 상응하는 보건의료 학문을 대학에서 전공하여야 한다.

이제 마지막으로 병원 영업사원이 병원에 방문하여 만나고자 하는 궁극적인 대상인 의사는 어떤 사람인지 알아보자.

의사는 의료법 제5조에 따라 의학을 전공하는 대학을 졸업하고 의학사 학위를 받은 사람을 말한다. 치과의사라면 치의학, 한의사라면 한의학을 전공하며 한 명의 의사가 성장하기까지는 수년간의 교육과정을 거쳐야 한다.

현재 의사가 되는 방법은 크게 두 가지로 의학대학에 진학하는 방법과 일반대학에서 선수과목을 이수한 후 MDEET(의치학 교육입문검사) 시험을 거쳐 의치학전문대학원에 진학하는 방법이다.

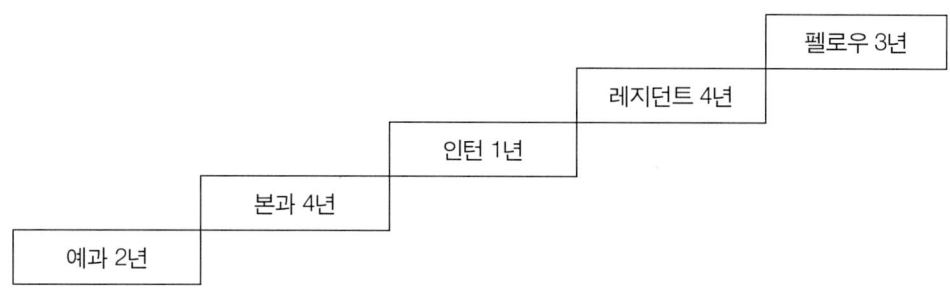

〈의과대학 과정을 통한 의사가 되는 절차〉

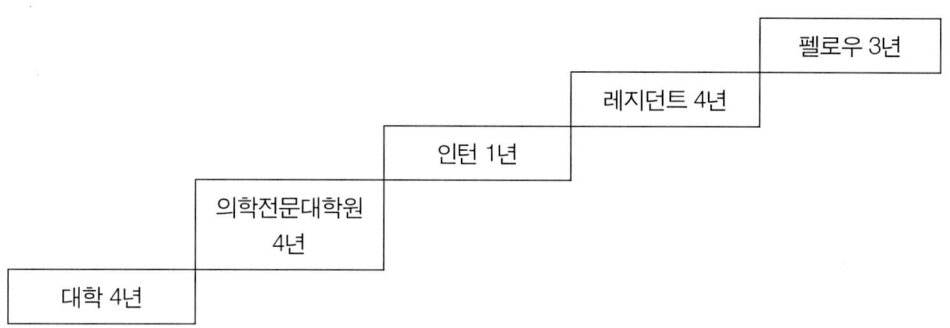

〈의과전문대학원 과정을 통한 의사가 되는 절차〉

　의사면허는 의과대학이나 의학전문대학원을 졸업하고 국가고시를 통하여 취득하게 되며 의사로서 독립적인 개원과 진료가 가능하다. 하지만, 국내에서는 의사면허를 취득하는 즉시 개원하는 경우는 거의 없으며 인턴과 레지던트 과정을 수료하는 것이 일반적이다. 우리나라 의사 중 전문의를 취득하는 경우가 90%라고 하니 대다수의 의사는 레지던트까지 과정을 거친다고 보면 된다. 전문의는 전공의 과정을 거쳐 전문의 자격 인증 시험에 합격하여야 한다. 일반적으로 전문의가 되기 위한 레지던트 과정은 4년이며 가정의학과는 3년을 수료한다.

　최근에는 의사면허를 취득하고 인턴과정 수료 후 개원하는 경우도 있으나 그 수는 상대적으로 현저히 적다고 하겠다. 전문의 과정을 수련하지 않은 의사를 일반의(GP)라 한다.

　개원가에서 전문의와 일반의를 쉽게 구분하는 방법은 병원의 이름을 표기하는 방법에서 구분할 수 있으며 전문의의 경우 '000내과의원','000성형외과의원'과 같이 병원명에 진료과를 명시하게 되며, 일반의의 경우 '000의원 진료과목 내과','000의원 진료과목 성형외과'와 같이 표기한다. 최근에는 전문의나 전문과목을 포기하고 의원으로 개원하는 경우도 늘어나고 있는 추세이다. 2014년 기준으로 진료과목 미표시 의원은 5,333처로 전년인 2013년의 5,186처에 비하여 약 2.8% 증가하였으며 해마다 꾸준히 증가하고 있다.

진료과목 미표시 의원의 경우는 전문의 과정을 수련하지 않은 일반의뿐 아니라 전문의 과정을 마친 의사들이 전문과목을 포기하고 개원하는 경우를 포함하고 있어 우리나라 개원시장의 어려움을 보여주는 지표라고 하겠다.

펠로우는 해당 전문분야를 좀더 깊이 있게 연구하는 의사이며 세분화된 전문성을 축적하여 보다 많은 지식을 습득하고 의과대학 교수를 꿈꾸는 의사들은 필수인 과정으로 일반적으로 3~4년의 과정이다.

마지막으로 수련병원에 가면 의사는 아니지만 가운을 입고 진료과정을 지켜보는 이들이 있는데 학생의사, PK라 부른다. 본과 3~4학년차에 병원에서 임상실습을 받는 과정으로 예비의사 신분이라 하겠다.

생각자료 3. 의사 직업 만족도

의사들의 직업 만족도는 전문과목별로 상당한 차이를 가지고 있다. 직업 만족도가 가장 높은 의사는 영상의학과와 한의사로 나타났으며 직업 만족도가 가장 낮은 의사는 치과의사로 나타났다.

영상의학과의 경우 대체로 예상한 바와 같다고 판단하겠으나 치과의사는 다소 의외의 결과이다. 이는 개원치과의 증가로 인한 경쟁과 치과 특유의 업무환경에서 기인한 것으로 보인다. 치과의사는 불편한 진료자세로 인하여 목, 허리 디스크 질환을 갖게 되고 나이가 들면 노안으로 진료에 어려움을 겪는다.

반면, 소아청소년과 의사는 다소 의외의 결과라 할 수 있다. 일반적으로 아이들을 다루기 어려워 진료하기 힘들고 스트레스를 많이 받을 것 같으나 직업만족도는 매우 높다. 소아청소년과 의사는 아이들에 대한 소명감이 투철하여 직업만족도에 반영되는 것이 아닌가 싶다.

실제로 거래관계로 만난 소아청소년과 원장들을 보면서 놀랄 때가 있다. 컨설팅을 하다 보면 진료시간 이후에 이야기하는 경우가 많은데, 동네 작은 소아청소년과에서 진료시간 이후에 컨설팅 논의를 하고 의사분과 병원문을 나오는 길이었다. 2층인 병원에서 계단을 내려가고 있을 때 계단을 올라오는 한 엄마가 아이를 데리고 있는 것을 보고 의사는 병원에 오시는 길이냐고 물었고 그렇다고 하자 즉시 나에게 작별인사를 하고 다시 병원문을 열고 진료실로 들어갔다. 귀찮다는 표정이나 진료시간이 끝났다는 말 한마디 없이 당연하다는 듯 돌아서는 모습을 보고 기분 좋게 헤어진 기억이 난다. 얼마 지나지 않아 병원은 환자들로 가득 찬 것은 너무나 당연한 일이다.

또, 한번은 미팅 약속을 하고 찾아간 소아청소년과에서 만나기로 한 원장이 전날 계단에서 넘어져서 입원을 하여 미팅을 할 수 없다는 것이다. 직원에게 사유를 물어보니 전일 오후에 아이 한 명을 진료하였는데 심각한 증상이라고 판단한 원장이 아이를 직접 안고 인근에 있는 종합병원으로 뛰어가다가 넘어져 다쳤다는 것이다. 당시 원장은 의원에서 인근에 아동병원을 설립하였고 부모들의 지지를 받으며 번창하고 있다.

유독 소아청소년과에서 이러한 사례들을 많이 겪었는데 우연일 수도 있으나 높은 직업 만족도를 보면 단순한 우연만은 아닌 것 같다.

〈의사들의 직업 만족도(고용노동부 자료)〉

순위	최종직업명	직업 만족도 점수	순위	최종직업명	직업 만족도 점수
1	영상의학과의사	96	8	외과의사	90
	한의사	96		비뇨기과의사	90
2	성형외과의사	95	10	마취병리과의사	88
3	정신과의사	94	11	내과의사	87
4	소아청소년과의사	93	12	산부인과의사	86
	가정의학과의사	93		이비인후과의사	86
6	피부과의사	92	13	안과의사	82
7	의약계열교수	91			

생각자료 4. 연간 진료과별 수입

〈진료과별 연간 수입(국세청, 2013)〉

순위	직업명	수입
1	영상의학과	13억 2700만원
2	안과	9억 9200만원
3	일반외과 / 정형외과	9억 3000만원
4	산부인과	9억 600만원
5	신경정신과	7억 1000만원
6	피부비뇨기과	5억 3900만원
7	일반내과 / 소아과	5억 2400만원
8	이비인후과	4억 5000만원
9	치과	4억 4600만원
10	성형외과	4억 2000만원

진료과별 수입자료는 국세청 자료를 기반한 것으로 지역이나 병원마다의 사정이 반영되지 않은 지표로 실제와는 다소 차이가 있을 수 있다.

병원에도 등급이 있다

　의료기관은 의료법 제3조에 따라 의원급 의료기관과 조산원, 병원급 의료기관으로 구분된다. 의원급 의료기관은 주로 외래환자를 대상으로 의료행위를 하며 의원, 치과의원, 한의원에 속한다. 조산원은 앞에서 언급한 조산사가 조산과 임산부 및 신생아를 대상으로 보건활동과 교육을 하는 의료기관을 말하며 병원급 의료기관은 병원, 치과병원, 한방병원, 요양병원, 종합병원으로 구분하여 별도의 제3조5항에 의거 병원급 의료기관 중에서 특정 진료과목이나 특정질환에 대하여 난이도가 높은 의료행위를 하는 병원을 전문병원으로 지정한다.
　종합병원 중에서 중증질환에 대한 난이도가 높은 의료행위를 전문적으로 하는 종

합병원을 상급병원으로 지정한다. 간혹 대학병원이나 규모가 큰 병원을 상급종합병원이라 판단하는 경우가 있으나 대부분 상급종합병원이기는 하나 반드시 일치하는 것은 아니다.

〈요양기관 현황_시도별〉

시도별	2014 4/4															
	계	상급종합병원	종합병원	병원	요양병원	의원	치과병원	치과의원	조산원	보건의료원	보건소	보건지소	보건진료소	한방병원	한의원	약국
계	86,629	43	287	1,474	1,337	28,883	205	16,172	35	15	244	1,314	1,908	231	13,423	21,058
서울	21,251	17	40	210	107	7,655	70	4,634	5	0	25	4	0	34	3,517	4,933
부산	6,343	4	23	132	187	2,157	16	1,184	4	0	16	11	5	7	1,097	1,500
대구	4,634	4	7	111	62	1,598	14	802	2	0	8	9	9	2	835	1,171
인천	4,013	2	17	52	59	1,403	4	800	0	0	10	28	26	14	599	997
광주	2,652	2	20	74	41	889	11	562	1	0	5	1	10	69	312	655
대전	2,832	1	8	41	51	1,011	5	505	1	0	5	8	8	5	494	689
울산	1,697	0	6	39	45	553	5	352	0	0	5	8	11	3	283	387
세종	236	0	0	1	7	75	0	36	0	0	1	11	6	0	32	67
경기	17,806	5	50	283	280	6,032	32	3,596	12	1	45	125	161	35	2,697	4,452
강원	2,362	1	15	46	27	710	2	351	1	2	18	96	129	2	337	625
충북	2,528	1	10	41	40	793	1	368	0	2	14	93	158	4	372	632
충남	3,357	2	10	50	71	1,003	10	479	0	2	14	151	235	3	484	843
전북	3,551	2	11	76	82	1,084	2	510	0	4	10	149	240	24	486	871
전남	3,215	1	22	82	62	892	6	428	4	3	19	215	329	18	352	782
경북	4,210	0	19	85	106	1,190	11	594	0	2	23	224	313	7	609	1,027
경남	4,935	1	22	144	103	1,496	16	796	1	1	20	171	221	4	756	1,183
제주	1,007	0	7	7	7	342	0	175	1	0	6	10	47	0	161	244

출처: 국민건강보험공단 건강보험통계 2014년 4/4

생각자료 5. 의료기관 인증제

의료기관 인증제는 국민에게 양질의 의료 서비스를 제공하도록 하는 제도로 의료기관이 환자안전과 의료 서비스의 질 향상을 위해 자발적이고 지속적인 노력을 하도록 하고 있다.

의료기관 인증제는 병원급 이상 의료기관이 자율적으로 인증을 신청할 수 있도록 하며 요양병원과 정신병원은 2013년부터 의무적으로 인증 신청을 하도록 하고 있다.

의료기관 인증 확인: 의료기관평가인증원(http://www.koiha.or.kr)

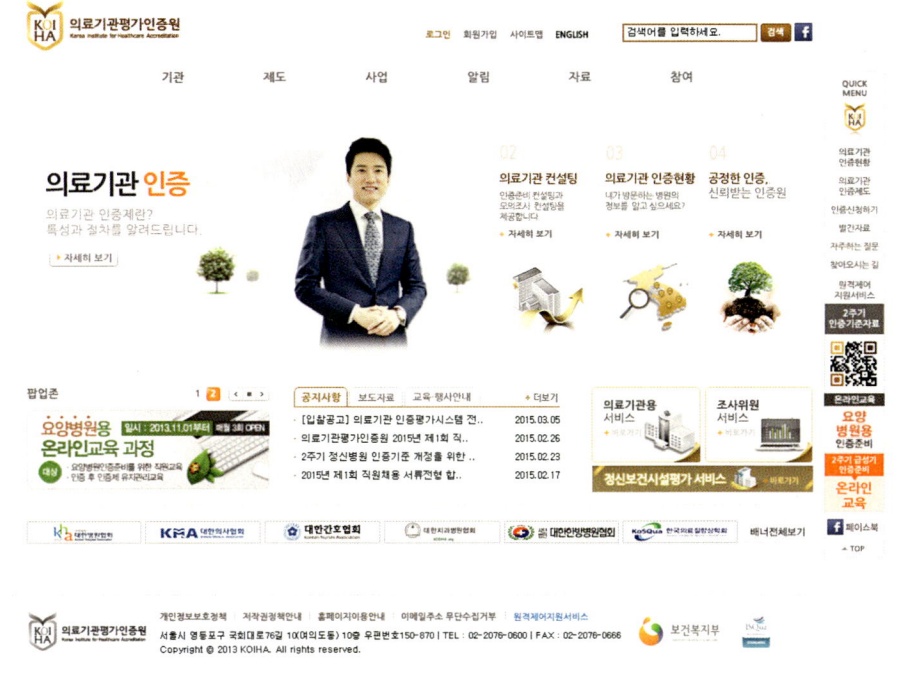

〈의료기관평가인증원 홈페이지〉

의료기관 인증을 받은 의료기관은 인증마크를 사용할 수 있으며 인증유효기간은 4년이다.

인증의 4개 영역은 기본가치체계, 환자진료체계, 행정관리체계, 성과관리체계이며 보다 자세한 내용은 의료기관평가인증원을 통하여 확인할 수 있고 컨설팅도 받을 수 있다.

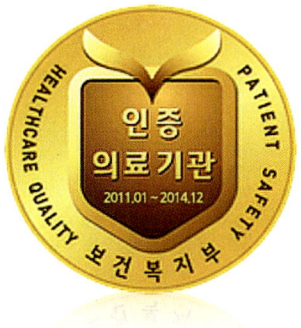

생각자료 6. 병원의 소유 형태별 현황

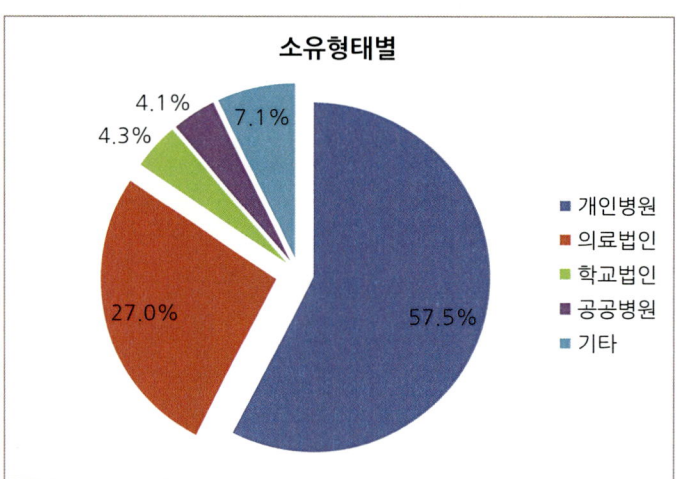

우리나라 병원은 과반수 이상이 개인이 운영하는 개인병원의 형태로 국민건강의 대부분을 민간에서 관리하고 있다. 공공병원의 비율은 4.1% 수준이나 질 높은 민간부분의 의료 서비스와 국민건강보험 체계를 통하여 국민건강 관리를 효율적으로 수행하고 있다.

우리나라 병원의 차이점은 앞에서 언급한 낮은 공공병원의 비율과 비영리 병원이라고 하겠다. 타 국가와 비교한 설립주체에 따른 의료기관의 비중은 아래와 같다.

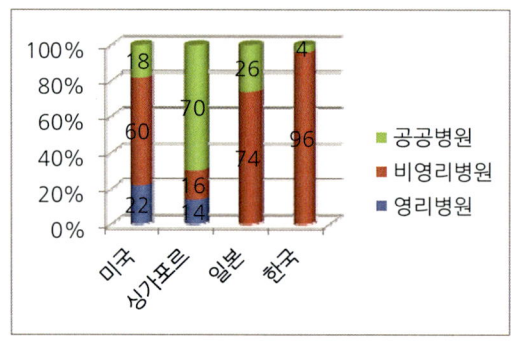

변화하는 의료산업, 정보로 대비하라

 ### 의료시장 이해하기

의료시장은 크게 진료영역과 진료 외 영역으로 구분할 수 있다. 진료영역은 의료서비스, 의약품, 의료기기, 예방보건이 포함되며 진료 외 영역은 화장품, 건강기능식품, 의료정보화, 의료 광고 등이 속한다.

의료시장의 규모는 2014년을 기준으로 약 97조원 규모로 추정된다.

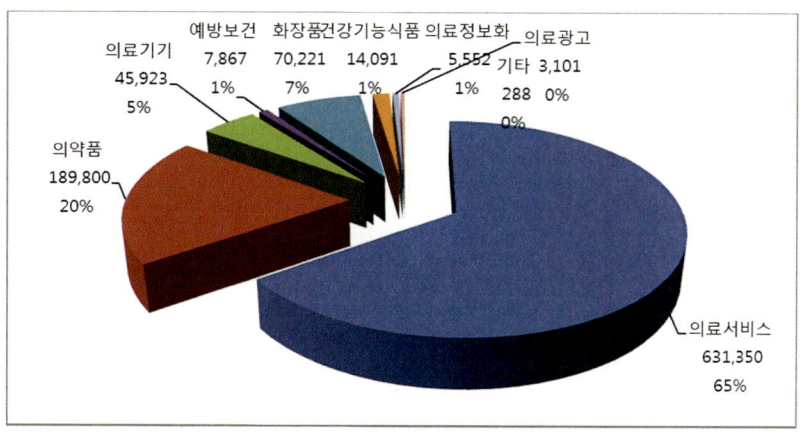

〈의료서비스 시장 규모〉

(단위: 억원)

출처: 1. 의료 서비스, 의약품, 의료기기, 화장품 : 보건산업진흥원 통계 DB
    2. 예방보건 : 2013.02 보건산업진흥원 시장 Report
    3. 건강기능식품 : 2013.09 농림축산식품부 보도자료
    4. 의료정보화 : 2012 2012 KISTI MARKET REPORT (한국과학기술정보연구원)
    5. 의료광고 : 2012 한국 광고주 협회

의료시장은 대부분 의료기관이 수행하는 영역인 의료서비스가 주이며 이러한 의료기관에 제품을 공급하고 시스템을 구성하고 컨설팅을 하는 관련산업체로 이루어진다.

현재 의료시장은 크게 4가지의 요인으로 변화하고 성장하고 있다.

첫 번째는 의료수요의 확대이다.

인구의 고령화로 인하여 치료의 방향이 급성질환에서 만성질환으로 옮겨가고 있다. 이러한 헬스케어의 패러다임 변화는 치료중심의 기대수명 연장에서 예방, 웰빙 위주의 일상관리로 전환되어 건강수명의 연장을 꿈꾸게 되고 병원의 수익모델 역시 건강관리의 개념으로 확대되었다.

이러한 헬스케어 패러다임의 변화를 헬스케어 3.0이라고 한다.

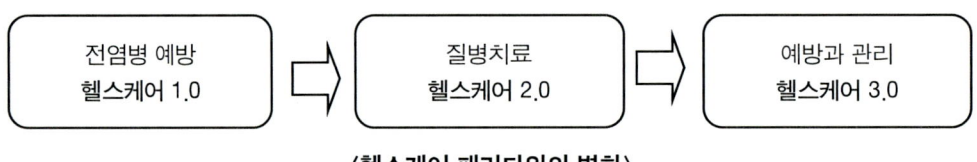

〈헬스케어 패러다임의 변화〉

OECD 국가들의 의료서비스 수요를 보면 GDP 대비 평균 10%인 반면 국내는 7.7% 수준으로 평균보다 낮다. 하지만, 의료비 증가율은 OECD 평균 4.1%보다 2배이상 높은 연 10% 수준으로 급속하게 증가하고 있다. 이는 경제의 고속성장과 더불어 과거 출산장려에 따른 노인인구의 증가에 기인한다.

두 번째는 의료 및 의료기술의 발전이다.

첨단과학기술의 발전은 의료산업도 예외는 아니며, 보다 정밀한 검사장비와 보다 세밀한 처치, 수술을 지원하는 장비의 발달로 성장하고 있다. 최근에는 IT기술의 도입으로 인하여 진료패턴 및 경영기법이 다양화되면서 급격한 변화의 시기를 맞이하고 있다.

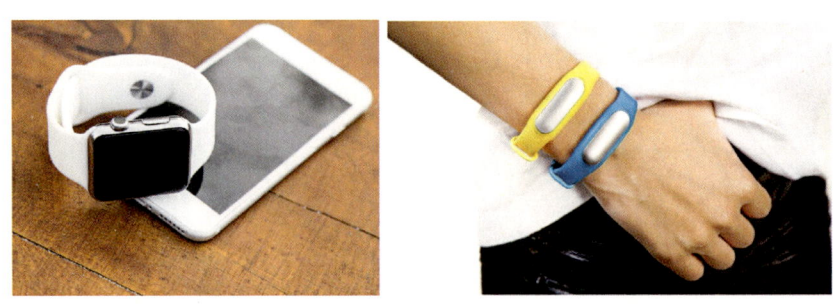

〈IT 복합 u-health 제품〉

의료와 IT가 복합된 u-health가 보편화되고 모바일 병원, 디지털 병원으로의 전환이 가속화되고 있으며 맞춤건강관리 및 개인맞춤 치료시대가 가능하게 되었다.

세 번째는 의료공급의 과잉이다.

의료기관 수는 꾸준히 증가하여, 현재 급성기 병상수는 이미 과잉 현상이 나타나고 있으며 의료기관간에 고객을 모시기 위한 치열한 경쟁이 진행되고 있다. 병원은 전문진료과를 중심으로 전문병원화하거나 대형화되어 환자 쏠림 현상이 나타나고 있으며 이로 인하여 병원수익은 부익부 빈익빈이 심화되고 있다. 공급이 수요를 초과함에 따라 합리적인 소비와 환자 만족도를 중시하는 형태로 변화하고 있다. 경쟁의 과정 속에 병원은 세계로 시장을 확대하여 해외환자를 유치하고 해외진출도 활발히 진행되고 있다.

네 번째는 의료정책 및 제도의 변화이다.

의료는 영리화의 과정으로 점차적으로 진행되고 있다. 민간의료기관이 의료서비스의 대다수를 차지하는 환경에서 영리화는 필연적인 수순일지 모르나 공공의 통제를 통하여 구축된 건강보험 환경이 변화하는 것은 소비자에게 반드시 이익만 가져다 주지는 않을 것이다. 의료서비스를 지탱하는 건강보험공단의 재정은 증가하는 의료비와 복지의 증대로 인하여 악화되고 있고 이를 보완하기 위하여 발생한 실손 보험을 필두로 민간보험시장은 점차 활성화되고 있다.

의료정책은 병원의 질적 향상을 위한 병원평가의 강화와 병원간의 지나친 고객 유치 경쟁을 제한하는 규제 및 심의를 강화하는 방향으로 변화하고 있으며 개인의 민감 정보를 보호하는 형태로 구체화되고 있다.

병원경영지원회사(MSO)

병원경영지원회사(Management Service Organization, MSO)는 비영리를 원칙으로 하는 국내 의료환경에서 자유로운 영역을 확보하고 있지는 않다. 의료법은 제한된 범위 내에서의 영리사업을 수행할 수 있도록 규정하고 있어 병원경영지원회사는 직접적인 의료서비스를 벗어난 영역에서 사업을 확대하고 발전하고 있다.

> **의료법 제 49조(부대사업)**
> ① 의료법인은 그 법인이 개설하는 의료기관에서 의료업무 외에 다음의 부대사업을 할 수 있다. 이 경우 부대사업으로 얻은 수익에 관한 회계는 의료법인의 다른 회계와 구분하여 계산하여야 한다.
> 1. 의료인과 의료관계자 양성이나 보수교육
> 2. 의료나 의학에 관한 조사 연구
> 3. 「노인복지법」 제31조제2호에 따른 노인의료복지시설의 설치·운영
> 4. 「장사 등에 관한 법률」 제29조제1항에 따른 장례식장의 설치·운영
> 5. 「주차장법」 제19조제1항에 따른 부설주차장의 설치·운영
> 6. 의료업 수행에 수반되는 의료정보시스템 개발·운영사업 중 대통령령으로 정하는 사업
> 7. 그 밖에 휴게음식점영업, 일반음식점영업, 이용업, 미용업 등 환자 또는 의료법인이 개설한 의료기관 종사자 등의 편의를 위하여 보건복지부령으로 정하는 사업
> ② 제1항제4호·제5호 및 제7호의 부대사업을 하려는 의료법인은 타인에게 임대 또는 위탁하여 운영할 수 있다.
> ③ 제1항 및 제2항에 따라 부대사업을 하려는 의료법인은 보건복지부령으로 정하는 바에 따라 미리 의료기관의 소재지를 관할하는 시·도지사에게 신고하여야 한다. 신고사항을 변경하려는 경우에도 또한 같다.

의료법에 따라 병원이 시행할 수 있는 부대사업은 교육, 연구, 노인의료복지시설, 장례식장, 주차장, 의료정보시스템, 음식점, 이용업, 미용업으로 규정되어 있다. 최근 이러한 부대사업에 제한을 일부 개선한 서비스산업발전기본법이 논의되고 있으나 의료민영화를 촉진하는 계기가 될 수 있다는 우려로 찬반여론이 나뉘어 있다.

서비스산업발전기본법 제정 안의 의료관련 항목은 영리병원 허용, 의료기관의 영리형 부대산업 허용, 의료기관의 호텔업 허용, 보험회사의 환자유치 알선 행위 허용, 원격의료 허용에 대한 내용을 검토하고 있어 건강보험제도 무력화와 의료영리화를

견제하는 반대여론에 진통을 겪고 있다.

의료경영지원회사는 진료를 제외한 영역에서 의료기기와 소모품 구매, 인력관리, 진료비 청구지원, 홍보마케팅 등의 서비스를 제공하는 것이 보편적이다.

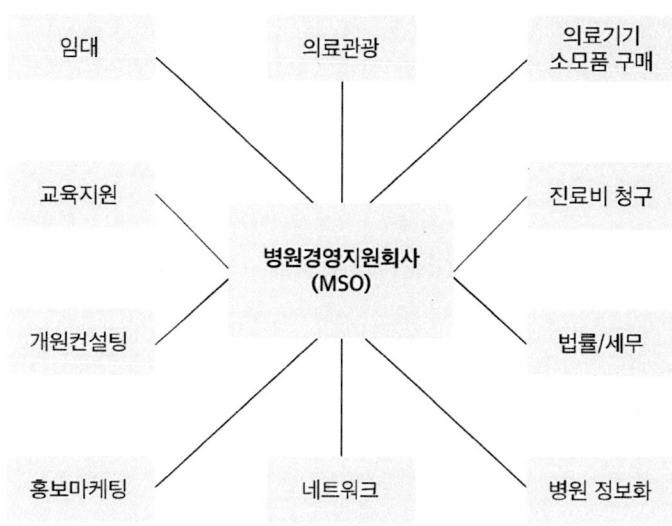

〈병원경영지원회사(MSO)의 사업영역〉

MSO는 크게 원가절감과 병원경영 효율화의 측면으로 구분할 수 있으며 병원간의 수직-수평적인 네트워크를 통하여 경쟁력을 강화할 수 있는 강점을 가지고 있다. 반면, MSO는 정상적인 의료서비스 환경을 혼란시킬 수 있는 단점도 가지고 있다.

실제로 MSO가 소유하고 있는 건물에 입점한 병원이 MSO로부터 구매지원을 받고 정보화 시스템을 구축받아 마케팅, 컨설팅을 위탁하는 형태로 운영되는 것이 가능하다. 이는 영리를 기반으로 하는 MSO가 실질적으로 비영리기관인 병원을 운영하고 실질적인 수익사업을 추구할 수 있는 것이다.

가장 보편적인 MSO는 홍보마케팅을 통합한 형태이다. 네트워크로 연결된 병원들을 대변하여 공동의 마케팅을 수행하고 브랜드 가치를 발전시켜 나가는 모델이며 주변에서 흔히 볼 수 있는 치과, 한의원 등이 이러한 모델로 성장한 경우가 많다. 홍보마케팅 이외에 직원에 대한 교육, 의료진의 진료 프로세스 통일, 공동구매 형태를 복합하기도 한다.

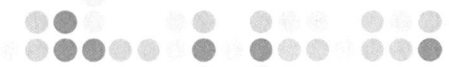

가입동기	만족도	가입 후 효과	만족도
직원교육훈련	40	브랜드 제고 등 마케팅	44
브랜드 제고 등 마케팅	32	최신 의료기술	30
최신 의료기술	34	직원교육	29
경영 노하우 습득	32	경영합리화	25
공동구매, 투자	12		

〈치과 네트워크 가입 동기 및 가입효과에 대한 만족도, 대한치과관리의료학회 '06 춘계학술대회〉

의료서비스를 찾아 한국으로 - 의료관광

얼마 전 국내에서 성형수술을 받은 중국인 환자가 사망하는 사건이 발생했다. 이를 계기로 중국에서는 한국으로 성형을 받으러 가는 자국민을 대상으로 지속적으로 경고성 보도를 쏟아내고 있고 한국 의료서비스를 폄하하는 중국 내 여론도 증가하고 있다. 이는 상대적으로 월등한 한국의 의료서비스를 견제하기 위한 움직임으로 한국 의료서비스가 세계 시장에 경쟁력을 갖추고 있음을 보여주는 사례이기도 하다. 물론, 무자격 알선업자와 자격미달의 의료서비스를 제공하는 일부 의료기관의 실태는 비판받아 마땅할 것이다.

세계적 수준의 의료서비스를 제공하는 국내 의료기관들은 오래 전부터 지속적으로 해외로 눈을 돌려 외국인 환자 유치를 추진하였고, 한국을 의료선진국으로 바라보는 외국인들의 시선은 미용, 성형, 검사, 수술을 위하여 한국 행을 서슴지 않고 있다.

한국을 찾는 외국인 환자의 대부분은 중국인으로 2013년 외국인 환자 21만명 중 19.2%를 차지하였으며 그 다음으로 러시아(17.6%), 미국(15.6%), 몽골(8.5%), 일본(5.8%) 순이다.

중국인 환자는 2009년 4,725명에서 매년 85% 이상 증가하여 2013년에는 5만 6천여명 수준까지 성장하였다.

한국을 찾는 의료관광객은 꾸준히 증가하여 2020년에는 130만명 수준에 이를 것으로 보여 외국인 환자 만족도 증대를 위한 정부의 지원과 의료기관들의 노력이 필요한 상황이다.

이에 따라 정부는 외국인 환자 안전보장을 위한 대책을 마련하고 불법 브로커에 대한 단속 및 관리를 강화하고 신고포상금 제도 도입, 의료기관과 불법 브로커간의 거래금지를 법제화하는 것을 추진 중이다. 의료계에서는 투명한 정보 공개와 병원 인증 체계 마련을 검토하고 있다.

한국관광공사에서는 의료서비스를 받기 위하여 한국을 방문하는 외국인에게 정보를 제공하기 위하여 비지트메디컬코리아(http://visitmedicalkorea.com)를 통하여 국내 의료관광 안내를 시행하고 있다.

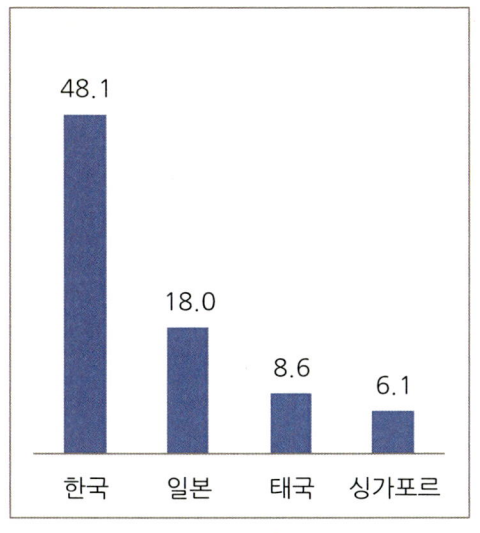
〈해외의료 관광 시 방문의향〉

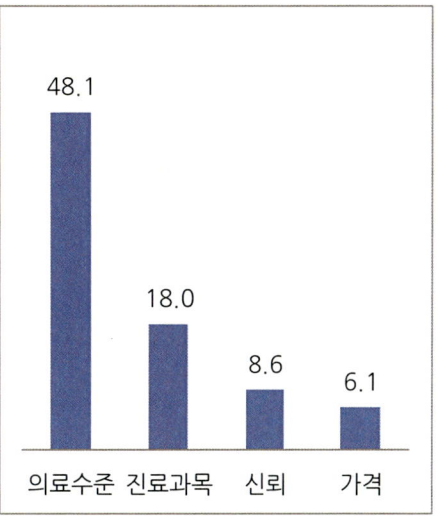
〈한국 의료서비스 선택 이유〉

출처: 삼정KPMG, 2010

해외의료 관광에 대한 외국인을 대상으로 조사한 결과들을 보면 국내 의료기관의 경쟁력은 세계 최고 수준으로 인식되는 의료수준에 의한 것으로 경쟁국가들의 경쟁요소인 가격, 관광의 요소들마저 확보할 수 있다면 보다 많은 외국인 환자 유치가 가능할 것으로 보인다.

이는 의료관광의 선진국인 독일의 모델과 아시아의 의료관광 선두주자인 태국이나 인도, 싱가포르의 모델을 결합한 한국만의 독자적인 시스템을 만들어 세계의 의료관광 지도를 바꿔 놓을 수 있을 것으로 예측된다.

세계로 뻗어가는 의료한류

한국의 외국인 대 의료서비스는 거리적으로 가까운 중국의 경제성장과 더불어 지속적으로 환자수가 증가하고 있다. 한국의 우수한 의료서비스는 문화 한류와 결합하여 많은 나라에 노출되고 있으며 중국을 넘어 동남아시아까지 긍정적 이미지를 전파하고 있다.

한국 의료서비스는 국내로 방문하는 외국인 진료에서 머물지 않고 우수한 의료 기반과 시스템을 해외로 수출하는 시대로 진화하고 있는데 대표적인 곳이 중동이다.

1970년대 한국은 중동지역의 각종 사회 간접망 건설을 수주하며 경제발전에 기반을 마련하였다. 기술력과 가격경쟁력을 갖춘 국내의 기업들은 중동 시장을 발판으로 성장하여 현재의 대기업을 이루게 되고 한국의 경제는 경쟁력을 갖추게 되었다. 이러한 중동특수가 이제 다시 재현되고 있다.

과거에는 도로, 항만 중심의 사회 간접망이 대상이었다면 현재의 중동특수는 의료서비스가 대상이다. 중동은 부유한 재정환경에 비하여 부족한 의료수준을 갖추고 있어 외국 의료기관으로 환자를 내보내고 있는 상황이다. 중동의 대표적인 국가인 사우디아라비아의 경우 연간 20만명의 환자가 해외 병원으로 치료를 하기 위해 출국한다고 한다. 2013년 기준 중동 주요국가에서 국내에 방문한 환자는 2,300여명에 이르고 진료비는 200억 이상이라고 하니 중동환자의 의료에 대한 갈증이 느껴지는 듯하다.

이러한 중동의 상황을 일찍이 파악한 싱가포르, 태국, 인도와 같은 국가는 중동국가의 환자 유치를 위한 특화된 의료기관을 설립하여 진료를 하고 있다.

싱가포르의 래플즈병원, 태국의 범룽랏병원, 인도의 아폴로병원 등이 대표적인 의료기관이다.

우리보다 앞서 의료관광에 눈을 뜬 경쟁국가들은 중동에 머물지 않고 전 세계인을 대상으로 의료 세일즈를 확대 시행하고 있는데 값비싼 의료비로 인하여 자국 내에서 진료가 어려운 미국과 같은 국가나 낮은 의료서비스의 질적 문제로 보다 나은 수술,

시술을 받기 위한 인접국가들을 대상으로 하고 있다. 이러한 국가들은 단순히 의료만으로 환자를 유치하는 것이 아니라 보유하고 있는 관광요소와 국가의 이미지도 적극적으로 활용하는 전략을 내세우고 있다.

인도의 경우 치유와 요양이라는 국가적 이미지와 보유하고 있는 다양한 문화유산을 결합하여 의료적 처치 이후에 치유까지 이어지는 신뢰감 높은 프로그램을 운영하고 있다. 인도라는 나라가 주는 힐링이라는 이미지를 적극적으로 활용하여 최신 의료 서비스와 관광, 전통요법을 결합한 상품을 만든 것이다. 인도는 경쟁국가들에 비하여도 월등하게 낮은 의료비용도 장점으로 작용하는데 미국의사협회의 자료에 따르면 주요 수술비용들을 비교할 때 미국의 8~9% 수준의 비용만으로 의료서비스를 받을 수 있다. 이에 따라 미국에서 수술을 받기 위하여 인도 방문을 결정한다면 수술과 수술 이후의 관광, 체류비용을 감안하여도 미국의 의료기관을 방문하는 것보다 저비용에 관광까지 가능한 것이다.

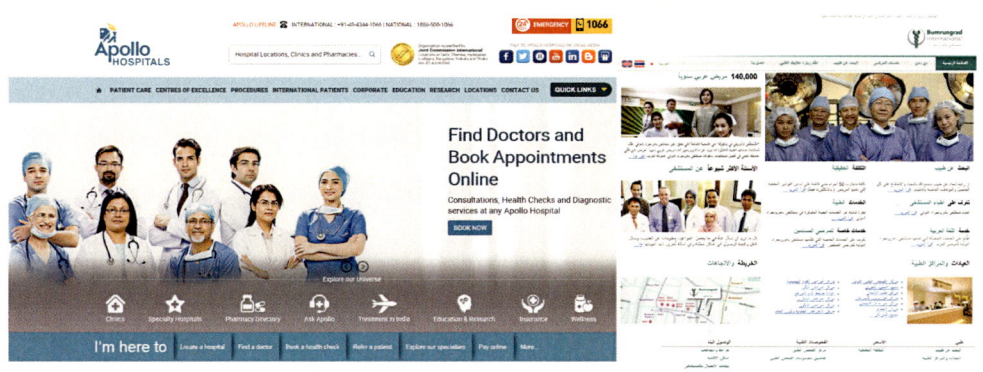

〈인도의 아폴로병원(좌)와 태국 범룽랏병원(우)〉

한국은 경쟁국가들과 마찬가지로 의료관광에 대한 적극적인 유치와 더불어 직접적인 중동의료시장 진출을 통하여 한 단계 진화한 의료서비스를 전파하고 있는데 현지에 의료기관 설립과 운영을 통하여 한국의 수준 높은 의료 시스템과 기술을 전달하고 있는 것이다. 국내의 대표적인 병원들을 중심으로 이루어지고 있는 현지 의료서비스 운영의 사례는 세브란스 병원의 사우디아라비아 여성 암센터, 서울성모병원의 아랍에미레이트 건강검진센터, 서울대병원 아랍에미레이트 왕립 쉐이크 칼리파 전문병원, 보바스 기념병원의 두바이 재활센터 운영이 대표적이다.

한국의 의료서비스는 현지에서 뛰어난 의료기술과 한국식의 서비스 마인드를 기반으로 하여 호평을 받고 있으며 중동의 의료한류 붐은 의료기관과 연계된 기업들의 진출로 이어지고 있다.

대표적인 진출사례로 의료정보화 시스템 업체들의 사우디 보건의료 정보화 사업, 예멘 건강사회 보험원 의료정보화 시스템 구축을 들 수 있다.

최근 들어서는 러시아까지 의료한류가 확대되고 있는데 문화한류의 러시아 진출과 더불어 한국 병원을 경험한 사례를 바탕으로 우수한 의료서비스에 대한 인식이 확대된 까닭이다.

한국의 의료산업은 진료, 병원 시스템, 병원 설립 이외에도 신약개발과 같은 영역에서도 해외수출 사례가 증가하고 있는데 과거 외자사의 영업대행에 의존하던 제약산업도 어느덧 해외 유명업체들을 위협하는 수준으로 성장하고 있는 것이다.

국내의 의료산업은 어느덧 세계 시장에서도 큰 획을 긋고 있으며 향후에도 지속적으로 성장하여 선도국가로 발돋움할 것으로 예상된다.

병원의 기간계 시스템은 통합의료정보시스템으로 진화 중

처방전달시스템(OCS, Order Communication System)은 환자에게 처방을 내리고 처방전을 출력하는 과정을 지원하는 시스템으로 환자 중심의 의료정보시스템이다. 과거 전산화가 되지 않은 시기에는 수기로 처방을 하고 수기 처방전을 보관, 전달하는 형태를 이루었다. 전산화가 이루어지지 않다 보니 체계적인 관리와 정보 전달과정의 오류가 발생하는 경우가 많았고 통계화가 쉽지 않아 정책적인 활용도 어려움이 존재하였고 이를 개선하여 환자의 편이를 목적으로 도입된 것이 처방전달시스템(OCS)이다.

처방전달시스템은 진료영역 이외에 진료지원, 원무행정의 영역으로 구성되어 의사 전달의 효율성을 통하여 병원 경영에 전산시스템이 접목된 시발점이 되었다.

처방전달시스템은 환자의 영역 이외에 병원 내의 업무를 효율화하는 방향으로 발전하여 내부에서 사용되는 모든 문서를 전산화하는 EMR의 개념으로 확대되었고 진료의 영역 중 영상화할 수 있는 진단, 검사의 부분은 PACS로 정립되어 기존 시스템과 결합하여 발전하게 되었다.

이러한 병원의 전산화는 진료와 연계된 OCS, EMR, PACS를 넘어 경영정보 부분까지 통합한 통합의료정보시스템으로 진화하고 있다.

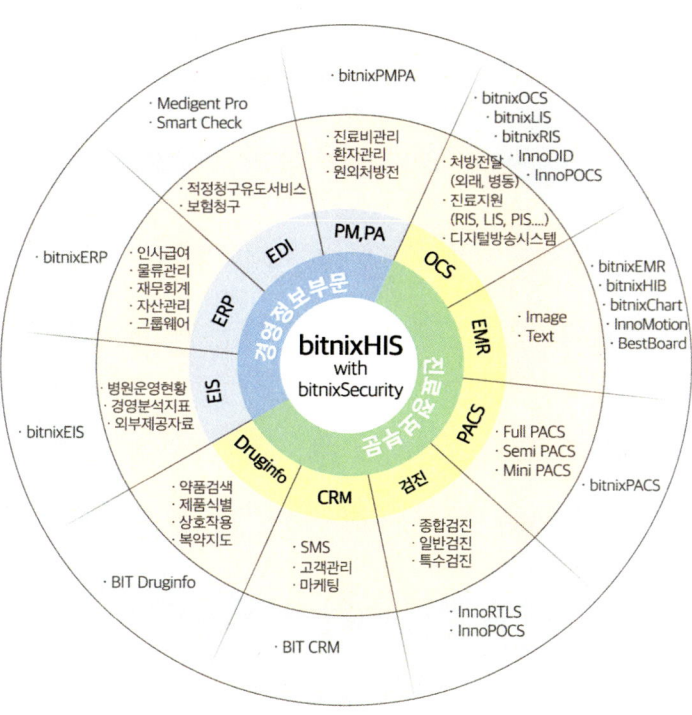

〈비트컴퓨터의 통합의료정보시스템 구성〉

출처: 비트컴퓨터 홈페이지

진화하는 기간계시스템의 사례로 의료분야 GPO인 이지메디컴의 ezWMS를 볼 수 있겠다. ezWMS는 병원에서 사용되는 소모품, 기자재와 같은 모든 물품들의 흐름이 실시간으로 모니터링되어 관리된다. 이를 토대로 병원의 재고현황이 파악되고 필요한 재고를 예측하여 공급사에 통보되고 의료현장에서 문제가 발생하지 않도록 지속적인 공급과 배송이 이루어지게 되는 것이다.

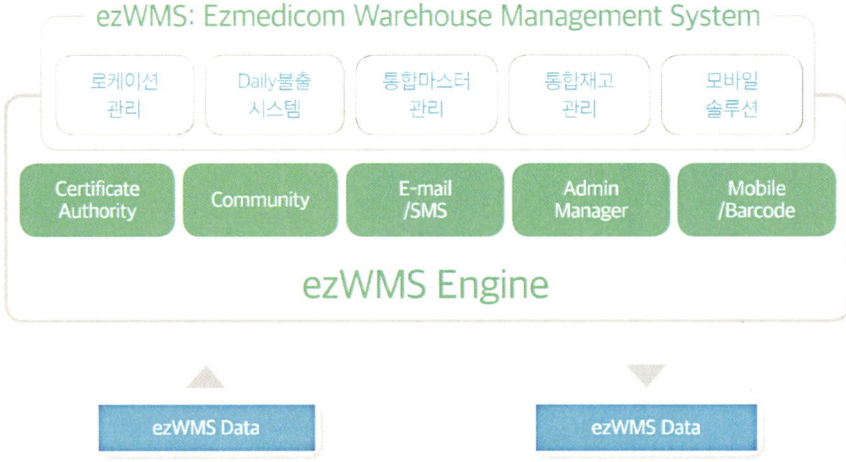

〈이지메디컴의 ezWMS〉

출처: 이지메디컴 홈페이지

과거와의 싸움이 변화의 시작이다

느리게 걷기

슬로 시티, 슬로 푸드, 슬로 OOO.

건강을 중요시하는 사회가 되면서 주변에서 많이 듣는 이야기이다. 갑자기 웬 슬로(slow)? 의아스러울 듯하다.

의료산업은 전형적인 슬로 산업이다. 의료기술은 발전하고 첨단장비들이 늘어가는 시점에 슬로? 의료산업은 기술과 장비는 빠른 변화를 적용하는 반면에 경영, 마케팅, 서비스는 타 산업에 비하여 느린 편이다.

병원이 서비스하는 고객은 과거부터 환자였던 관계로 빠른 변화를 요구받지 않았다. 정확한 진단과 치료를 위한 기술은 습득하고 발전하였지만 내부적인 변화에 대한 의지는 크지 않았던 것이다. 그러한 이유로 지금의 경쟁환경에 취약한 병의원이 많고 전문기관을 통한 컨설팅에 대한 요구는 날로 증가하고 있다.

병원은 본질적으로 독창적이거나 남보다 먼저를 두려워하는 성향을 가지고 있다. 경쟁관계에 있는 병원이 특별한 아이디어와 고객 서비스로 성공한 사례가 나오기 전에 먼저 변화하는 과정을 선택하기는 쉽지 않다. 신규 병원이 아닌 기존 병원일 경우 이런 성향이 강하다. 자칫 잘못하면 그 동안 쌓아온 이미지와 환자를 한번에 잃어버릴 수 있는 모험을 시도하기에는 두렵기 때문이다. 따라서, 선택을 위한 정확한 가이드와 정보를 제공할 수 있다면 병원에 도움이 되는 영업사원이 될 수 있다.

보다 정확한 정보, 실천할 수 있는 방법에 대하여 컨설팅하기 위해서는 병원에 대한 이해도와 주인의식, 다양한 컨설팅 지식이 필요하다. 서론에서도 이야기하였지만, 우리가 이야기하는 컨설팅은 이론적 정의가 아닌 병원에 도움이 되는 가치를 주는 일임을 명심하자.

슬로 산업인 병원의 사례를 살펴보자.

지금은 주변에서 흔히 볼 수 있는 특정과목 중심의 병원들도 초기에는 필요성이 인

식되지 않았다. 대표적인 예로 지금은 쉽게 찾아볼 수 있는 아동병원, 즉, 소아청소년과 진료를 중심으로 하는 병원의 경우에도 최초 개념의 도입은 1960년대였으나 시장환경과 고객의 생활수준, 인식 변화의 시기를 거쳐 1980년대에 들어서야 구체화되었고 1990년대에 이르러 본격적인 아동병원이 보편화되기에 이른다.

아동병원과 같은 과정은 다른 진료과목의 경우에도 유사하게 발전하게 되는데 일반적으로 국내 병의원 설립의 형태는 1인 단독개원에서 단독개원+봉직의, 공동 개원을 거쳐 네트워크 병원으로 진화하고 전문화된 병원 체계로 발전하였다.

전문화된 병원들은 확실한 목표와 방향을 가지고 있는 관계로 의료시장에 변화를 불러왔고 이러한 새로운 변화는 환자들의 요구와 맞아 떨어져 발전하게 된다. 전문화된 병원들은 대형종합병원 수준의 질 높은 의료서비스를 제공하게 되고 현재의 전문병원 체계로 진화하게 되었다.

병원들의 진화와 전문화, 경쟁의 심화는 영업사원들에게도 변화를 요구하게 되어 중요한 정보채널의 역할을 수행할 수 있는 바탕을 만들어 주었다. 하루 종일 진료에 여념이 없는 의료진의 경우 변화와 정보가 부족하게 되고 의료진의 고민을 이해하고 지원할 수 있는 영업사원들이 특별한 가치를 제공하고 도움을 주며 동반 성장할 수 있는 환경이 마련된 것이다.

어떤 도움을 제공할 수 있는가? 고객은 무엇을 원하는가? 고객을 바라보는 시각을 조금만 다른 관점에서 본다면 새로운 방법이 열릴 것이다.

전통은 중요하다 그러나 반드시 옳은 것은 아니다

어느 곳에서든 전통은 가치 있고 존중 받아야 하며 가장 올바른 길인 경우가 많다. 하지만, 반드시 지켜야 하는 것은 아니다. 시간이 지나고 환경이 변화함에 따라 새로운 방법과 보다 좋은 해결책이 제시되기 때문이다.

앞에서 언급했듯이 병원은 슬로 산업의 요소를 가지고 있어 병원에 영업하는 방법도 과거의 모습을 그대로 답습하고 선배에게 받은 영업방법이 최선의 방법으로 인식하는 경우가 많다.

모든 영업 환경의 공통적인 모습이지만 병원 영업 역시 인간적인 관계형성을 가장 큰 성공의 요인으로 고려한다. 인간적으로 만들어진 관계는 신뢰를 형성하고 내재되어 있는 이야기를 끌어내기 쉽기 때문으로 여겨진다.

하지만, 사회에서 통용되는 인간관계를 형성하는 접근법으로는 병원 현장에서 영업사원들이 주로 마주하는 의사 고객을 만족하기는 쉽지 않다.

인정받는 엘리트이며 병원을 운영하는 CEO이고 사회에 봉사하는 리더의 특성을 가지고 있기에 엘리트와 소통할 수 있는 지식을 갖추어야 하고 CEO와 이야기할 수 있는 경영정보를 가지고 있어야 하며 사회에 공헌할 수 있는 공감대를 마련하는 것이 관계를 형성할 수 있는 방법인 것이다.

혹, '내가 만난 의사들은 그렇지 않다'라고 생각한다면 당신은 병원 영업에 뛰어들 준비가 되어 있지 않은 것이다. 고객을 만나는 첫 번째 마음가짐은 고객의 가치를 인정하는 것이다. 의사 고객의 변하지 않은 가치는 앞에서 언급한 엘리트, CEO, 사회봉사자이다.

영업을 시작할 때 만나야 할 의사에 대하여 여러 가지 정보를 받는다. 평소 좋아하는 취미, 음식, 자녀유무, 자주 방문하는 식당, 습관, 성격 등등 영업을 위해 쉽게 접근하고 관계를 형성하는 좋은 정보일 수 있으나 선입견을 부여하는 정보임을 명심하여야 한다. 전달받은 정보는 누군가의 주관에 의하여 작성된 경우가 많아 스스로 만들 수 있는 정보에 담을 쌓고 한쪽 방향만을 바라보는 편견을 만들 수 있기 때문이다.

고객과 올바른 관계를 형성하기 위하여는 주어진 정보에 대하여 긍정적인 부분은 받아들이고 부정적인 부분은 스스로의 경험으로 재평가하여 긍정적 시선을 갖추는 것인데 어떻게 고객을 받아들일 것인지 고민해 보자.

고객의 장점에 집중하라

고객에 대한 애정이 없는 영업자는 없을 것이다. 고객은 당신의 삶에 가치를 주고 기회를 주는 사람이기에 애정을 가지고 바라보며 사랑하여야 하는 대상이다. 고객을 사랑하지 않고 단순히 돈벌이의 수단으로만 바라본다면 고객의 단점이 크게 보이게 되고 고객을 만나는 것이 불편하고 스스로 힘들어지게 된다. 불편한 고객과의 만남이 좋은 결과로 이어지기 어려움은 당연할 것이다.

고객을 사랑하는 첫 번째 방법은 긍정적 사고이다.

모든 일은 긍정적인 시선으로 바라볼 때 가장 좋은 결과를 얻을 수 있다는 말이 있다. 긍정적인 마음과 생각은 사람을 바라보는 시야를 넓혀준다. 진상고객, 불만고객일지라도 분명한 메시지가 존재한다. 대부분의 경우 고객의 메시지를 정확하게 읽어내지 못하고 접근하기 때문에 고객과 불편한 관계가 되고 진상고객, 불만고객을 스스로 만들어 내는 것이다. 병원에 방문하는 모든 사람에게 문제의 고객이 진상고객인가 살펴보라. 모든 이들에게 100%, 진상고객인 사람이 존재하는가?

긍정적인 사고로 살펴보면 고객의 메시지가 보이고 해결 방법이 모색된다. 또한, 긍정적인 사고는 다양한 창의적인 아이디어를 만들어낼 수 있다. 필자가 궁극적으로 이야기하고자 하는 컨설팅으로 영업을 한다는 말은 병원에 가치를 제공하는 방법을 만들어 내는 것으로 이는 창의적 아이디어를 바탕으로 한다. 창의적 아이디어는 긍정적인 사고로 바라보고 병원을 생각할 때 발휘되며 아이디어를 실현할 수 있는 가장 효과적인 방법을 찾아낼 수 있게 된다.

컨설팅은 단순히 이론적으로 완성된 공식을 적용하는 것이 아니라 우리 병원만을 위한 가장 적합한 해결책을 찾아내고 기획하여 실천하여야 하기 때문에 창의적인 아이디어를 만들어낼 수 있는 준비가 되어 있어야 한다.

긍정적인 사고는 컨설팅 영업의 측면에서뿐만 아니라 고객에게 전달되는 긍정적인 메시지를 가지고 있다. 긍정적인 마음은 긍정적인 표정과 행동으로 이어지게 되고 그것이 고객에게 전달되는데, 좋은 느낌을 전달받은 고객은 보다 빠르게 마음을 열게 되고 만족을 표현할 것이다.

두 번째, 고객을 이해하라.

사람은 개개인마다 생각이 다르고 추구하는 가치가 다르며 성장한 환경, 주변 여건이 다르다. 고객은 영업사원이 바라보는 시선만으로 판단하기에는 다른 세상에 살고 있는 사람이다.

진정으로 고객을 이해하는 노력이 없이는 고객과 가까워질 수 없고 고객이 원하는 요점을 잡아낼 수 없다.

고객을 이해하는 방법은 고객이 현재에 이르기까지 겪었을 다양한 상황과 고객이 속해 있는 그룹, 직업의 특성을 알아가는 노력에서 시작된다. 이 책에서 의료법부터 의료산업의 미래까지 살펴보는 까닭은 고객을 이해하는 과정인 것이다.

가끔 병원에서 고객을 만나고 온 영업사원이 병원이나 의사에 대하여 험담하고 불만을 쏟아내는 이야기를 듣곤 한다. 영업사원의 말처럼 병원이나 의사가 이해할 수 없을 만큼 진상이고 문제가 많을 수도 있을 것이다.

하지만, 생각해 보자. 병원과 의사를 이해하기 위해 얼마나 노력하고 준비했는지. 좀 더 이야기 편한 사람이나 병원이 존재하기도 하지만 상대하는 고객은 손해 보려 하지 않고 영업사원으로부터 필요한 것만을 받고자 한다. 철저하게 준비되어 있지 않고 이해하지 않으면 접근할 수 없고 서로의 간극만 넓어지는 역효과가 발생할 것이다.

"고객은 옳다."

고객에 대한 자세를 이야기한 어느 책에서 읽은 문장이다.

'고객은 항상 옳다'로 접근하는 자세야말로 고객을 이해할 준비가 되어 있는 영업사원의 진정한 모습이다.

세 번째, 고객을 존경하라.

영업사원이 찾는 고객은 영업사원을 찾게 만드는 위치에 있는 사람이다. 흔히, '갑'이라 부르는 위치에 올라 있는 사람은 노력의 결과로 현재의 위치까지 이른 성공한 사람인 것이다. 나보다 나은 위치에 있는 사람은 나보다 뛰어난 부분이 있기 때문이고 의사의 경우 의료라는 특정 분야에서 나보다 나은 실력과 지식을 가지고 있는 것이다. 따라서, 고객을 충분히 알고 고객의 문제가 발견되기 전까지는 무조건 존경하라.

사람간에 소통하다 보면 진심이 느껴진다는 말을 하곤 한다. 진심이 느껴지는 것은 무엇일까 생각해보자. 진심은 내면에 품고 있는 생각, 마음이 밖으로 표출되어 상대방이 느끼는 감정일 것이다. 고객을 감동시키기 위하여는 마음가짐부터 고객을 위하여 준비되어 있어야 자연스러운 진심이 표출되는 것이다.

고객과 관계를 형성하고 목표하는 영업을 수행하기 위하여 먼저 고객의 장점만을 바라보고 다가서라. 고객은 많은 영업사원을 만나고 다양한 경험을 가지고 있어 어떤 마음으로 찾아왔는지를 느끼고 진실로 병원에 도움이 되고자 노력하는지를 파악할 수 있다.

스마트한 시대, 스마트하게 사고하라

IT 산업의 발달은 의료산업에도 많은 영향을 미쳐 홍보, 진료, 고객관리, 경영의 전반에서 활용되고 있다. 다만, 병원마다 관심도의 차이가 있어 방문하는 병원에서는 아직 느끼지 못하는 경우가 있다. 하지만, 시대의 흐름에 따라 병원은 변화할 것이고 변화에 대한 정보를 제공하고 방법을 제시한다면 좋은 영업의 방법이 된다.

현재 국내 병원들이 도입하고 있는 스마트한 여러 시스템을 살펴보자.

강남 세브란스병원 지능형 주차시스템

대형병원들이 도입하고 있는 지능형 주차시스템은 미리 등록된 차량을 주차장 입구에서부터 자동으로 인식하여 출차 시에는 정산 없이 편리하게 이용할 수 있도록 구현한 시스템이다. 병원 내에서 활용하는 고속도로 하이패스와 같은 개념인 것이다.

의료기관에서 활용하는 지능형 주차 시스템은 단순히 입출차를 위한 주차편의만을 제공하는 것이 아니라 진료정보시스템과 연계를 통하여 진료나 검사 목적으로 내원하는 고객의 차량을 인식하여 대기시간 없이 진료나 검사를 이용할 수 있도록 편의를 제공한다. 이러한 시스템은 고객 동의하에 사전등록된 정보를 바탕으로 이루어지는데 고객의 대기시간 단축과 의료진의 준비시간을 제공하는 효과가 있다. 잘 갖추어진 시스템으로 인하여 환자에게는 병원에 대한 만족도를 증대시키고 병원은 진료와 경영에 도움이 되니 환자와 병원 모두에게 만족을 준다.

QR코드를 활용한 병원 정보제공

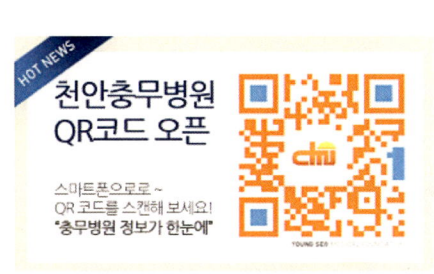 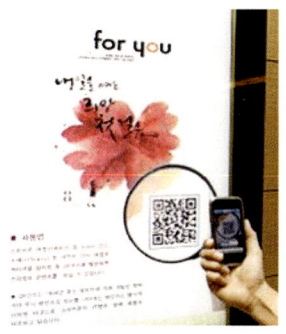

〈QR 코드를 활용한 병원 정보제공〉

QR코드는 격자무늬의 2차원코드로 스마트폰을 통하여 스캔하여 다양한 정보를 제공받을 수 있다. QR은 'Quick Response'의 약자로 일본의 덴소웨이브사에서 개발하였는데 현재는 개발사의 특허권 포기에 따라 누구나 다양한 분야에서 활용하고 있다.

QR코드는 뛰어난 정보제공 능력을 가지고 있는데 숫자 7,089자, 문자(ASCII) 4,296자, 한자 1,817자를 저장할 수 있다. 또한, 인식속도와 인식률, 복원력이 뛰어나 마케팅에 많이 사용되고 있다.

병원에서 QR코드는 직접적인 문자정보를 담기도 하지만 영상이나 홈페이지 등으로 연계하여 보다 다양한 정보를 제공하는 역할을 할 수 있다. 예를 들어 방문하는 병원에 홈페이지나 의사가 출연한 영상이 있다면 QR코드를 제작하여 관련 안내와 함께 고객이 스캔할 수 있도록 유도한다면 병원에서 부족한 설명을 보완하고 고객에게 보다 다양한 정보를 제공할 수 있다.

개인형 멀티미디어 기기를 활용한 입원환자 시스템

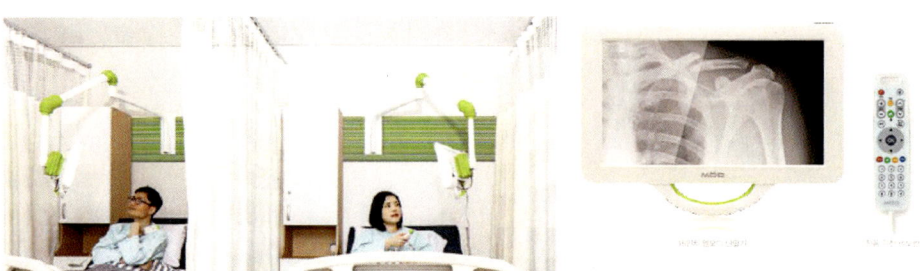

〈개인형 멀티미디어 기기를 활용한 입원환자 정보형 시스템〉

출처: MODTV 홍보자료

개인형 멀티미디어 기기의 발달은 병실서비스에도 변화를 주었다. 입원생활 동안 가장 많은 시간을 함께 하고 유일하다시피 한 오락기능을 제공하는 TV 시청을 개인화하여 환자의 즐거움을 제공하게 되었고 병상마다 설치된 디스플레이 장치는 단순한 TV 재생기능을 넘어 다양한 병원의 정보를 검색하여 입원생활에 편의를 제공하였으며 의료진을 호출하고 검사 및 치료 일정, 진료 결과를 확인하며 진료비 수납과 서류발급 신청까지 처리할 수 있는 병원과의 소통 채널이 되었다.

환자 개인형 서비스는 외국에 비하여 다소 도입이 늦었지만 많은 병원들이 입원환자에게 편의를 제공하고 경쟁병원과의 차별화 및 동일 수준의 서비스 제공을 위하여 빠르게 확대되고 있는 실정이다. 국내에서는 MODTV나 KT의 BED SIDE TABLE과 같은 서비스가 대표적인 제품이다.

스마트폰을 활용한 진료비 결제 시스템

IT 환경이 모바일을 기반으로 한 생활권으로 확대되고 있어 많은 병원들이 스마트폰을 활용한 고객에게 보다 편리하고 병원에게 도움이 되는 서비스를 찾는 방향으로 발전하고 있다.

스마트폰을 활용한 진료비 결제 시스템은 오프라인으로만 이루어지던 진료비 수납 과정의 불편을 모바일에 접목함으로 인하여 병원에서는 진료비 수납에 투입되던 인력과 시간을 줄일 수 있고 고객의 입장에서는 불필요한 대기시간 없이 어디서든 편리하게 진료비를 수납함으로써 편의와 더불어 제공되는 내역을 확인할 수 있는 서비스를 제공받을 수 있게 되었다.

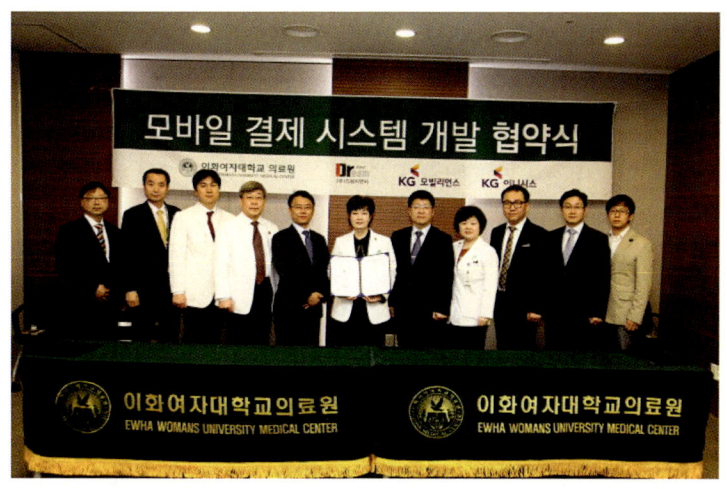

〈이화여자대학교의료원의 모바일결제 시스템 개발 협약식〉

출처: 이화여대의료원 홈페이지

스마트폰을 활용한 모바일 병원서비스

2010년 무렵부터 병원 진료영역의 데이터를 모바일에서도 활용하는 서비스들이 개발되어 활용되고 있는데 병원의 기간계 시스템인 EMR이나 PACS가 멀티 디바이스 환경에서 동작하게 되었다. EMR이나 PACS에서 제공하는 환경 이외에도 모바일 홈페이지나 스마트폰 어플리케이션을 통하여 진료정보가 연계되어 환자검사정보, 검사결과, 투약정보 등의 의료사항을 확인할 수 있도록 제공되고 있다.

모바일 병원 서비스는 장소의 제약 없이 신속하고 정확한 판단을 제공하여 환자 진료에 도움을 제공하고 있으며 환자가 원하는 정보를 스스로 확인하거나 서비스를 요청할 수 있어 의료진과 환자간 소통의 거리를 좁히는 역할을 하고 있다.

생각자료 7. QR 코드 제작방법

QR 코드 제작은 포털사이트나 QR코드 프로그램이나 마케팅을 서비스하는 업체들의 홈페이지를 통하여 쉽게 제작할 수 있다.

QR 코드 제작시에는 고객들이 활용할 수 있느냐에 대하여 고민하는데 대부분의 포털사이트에서 QR 코드 스캔기능을 제공하고 있어 특별한 어플리케이션을 설치하지 않고도 고객들이 쉽게 정보를 획득할 수 있다.

1. 네이버 QR 코드(http://qr.naver.com)

네이버 QR 코드에서는 QR 코드에 대한 설명에서부터 QR 코드의 활용방법까지의 정보를 제공하고 있으며 생성한 QR 코드들을 관리하고 공개하여 다른 사용자들에게 홍보할 수 있으며 다른 사용자의 QR 코드를 통하여 정보를 수집할 수도 있다.

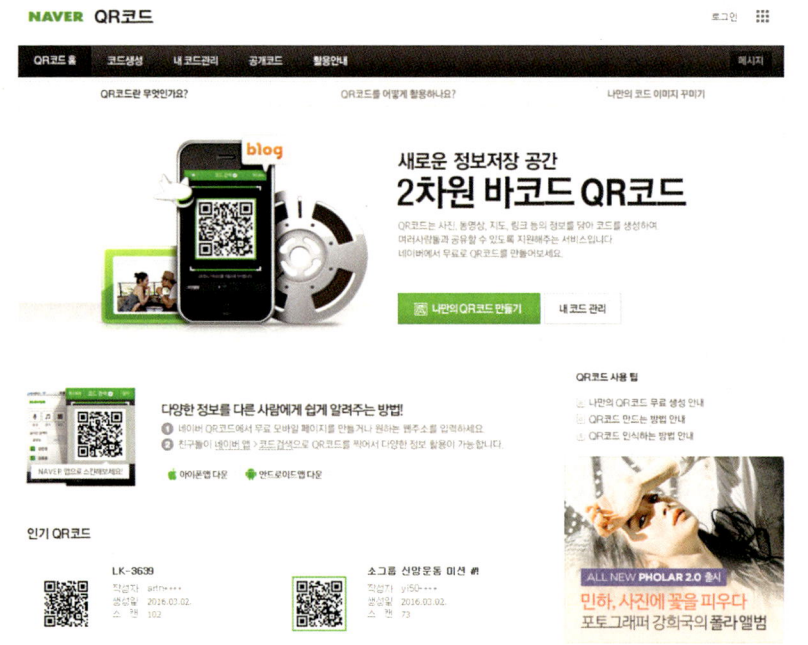

〈네이버 QR 코드〉

출처: 네이버 QR 코드 서비스 페이지

네이버 QR 코드는 코드 스타일을 사용자가 변경할 수 있는 기능을 제공하여 테두리 또는 스킨을 선택하여 QR 코드를 특별하게 구성할 수 있으며 보유하고 있는 이미지나 스킨을 통하여 본인만의 QR 코드를 생성할 수 있다. 병원의 경우 QR 코드의 하단이나 상단에 병원의 로고를 삽입하여 병원 정보임을 표기하는 것이 효과적이다.

네이버 QR 코드는 QR 코드를 기반으로 링크, 소개, 이미지, 동영상, 지도, 연락처를 담아 미니 모바일 홈페이지 형태로 구성할 수 있는 서비스를 무료로 지원하는 특징을 가지고 있어 모바일 홈페이지가 없거나 단순한 안내 페이지만을 제공하고 있다면 고려해보자. 모바일 홈페이지 서비스까지의 기능이 필요하지 않고 병원 내부나 각종 자료에 정보를 담기 위한 QR코드만 원할 경우에는 '링크로 바로 이동'을 선택하여 원하는 코드만 생성하면 된다.

생성 중인 QR코드에 대한 수정이나 기간이 한정된 이벤트에 대한 QR코드 제작과 같이 추가적인 편집, 실행이 필요한 경우에는 'QR코드 비공개하기' 기능을 통하여 보류하여 두었다가 '내 코드 관리하기' 메뉴에서 변경 적용할 수 있다.

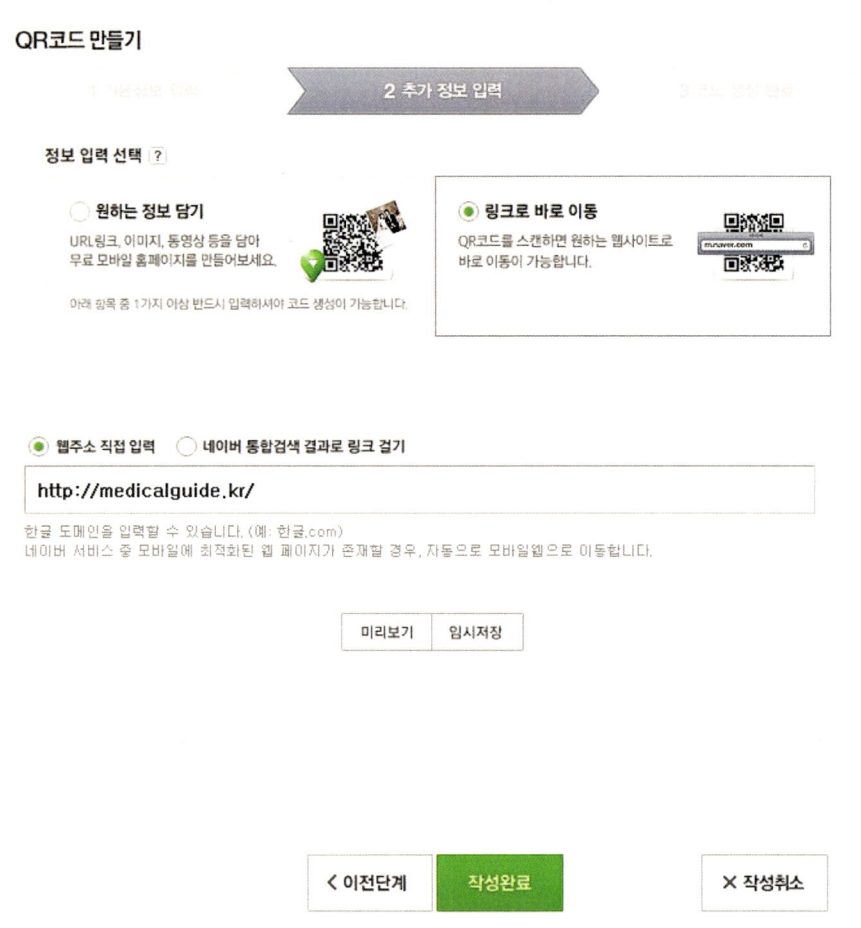

생성된 QR 코드는 인쇄하거나 이미지로 저장하여 사용하며 '코드 내보내기' 기능을 통하여 메일이나 블로그, 휴대폰으로 전송할 수 있다.

2. 나야나닷컴의 QR 코드 생성 서비스(http://www.nayana.com)

네이버의 QR 코드 생성이 불편하고 필요한 요소별로 좀 더 간단하게 QR 코드를 만들고 싶다면 나야나닷컴의 QR 코드 서비스를 활용해 보자.

나야나닷컴의 QR 코드 서비스는 네이버에서 제공하는 로고 삽입, 스킨, 이미지에 대한 편집 요소는 제공하지 않으나 QR 코드를 생성하는 목적에 따라서 카테고리를 구성하여 보다 직관적으로 활용할 수 있도록 하였다. 나야나닷컴에서는 명함, 메일, 지도, URL, 전화번호, SMS, 메모의 탭으로 구분된 메뉴에서 필요한 정보를 입력하고 QR 코드를 생성하면 된다.

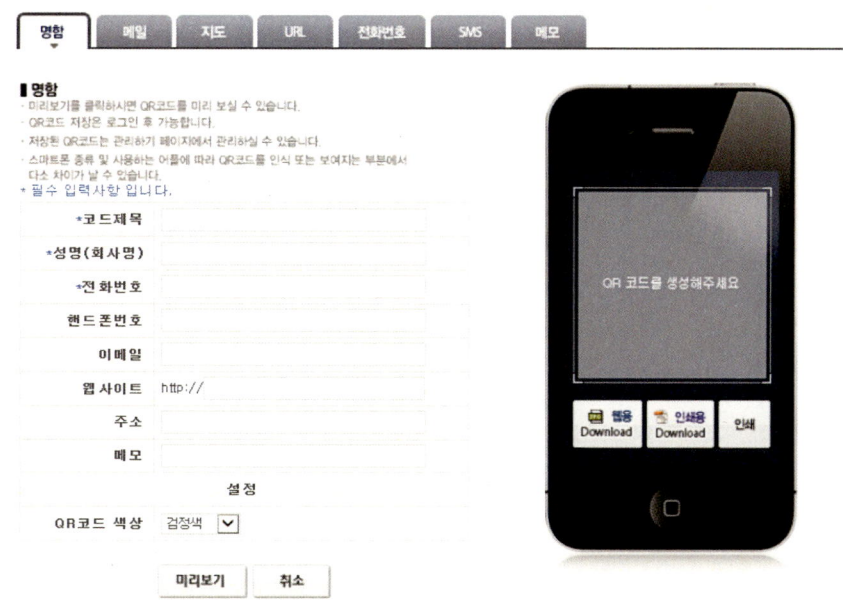

3. QR 코드 생성서비스를 제공하는 사이트

- 꿍알(http://qoongr.co.kr)
  : URL, 텍스트, 연락처, SMSM, E-mail, 명함, 지도/위치, 소셜미디어, 페이스북 좋아요 기능을 사용할 수 있다.
- 가비아(https://www.gabia.com)

Chapter 02

따라하면
방법이 보이는
컨설팅

벤치마킹

'모방은 창조의 어머니'라는 말이 있다. 모방을 일삼는 자들의 비겁한 변명이라는 일부 의견도 있으나 새로운 창조를 위하여 나가는 길에 기존 제품이나 방법을 따라 하다 보면 아이디어가 도출되고 새로운 제품이나 방법을 만들어낼 수 있다.

모방이 단순한 복제를 뜻하는 단어라면 벤치마킹은 다른 사람이나 기업의 장점을 분석하여 자기만의 것으로 업그레이드하고 경쟁력을 갖추는 것을 말한다. 경쟁력을 갖추는 전략적인 선택으로 누군가가 실천하고 가치를 창출하였던 컨설팅 요소들을 받아들이고 본인의 것으로 더욱 발전시키기 위한 학습이 필요하다.

쉽게 따라 할 수 있고 실천만 하여도 충분히 효과 있는 컨설팅 요소들을 통하여 병원만의 특성을 결합한 발전 모델을 창출하고 가치를 만들어 궁극적으로는 자신만의 영업 Tool로서 확립할 수 있는 고민을 하는 것이 중요하다.

정보의 바다, 포털사이트에서 길을 찾다

인터넷 마케팅 이론을 바꾸다

소비자들의 구매행동이론을 설명하는 대표적인 이론에 AIDMA라는 마케팅 이론이 있다. 1920년대 미국의 경제학자 Rolland Hall에 의해 발표된 AIDMA이론은 소비자가 상품에 대한 정보를 접한 후 어떻게 구매에까지 도달하게 되는지를 설명한다.

소비자는 5단계의 과정을 거쳐 구매에까지 도달하게 되는데 현대와 같은 정보의 가치를 인식하고 활용하는 과정이 없었던 관계로 흥미에 대한 욕구를 기억하고 구매하는 절차를 거쳤다.

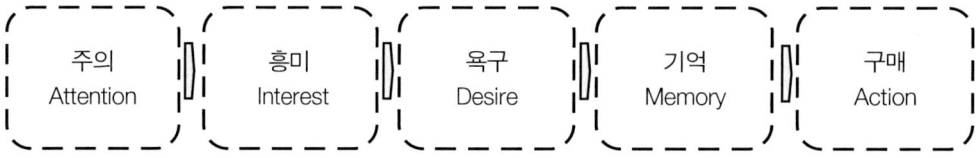

현대 마케팅의 기본원칙이라 불렸던 AIDMA이론은 인터넷과 같은 정보매체의 발달과 더불어 소비자의 구매형태가 변화하는 도전을 맞이하게 되었다. 시대의 변화는 새로운 이론을 필요로 하게 되었고 일본의 덴츠라는 광고대행사는 변화된 시대에 적합한 구매행동이론으로 AISAS이론을 주장하게 되었다. AISAS는 소비자가 정보를 접하는 채널이 다변화되고 인터넷이라는 새로운 환경을 적극적으로 활용하면서 구매의 패턴이 변화되었고 구매과정과 구매 이후에 대한 정보를 공유하는 행동변화에 주목하였다.

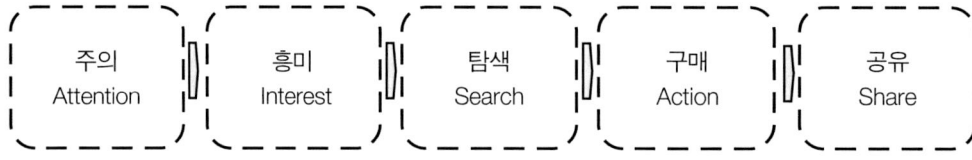

현대 소비자의 변화는 과거처럼 단순히 제품을 만들어 판매하는 데 그치지 않고 기업이 소비자와 적극적으로 소통하여야 하며 고객이 정보를 탐색할 수 있도록 기회를 제공하여야 하며 고객에게 긍정적인 정보가 노출되도록 지속적으로 관리하여야 한다는 결론에 도달하게 된다.

병원의 경우에도 변화된 마케팅 이론이 적용되는데 몸이 아픈 환자나 보호자는 적합한 병원을 찾기 위하여 정보를 탐색하는데 과거 지인의 경험이나 주변사람들의 평판에 의존하던 방법에서 벗어나 인터넷을 통하여 정보를 검색하고 방문할 병원이 어떤 진료를 하는지, 진료시간은 언제인지, 먼저 방문한 환자들은 어떻게 평가하는지를 살핀다. 특히, 고비용이 발생하거나 수술, 검사와 같은 항목에서는 더욱 민감해져 충분한 탐색을 통하여 면밀히 살피고 결정에 이르게 된다.

포털사이트 노출요소에 주목하라

인터넷을 통한 정보의 검색은 주로 포털사이트를 통하여 이루어지게 된다. 국내의 경우 압도적인 점유율을 차지하는 네이버를 중심으로 다음과 구글, 3곳의 포털사이트에 주목하면 온라인상에 회자되는 병원의 정보를 100% 확인할 수 있다.

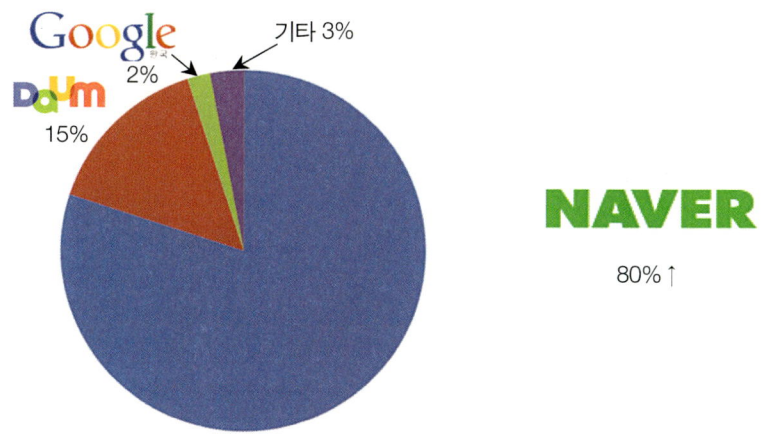

〈국내 인터넷 포털사이트 점유율 현황〉

관리하는 영업처가 많아 현실적으로 어려움이 있다면 검색량의 80% 이상 점유율을 보이는 네이버에 노출된 정보만 살펴보아도 충분한 효과를 얻을 수 있는데 네이버 상에 노출되는 정보는 무엇인지 살펴 효과적으로 관리하여 보자.

네이버에서 노출되는 정보를 보기 위하여 검색창에 검색어를 입력하면 되는데 방문하고자 하는 병원의 기본적인 노출정보는 병원명 검색을 통하여 살펴볼 수 있다.

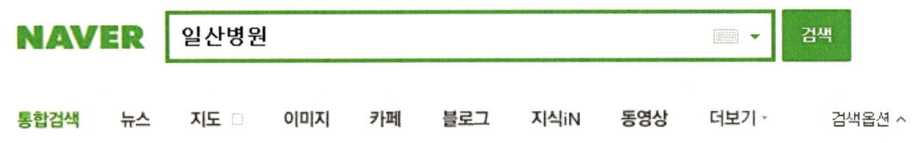

검색에 의하여 노출되는 정보 영역은 뉴스, 지도, 이미지, 카페, 블로그, 지식인, 동영상이 대표적이나 검색어에 따라서 더보기 영역에 표시된 책, 어학사전, 웹문서, 매거진, 쇼핑, 뮤직, 포스트가 표현될 수 있다. 병원의 경우 책, 어학사전, 매거진, 쇼핑, 뮤직은 일반적으로 노출되지 않는다.

최근 네이버 검색 정책에 따라 변화되는 라이브 검색이나 실시간 검색, 네이버 자체 플랫폼 서비스인 폴라, 포스트 등의 검색 노출이 우선시되니 관심을 가지고 준비하여야 한다.

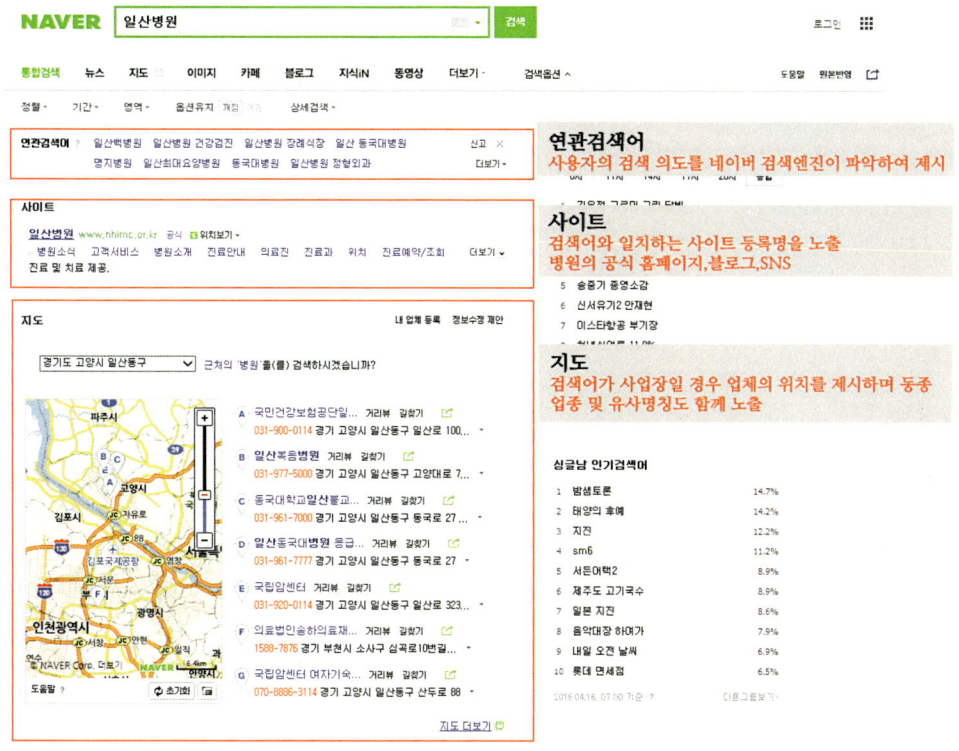

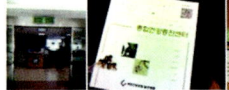 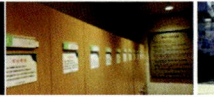

웹문서
검색어가 포함된 웹상의 글을 검색로봇이 가져와 노출

이미지
검색어로 지정된 이미지나 검색어가 포함된 문서에 노출된 이미지를 통하여 검색로봇이 연관성을 판단하여 노출

뉴스
검색어가 포함된 뉴스 기사에 대하여 검색로봇이 정확도를 파악 노출

〈일산병원 네이버 검색화면〉

포털사이트 검색요소들을 정복하라

연관 검색어 - 검색자의 의중을 읽는 취향저격!

검색어에 따른 결과 노출 시 검색어 바로 밑에 위치한다. 연관 검색어는 검색 사용자의 검색 의도를 네이버 검색엔진에서 파악하여 적합한 검색어를 제공하는 기능으로 다음 정보를 탐색하는 데 도움을 주는 기능을 한다.

예를 들어 '삼성동 내과' 검색어에는 '삼성역 내과', '대치동 내과'와 같은 검색어를 입력한 사용자가 다음 검색어로 고려하는 내용, 지역적 특성에 따른 적합한 검색으로 제공한다. 병원의 경우 '삼성동 내과'라는 검색어에 '홍길동 내과'가 연관 검색어로 추천된다면 삼성동 내과를 검색한 고객들이 홍길동 내과에 대한 추가적인 정보를 탐색하였다는 의미를 부여 받을 수 있어 사용자에게 홍길동 내과는 환자가 많이 찾는 병원, 고객에게 인정받는 병원의 이미지를 심어 줄 수 있게 되고 내원으로 유입될 확률을 높일 수 있다.

일반적으로 연관 검색어는 정보를 찾는 네티즌에 의한 수십만 건의 검색에 따른 연관된 적합성을 기준으로 결정되는데 마케팅 업체의 연관 검색어 마케팅에 의하여 만들어지기도 한다.

마케팅 업체에서는 연관 검색어에 특정 병원을 노출시키기 위하여 자동화된 프로그램에 의한 지속적인 검색, 사람에 의한 수작업 등의 방법으로 연관 검색어를 생성한다. 단기적으로 생성된 연관 검색어는 정기적인 네이버 필터링에 의하여 삭제되는데 네이버에 의한 삭제 조치에도 연관 검색어 마케팅은 끊임없이 발생하고 방법도 진화하고 있다. 이는 마케팅 비용대비 연관 검색어 노출로 인하여 얻을 수 있는 고객에게 전달하는 홍보효과와 환자유입에 도움이 된다고 판단하기 때문이다. 특히, 비급여 진료과의 경우 연관 검색어의 단기간 노출에도 특정 시술/수술 이벤트, 프로모션이 실제 고객유입으로 이어져 큰 마케팅 효과를 거둬 지속으로 활용되고 있는 실정이다.

하지만, 연관 검색어에 대한 임의적인 조작은 포털사이트가 제공하는 서비스에 대한 불법적인 조작행위이므로 병원에 컨설팅 요소로 활용하는 것은 위험하다. 혹, 연관 검색어에 대한 추가정보나 병원의 문의로 인하여 정보가 필요하다면 포털 검색창에 '연관 검색어'를 입력해 마케팅 업체나 프로그램에 대한 정보를 확인할 수 있다.

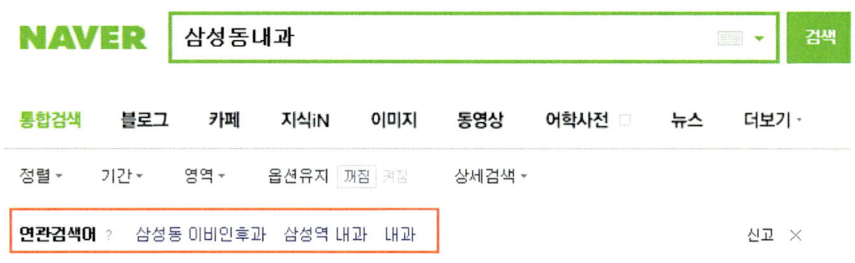

〈'삼성동 내과'에 대한 연관 검색어 노출〉

지도 - 내원 고객을 위한 온라인 네비게이션

지도 영역은 사업자등록이 되어 있는 병원의 위치를 지도에 표시할 수 있다. 네이버에서
정기적으로 업데이트하여 정보 갱신이 이루어지고 있으나 신규 개원인 경우 반영에 다소 시간이 걸릴 수 있고 보다 자세하고 정확한 정보를 등록하고 싶다면 지도영역 우측상단에 있는 '내 업체 등록' 버튼을 클릭하여 병원의 정보를 등록할 수 있다. 신규 개원하는 병원은 빠르게 홍보하고자 하는 요구가 있으므로 네이버에 빠른 지도 등록만으로도 고객에게 만족을 줄 수 있다.

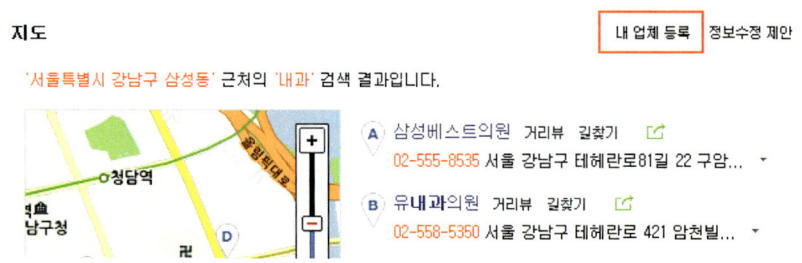

'내 업체 등록' 버튼을 통하여 네이버 마이비즈니스 섹션으로 이동하여 신규등록, 조회, 관리를 할 수 있다. 처음 병원의 정보를 등록하게 되면 조회/관리의 권한이 등록한 아이디에 부여되어 지속적으로 고객병원의 요청에 대한 응대를 수행할 수 있게 되어 고객과의 관계 형성에 도움을 받을 수 있다. 만일, 고객의 요청이나 타 관리자로부터 업체의 관리권한을 가져오기 위하여는 네이버 고객센터 상담 후 관련서류를 제출하여 관리권한을 위임 받아야 한다.

신규등록은 네이버 마이비즈니스 섹션 상단의 '신규등록' 버튼을 통하여 접수되는데 대표번호에 대한 중복확인을 통하여 동일한 업체가 등록되지 않도록 확인절차를 거친다.

대표전화에 대한 중복확인에 문제가 없다면 병원의 필수정보와 상세정보를 입력할 수 있는데 진료시간, 진료과목을 반드시 기입하여 주소 항목을 통하여 정보를 확인하는 고객이 도움을 받을 수 있도록 구성하며 상세정보 내에 업체사진 공간에 병원의 둘러보기 사진을 꼼꼼히 추가하는 것도 잊지 말자. 또한, 찾아가는 길이나 블로그, 카페, 홈페이지가 있을 경우 기재하여 두면 고객이 해당 페이지로 유입되는 효과를 거둘 수 있다.

네이버 지도 등록은 무료로 진행되는 영역으로 지역명+질환, 지역명+진료과 형태의 검색에 따라 고객에게 노출되고 다른 검색영역만큼 효과적인 홍보효과를 거둘 수 있는 공간이다.

빠짐없이 고객이 도움을 받을 수 있도록 기재하고 관리하는 병원이 충분한 효과를 거둘 수 있도록 지원하면 영업에 긍정적인 이미지를 전달할 수 있다.

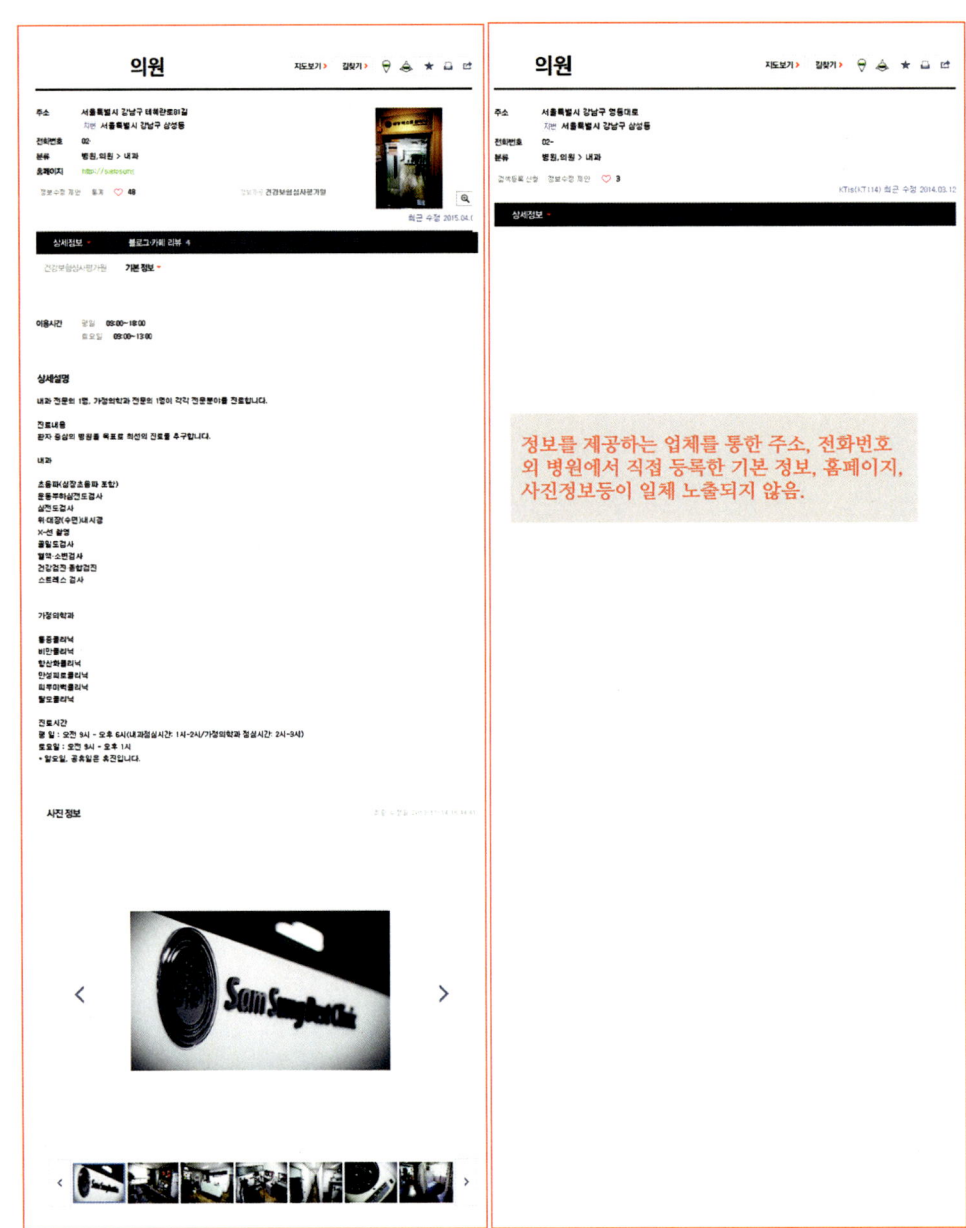

〈지도영역 노출 사례 (좌)정보有 / (우)정보無〉

출처: 네이버 지도검색

동일 검색어로 지도 영역에 노출된 두 개의 병원 정보를 비교해보자.

좌측 병원은 지도 영역 내 기재할 수 있는 요소인 병원의 특징, 진료시간, 둘러보기 사진 등을 꼼꼼하게 배치하여 충분한 정보를 제공할 수 있는 홍보지의 역할을 부여한 반면 우측 병원은 병원명과 전화번호 이외에 추가적인 정보를 제공하지 않아 병원을 인지하고 방문하는 고객이 아니라면 좌측 병원에 비하여 상대적으로 선택의 기회가 줄어든다. 물론, 단순히 지도 영역 하나만으로 환자의 내원을 판단할 수 없지만 고객에게 노출되는 작은 요소 하나가 병원의 이미지를 형성하고 요소들이 모여 병원간의 큰 차이를 만든다는 점을 잊지 말아야 한다.

생각자료 8. 지도에 경쟁병원보다 먼저 노출되고 싶다면?

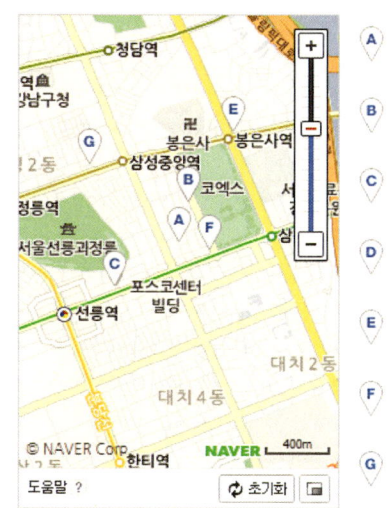

지도에 노출되는 순서를 조정할 수 없는지에 대한 질문을 흔치 않게 받는다. 네이버에 노출되는 지도영역의 순서는 네이버 정책에 따라 노출되며 흔히 알려진 노출 정책은 고객의 선택이다. 즉, 클릭이 많이 발생하고 검색이 일어나는 순서라는 게 일반적인 의견이다.

고객에게 네이버 정책이라서 안 된다고 답을 한다면 컨설팅 영업자로서 부족하다는 평가를 받을지 모른다. 다행스럽게도 네이버에서는 지도영역에서도 차별화된 노출을 가져갈 수 있는 '지도핀'과 '로컬링크' 서비스를 제공하고 있다.

지도핀은 고객이 내 병원 주변을 검색할 때, 검색결과 지도화면 위에 내 병원을 노출할 수 있는 서비스로 한 달 1만원으로 구매할 수 있는 상품이다. (30,000원/90일, VAT별도)

PC와 모바일에 동시 노출되는 네이버 지도핀!

지도핀은 네이버 PC지도와 모바일 지도앱 검색결과에 동시 노출됩니다.

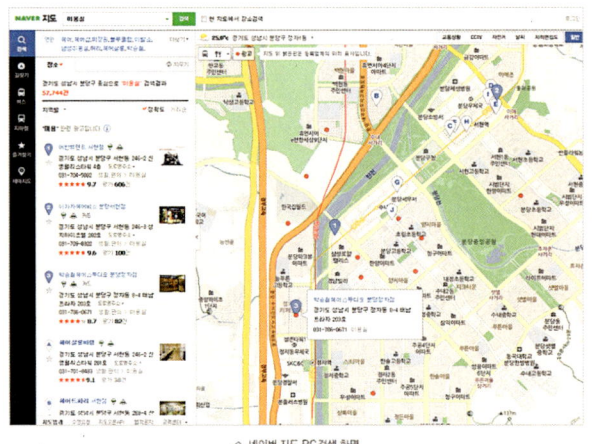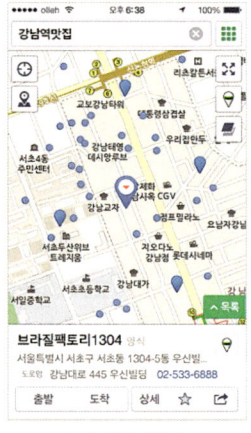

〈네이버 지도핀 서비스〉

출처: 네이버

지도핀은 병원을 찾는 고객에 한정되지 않고 해당 지역에 대한 정보를 탐색하는 사용자에게 정보가 노출되는 특성을 가지고 있어 지역내 유동인구에 대한 타깃화된 정보노출 기회를 얻을 수 있는 장점이 있다.

로컬링크는 네이버PC 통합검색 지도영역 및 지도서비스 내 검색결과 리스트에 홍보하는 광고상품으로 2개월 단위로 판매가 되며 입찰을 통해 구매하여야 한다. 로컬링크의 단점은 PC에만 노출되는 상품으로 모바일에서는 효과를 볼 수 없다.

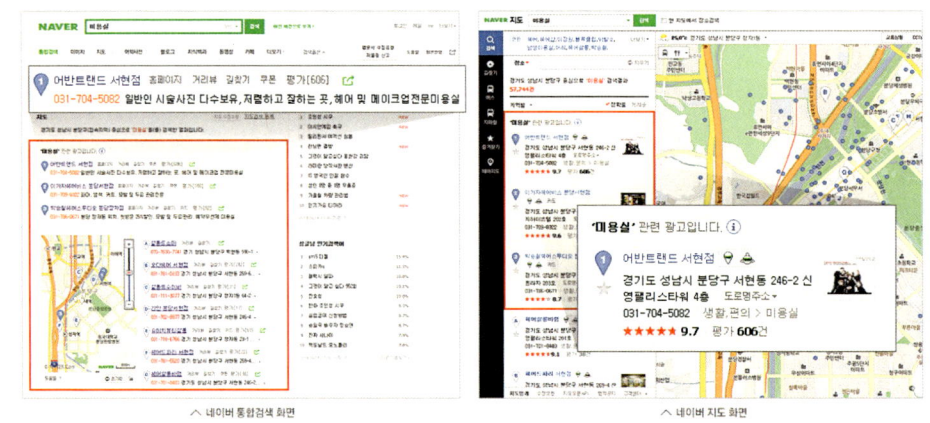

〈네이버 로컬링크 서비스〉

출처: 네이버

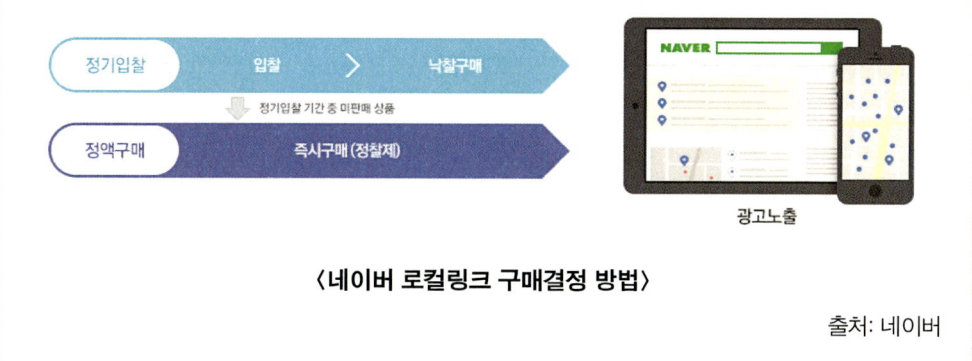

〈네이버 로컬링크 구매결정 방법〉

출처: 네이버

사이트 - 온라인에 만드는 또 하나의 병원

사이트 영역은 홈페이지 주소가 표기되어 병원의 홈페이지로 연결하는 역할을 한다.
홈페이지는 신규 개원하는 병원의 90%가 개설하고 있으며 전체 의료기관의 35%가 홈페이지를 보유하고 있다. 홈페이지를 미보유한 의료기관 중 50%가 홈페이지 개설을 고려할 만큼 홈페이지는 병원을 알리는 보편적인 수단이다. 최근 다양한 매체의 발달로 홈페이지에 대한 정보 의존도는 현저하게 감소하였으나 홈페이지는 병원이 알리고 싶은 내용을 보다 다양하고 풍부하게 알릴 수 있는 공간으로 타 매체와 구별된다. 타 매체의 경우 매체별 특성과 제한 사항으로 다소 어려운 부분들이 있으나 병원의 홈페이지는 의료법적인 큰 틀의 문제만 발생하지 않는다면 고객에게 가장 많은 정보를 제공할 수 있다.

즉, 홈페이지는 온라인상에 짓는 또 하나의 병원 역할을 수행하게 되어 오프라인 진료실에서 충분히 전달하지 못한 병원의 이야기를 알리는 창구 역할을 수행하는 것이다. 또한, 병원을 내원하고자 하는 신규 고객에게 정보를 제공하여 병원을 선택할 수 있도록 하는 기회요인으로 작용한다.

홈페이지를 활용한 영업방법은 홈페이지 제작을 지원하는 방법과 제작된 홈페이지를 활용한 컨설팅 서비스를 제공하는 방법으로 나눌 수 있다.

홈페이지 제작을 위하여는 병원의 규모, 병원의 희망사항을 파악하여 어느 수준까지 어떠한 형태로 지원할 것인지 고민하여야 한다. 병원에서 제작하는 홈페이지는 크게 3가지 형태로 구분할 수 있다. 가장 기본적인 정보를 효과적으로 제공하기 위한 원페이지형, 기본 정보 외 진료항목들에 대한 콘텐츠를 담는 정보제공형, 정보제공 이외에 예약, 상담, 커뮤니티를 결합하여 적극적인 고객소통을 추구하는 고객소통형이다.

　원페이지형 홈페이지의 경우 Wix나 Wordpress와 같은 오픈 플랫폼을 활용하여 구현하면 빠르고 간편하게 구성할 수 있다. Wix나 Wordpress의 경우 다양한 테마의 형태를 제공하기 때문에 테마들 중 병원에 적합한 구성을 선택한 후 이미지와 텍스트의 교체만으로 홈페이지를 구성할 수 있다.

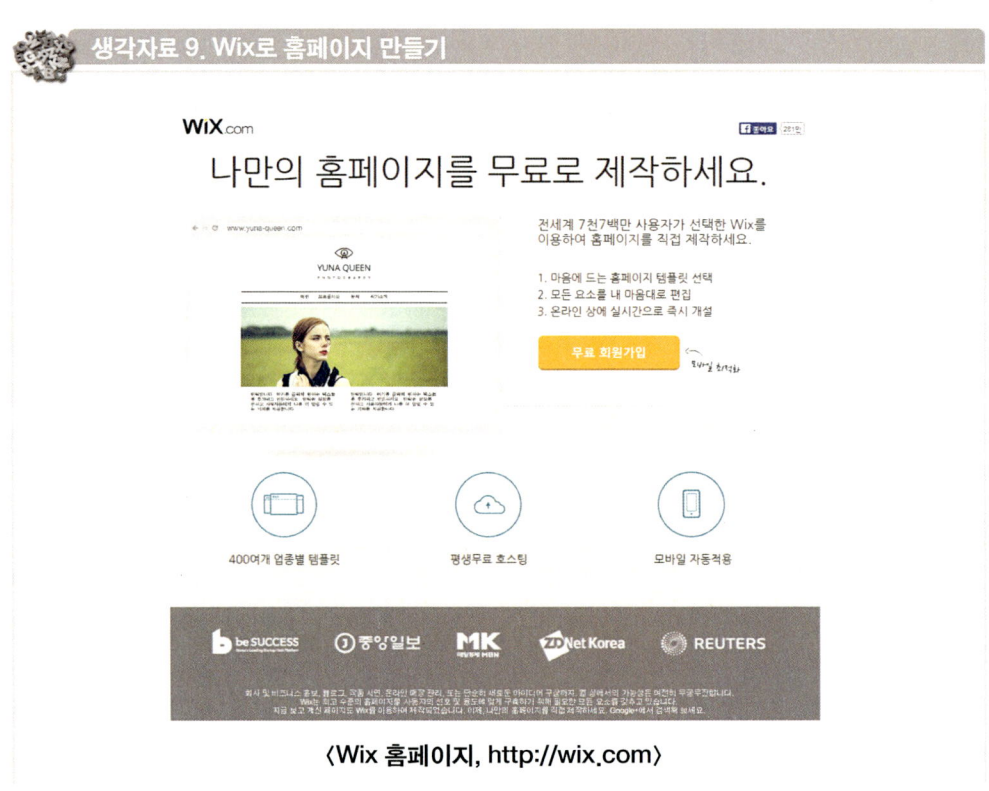

생각자료 9. Wix로 홈페이지 만들기

〈Wix 홈페이지, http://wix.com〉

〈Wix의 다양한 템플릿〉

    Wix의 장점은 드래그앤 드롭 방식의 작업 환경을 제공하여 홈페이지 제작을 경험해보지 않은 사용자도 스스로 만들 수 있다는 점이다. Wix에서 제공하는 도구들만 활용하면 원페이지형 홈페이지 제작은 어렵지 않게 만들 수 있다.
    다만, Wix는 국내 홈페이지 환경과 다소 다른 구조를 가지고 있어 사용자들이 원하는 커뮤니티형 게시판이나 병원을 위한 예약, 상담, 비급여 게시판과 같은 요소들을 추가하는데 어려움이 존재한다. 따라서, Wix를 이용하여 좀더 고급스러운 홈페이지를 만들고자 한다면 업체나 전문가의 도움을 받아야 한다.
    Wix를 통해서는 간단한 원페이지형 제작을 추천하며 Wix는 모바일 서비스도 지원하기 때문에 한번에 PC와 Mobile에 적합한 홈페이지를 만들 수 있다. 또한, 기본적으로 Wix는 무료로 제공되는 서비스 특성을 가지고 있다.

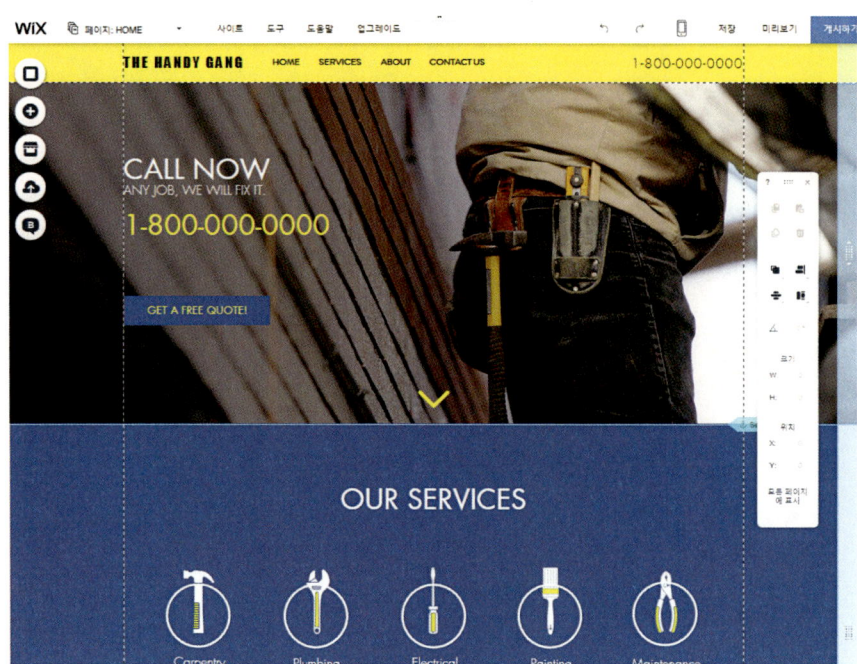

〈Wix에서 제공하는 홈페이지 제작 환경〉

 Wix로 홈페이지를 제작하는 방법은, 포털사이트 검색을 통하여 다양한 강좌와 설명자료를 찾아볼 수 있으며 시중에서 판매하는 서적을 통하여 보다 자세한 방법을 배울 수 있다.
 Wix는 무료 플랫폼이지만 단독 도메인을 사용하거나 광고를 없애려면 약간의 비용은 투자하여야 한다.

블로거의 Wix 추천 강의
인터스토어: http://skbroad.xyz/220609899361

 생각자료 10. Wordpress로 홈페이지 만들기

 워드프레스는 Wix와 비슷한 느낌을 주지만 제작방법에 큰 차이를 보인다. Wix가 드래그앤드롭을 사용한 간편한 이동과 전용 편집기를 통한 사용자에게 편한 환경을 제공하는 반면 워드프레스는 다운로드와 설치, 테마 수정에 다소 어려움이 존재한다.

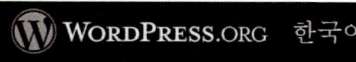

환영합니다.

워드프레스는 아름다움, 웹표준, 그리고 사용성에 중점을 둔 최신 기술의 시맨틱 개인 출판 플랫폼입니다. 워드프레스는 무료이지만 그 가치는 무한합니다.

좀더 간단히 말하자면, 워드프레스는 블로깅 소프트웨어로 작업하고자 할 때 쉽게 사용할 수 있는 도구이지 불편을 주는 도구가 아닙니다.

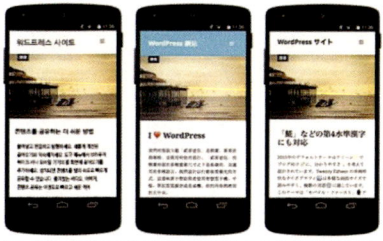

다운로드

워드프레스의 최신 버전(4.4.2)은 ZIP(기본)파일과 tar.gz 파일의 두가지 버전으로 배포됩니다. 오른쪽 버튼은 ZIP 파일만 제공합니다.
tar.gz 파일은 오른쪽의 "다른파일형식"으로 들어가시면 다운로드하실 수 있습니다.

영문 버전은 https://wordpress.org/download/ 에서 다운로드 할 수 있습니다.

워드프레스 4.4.2 다운로드
.zip — 7.8 MB
.tar.gz 다운로드 — 7.2 MB

자원
워드프레스의 설치나 사용중 도움이 필요하시면 담당자와 상담하십시요.

- WordPress Korea
- WordPress.com
- WordPress.org

〈워드프레스 홈페이지: https://ko.wordpress.org〉

워드프레스는 공개형 플랫폼이기 때문에 누구나 사용이 가능하며 PHP나 HTML과 같은 홈페이지 제작을 위한 코드 수정 없이도 활용이 가능한 위젯을 포함하고 다양한 테마를 통하여 자유롭게 전환할 수 있는 환경을 갖추고 있다. 또한, 워드프레스는 소셜 네트워크 서비스와 연동이 쉬워 국내 사용자들이 많이 사용하는 페이스북이나 트위터와 플러그인을 설치할 수 있다.

워드프레스의 최대 장점은 검색에 최적화되어 있어 홈페이지 내 구성된 콘텐츠들을 포털사의 검색페이지 내 노출시키기에 효과적인 툴이다.

그렇지만, 홈페이지 제작환경에 익숙하지 않은 사용자가 워드프레스를 활용하는 것은 설치단계에서부터 어려움을 느끼게 되는데 이런 고민은 워드프레스 자동설치를 지원하는 호스팅 서비스를 활용함으로써 극복할 수 있다.

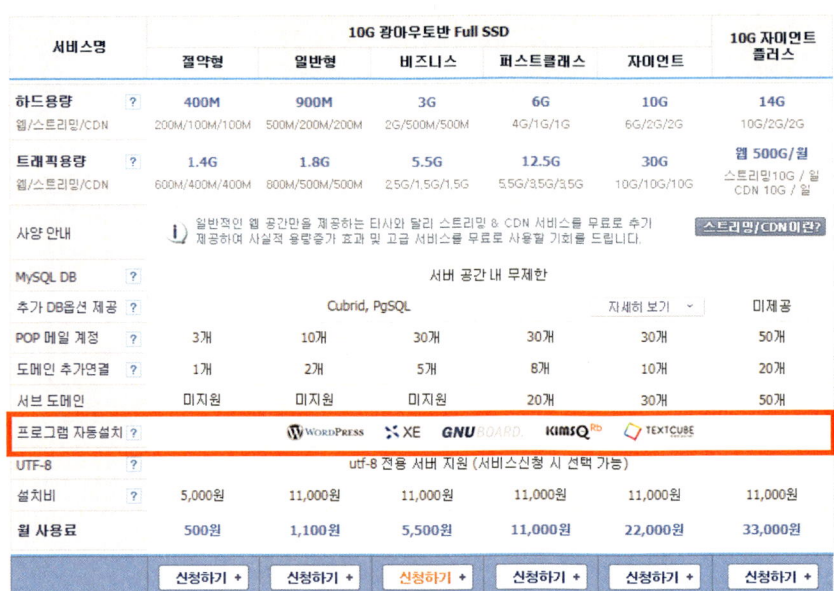

〈카페24의 10G 광아우토반 호스팅 상품〉

규모가 크지 않은 병의원의 경우 트래픽이 많지 않아 일반형 수준의 호스팅만으로도 충분하다. 다만, 자료량이 많은 경우에는 좀 더 상위의 호스팅 상품을 고려하고 초기에 미리 상위 상품의 구매가 필요하지 않다면 일반형으로 구매 후 관리자 페이지를 통하여 상위 상품으로 변경하면 된다. 트래픽의 경우도 관리자 페이지에서 위험 수준을 설정하고 경고를 받을 수 있어 대응이 가능하다.

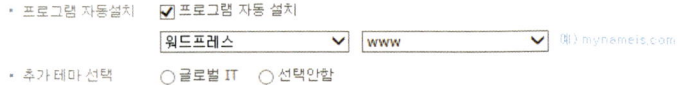

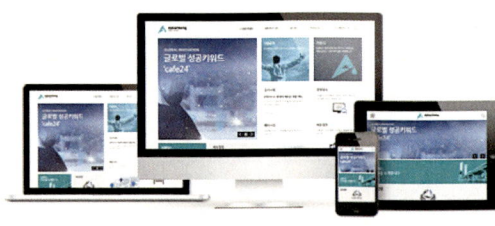

〈카페24의 호스팅 신청 화면내 자동설치 메뉴〉

- 블로거의 워드프레스 추천 강의

  FrogIT 소프트웨어 이야기: http://blog.ptware.net/220617681775

  K양 Blog: http://beaumine.blog.me/220595594136

Wix나 Wordpress를 통하여 보다 짜임새 있는 정보제공형 홈페이지를 구축할 수 있으나 블로그 형태의 템플릿 구조 한계와 병원 특성을 갖춘 홈페이지를 구축하기는 쉽지 않다.

국내에서 병원 홈페이지를 가장 쉽고 빠르게 구축할 수 있는 방법은 클릭메디(http://www.clickmedi.co.kr)를 통하여 구현하는 것이다. 클릭메디는 ㈜엠서클에서 제공하는 병원전용 홈페이지 구축형 플랫폼으로 1,000여개의 진료정보 콘텐츠와 병원에 최적화된 모듈을 사용하여 누구나 단기간에 홈페이지를 구현할 수 있다. 클릭메디는 Wix와 같은 드래그앤 드롭 형태의 화면구성이 가능하며 구성하고자 하는 콘텐츠에 따라 샘플 페이지를 제공하기 때문에 샘플 페이지를 변형하여 병원에 맞춤형 홈페이지를 구성할 수 있는 장점이 있다.

생각자료 11. 클릭메디로 홈페이지 만들기

클릭메디는 Wix나 Wordpress처럼 테마를 제공하는데 국내 병원에서 선호하는 디자인으로 구성되어 외국의 디자인을 사용할 때 느껴지는 이질감을 없애고 보다 만족스러운 홈페이지를 구현할 수 있다.

클릭메디는 하나의 테마에 PC와 모바일이 포함되어 반응형 홈페이지와 같은 효과를 보여줄 수 있어 제작비용을 절감시킬 수 있다.

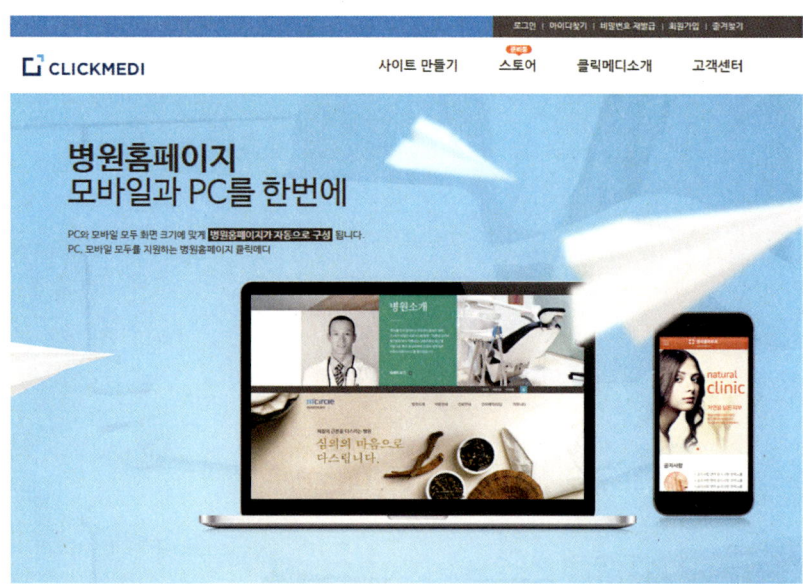

〈엠서클의 클릭메디 브랜드사이트: http://www.clickmedi.co.kr〉

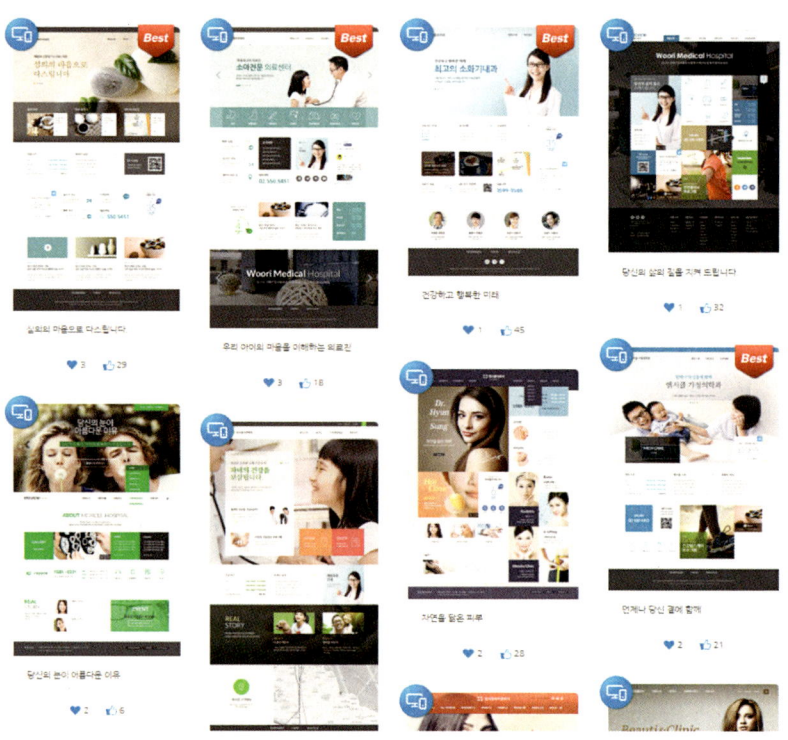

〈클릭메디에서 제공하는 다양한 테마들〉

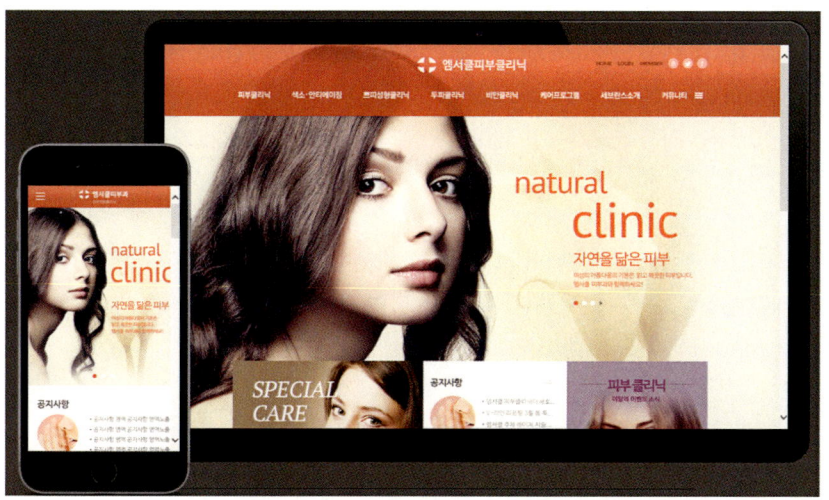

〈클릭메디에서 제공하는 테마 샘플〉

클릭메디를 통하여 구축된 홈페이지는 정보제공형뿐 아니라 모듈로 제공되는 상담, 예약, 게시판, 보도자료, 아기 사진실 등과 같은 기능을 활용하여 고객소통형 홈페이지까지 구축할 수 있는 장점이 있어 대형 종합병원만 아니라면 어느 정도 규모 있는 병원급 기관까지의 구축을 해결할 수 있다.

또한, 관리자 기능에서 제공하는 진료과별 사이트맵 구축 마법사나 이미지 라이브러리, 진료 CMS 콘텐츠 활용은 도움이 된다. 다만, 클릭메디는 고정형 플랫폼을 사용하기 때문에 호스팅의 이전이나 소스의 다운로드는 제공하지 않는 단점을 가지고 있다.

앞서 설명한 Wix나 Wordpress 역시 동일한 약점을 가지고 있기에 큰 문제가 되지는 않는다. 클릭메디 테마의 틀을 벗어난 변형시에는 CSS, Html의 기술적 수정이 필요하게 되므로 업체의 구축 도움을 받아 해결해야 한다.

생각자료를 통하여 지금까지 설명한 3개의 서비스 Wix, Wordpress, Clickmedi를 사용하면 병원에 홈페이지를 직접적으로 제작하여 도움을 줄 수 있다. 직접적인 제작은 가장 효과적인 컨설팅 방법이나 지나치게 많은 시간을 투자하여야 하는 어려움이 따르므로 개원 초기의 의료기관이나 업체와의 관계, 부정적 이미지를 가지고 있는 의료기관을 타깃으로 고려하고 일반적으로는 컨설팅적 조언을 통하여 제작대행사의 선정과 제작시의 주요 포인트들을 중심으로 관계를 형성하는 것이 좋다.

홈페이지를 활용한 관계형성에 도움이 되는 제안 포인트는 몇 가지가 있다.

첫 번째, 메인화면의 구성과 배치에 대하여 살펴보라. 일반적으로 고객의 시선은 위에서 아래로, 좌에서 우로 흐른다. 따라서, 병원 홈페이지에 대한 인상은 상단에 배치된 영역과 좌측에 배치된 영역에서 일차적인 이미지를 얻는 것이다.

병원의 홈페이지를 상·중·하로 구분하여 병원에서 알리고 싶은 내용, 고객이 자주 찾는 정보를 상단에 배치하고 상단의 영역 중에서도 좀더 시선이 모이는 좌측부터 우선순위로 나열하는 것이 좋다.

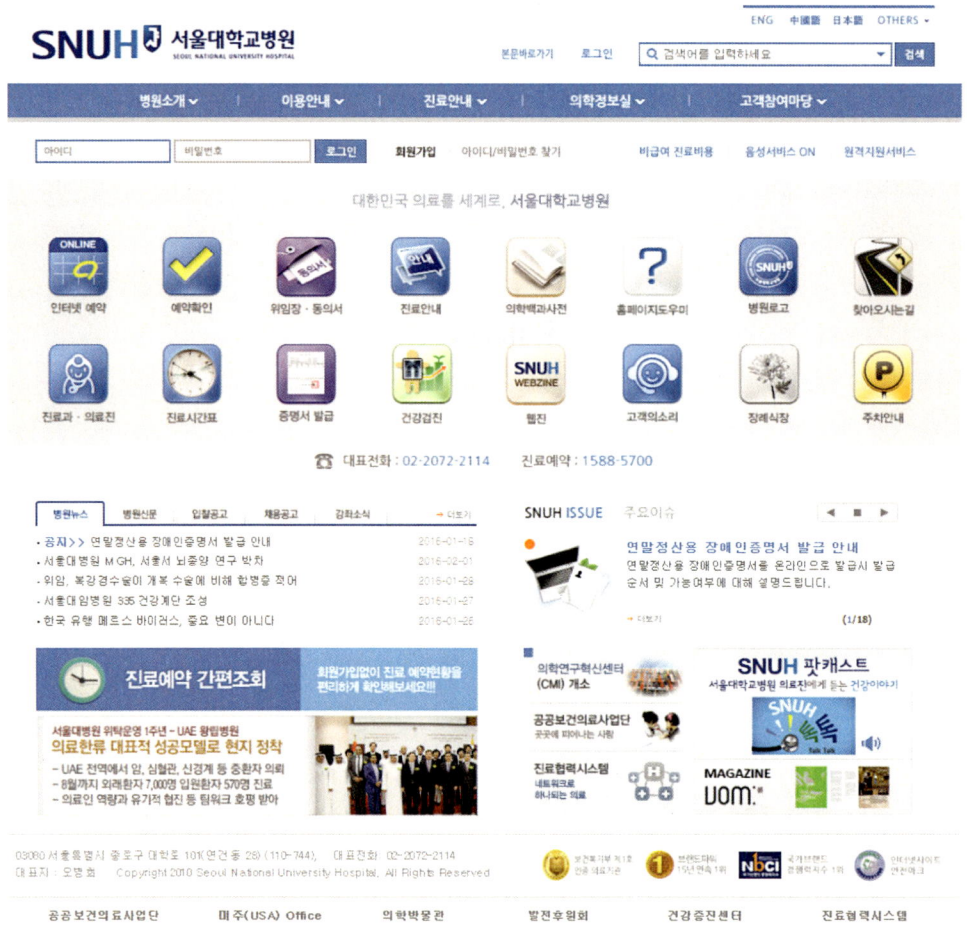

〈서울대학교병원 홈페이지: 고객이 자주 찾는 정보들을 아이콘화 배열〉

홈페이지가 너무 많은 요소로 구성되어 시선이 분산되고 순차 정리가 어렵다면 과감하게 요소들을 정리하거나 각각의 요소들을 도형이나 아이콘으로 구현하여 산만한 느낌을 보다 단순화하여야 한다. 과감한 정리가 가능하다면 병원에서 고객에게 주입하고 싶은 이미지를 담은 하나의 큰 영역을 갖춘 구조로 메인화면을 리뉴얼하여 변화를 시도하는 것도 좋다.

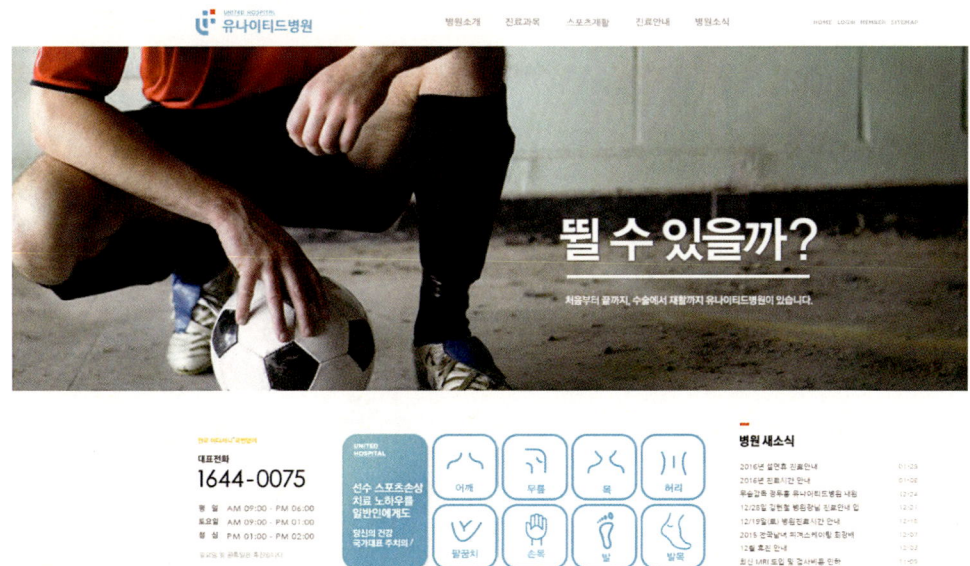

〈유나이티드병원 홈페이지: 메인화면 이미지를 통한 특성진료 홍보〉

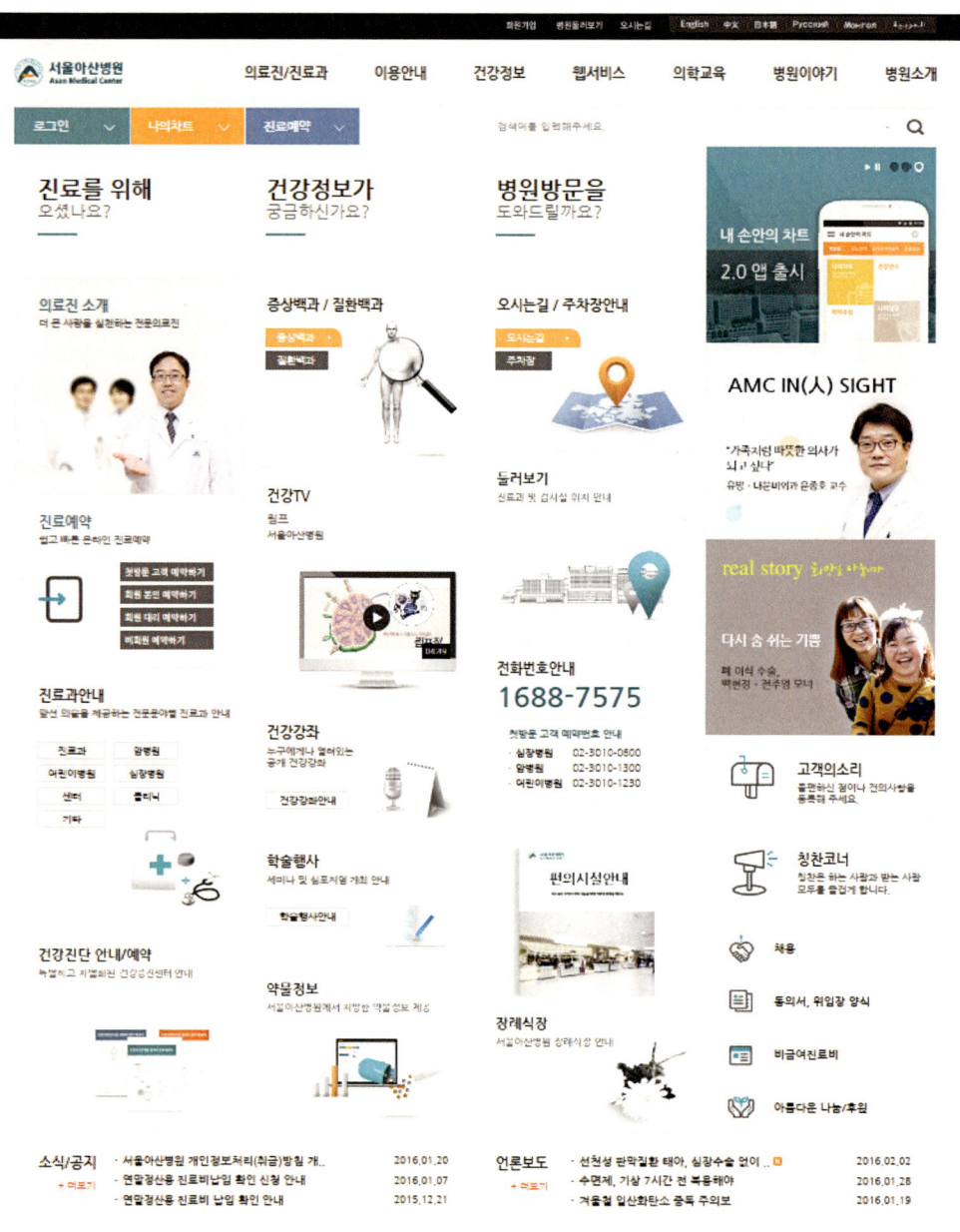

〈서울아산병원 홈페이지: 도형화를 통한 다양한 정보의 정리〉

두 번째, 콘텐츠를 고민하라.

병원 홈페이지를 구축할 때 고민은 병원에서 원하는 콘텐츠를 확보하고 편집하는 것이다. 대부분의 병원에서 흔히 하는 실수는 다른 병원의 홈페이지나 책의 내용을 그대로 홈페이지에 활용하는 것이다.

이는 저작권의 문제로 향후 병원에 위험이 될 수 있다. 타 병원의 좋은 콘텐츠가 있더라도 그대로 활용하면 안 되고 반드시 병원만의 콘텐츠로 재가공하여야 한다. 내용의 구성 중에 정보의 특성상 동일 단어나 유사한 단어는 사용될 수 있으나 문장이 유사한 경우는 표절이 된다.

콘텐츠의 저작권 문제를 극복하는 방법은 콘텐츠를 보유하고 있는 업체에 홈페이지 제작을 의뢰하는 것이다. 국내에서 병원 콘텐츠를 가장 많이 보유하고 있는 홈페이지 제작 업체는 엠서클로 약 19만건의 의료데이터베이스를 가지고 있고 홈페이지용 콘텐츠로 디자인된 1만여개의 진료 콘텐츠는 플랫폼 서비스를 활용하는 고객에게 오픈하여 제공하고 있다.

또 다른 콘텐츠의 확보방법은 국민건강보험공단의 건강인 (http://hi.nhis.or.kr/main.do) 내 정보를 활용하는 방법이다. 건강인 사이트의 정보는 건강인에서 정의하는 저작권 규정에 따라 사전 승인을 받아 활용하여야 하며 임의 수정은 불가하다. 건강인에 게재된 콘텐츠의 내용을 일부 수정하거나 저작권 규정 외에 활용하고자 한다면 각 콘텐츠 하단에 표기된 정보 제공처와 협의를 통하여 승인을 얻어야 한다.

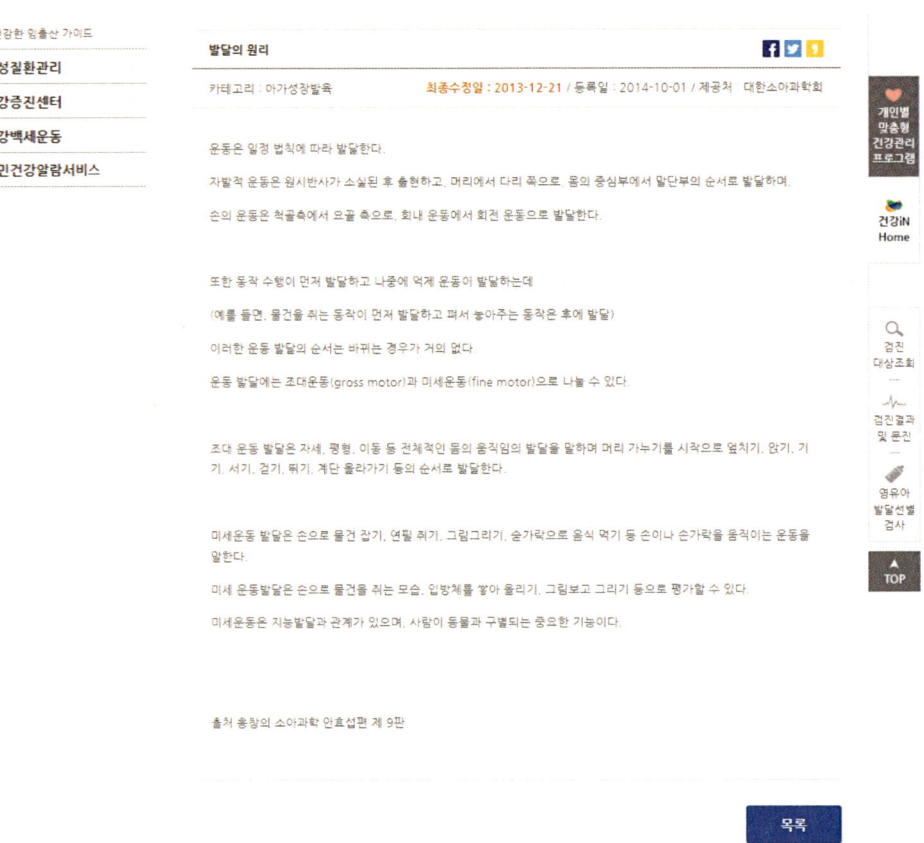

〈건강인 사이트 내 건강정보 예시,〉

출처: 건강인 홈페이지

　콘텐츠를 확보하였다면 콘텐츠는 고객에게 가장 효과적으로 보일 수 있도록 구성하고 주제별로 정리하여야 한다. 해당 부분은 홈페이지 제작/운영사에 도움을 받으면 되는데 단순한 요청 처리만 하는 운영사를 보유하고 있다면 콘텐츠 구성에 대한 부분도 고민하여야 한다.

　콘텐츠 구성에 대한 부분은 타이틀 본문의 내용, 이미지의 배열 등을 고민하여야 하는데 현재 홈페이지를 가지고 있는 타 병원의 콘텐츠 배열을 참고하여 파워포인트 등에 정리하고 운영사에 디자인을 의뢰하는 게 좋다. 직접적인 설계를 하고 싶다면 시도해 보는 것도 나쁘지 않으나 생각보다 많은 시간이 투여되고 어려움이 예상되니 잘 만들어진 유사 병원의 콘텐츠 배열 형태를 벤치마킹 할 것을 추천한다.

세 번째, 사이트를 등록하라.

포털사이트를 활용하는 가장 큰 장점은 고객에게 정보를 노출할 수 있다는 것으로 홈페이지가 포털사이트에 정보등록이 되어 있지 않다면 노출이 이루어지지 않는다. 물론, 검색로봇에 의하여 수집된 정보로 노출될 수 있으나 병원에서 전달하고자 하는 내용을 고객에게 정확하게 안내하기 어렵고 시간이 소요되므로 반드시 메뉴를 통하여 수집되는 정보와 안내하고자 하는 정보를 정확하게 등록하여야 한다.

지도영역에서 설명한 등록의 장점과 마찬가지로 사이트 정보를 관리하게 되면 해당 병원의 정보에 대한 관리자 권한으로 인하여 지속적으로 병원과 소통할 수 있는 이야깃거리를 확보하는 효과가 발생한다.

사이트에 대한 등록은 네이버의 경우 네이버 마이비즈니스 영역에서 할 수 있으며 네이버 메인화면 최하단의 검색등록 메뉴를 선택하면 이동할 수 있다.

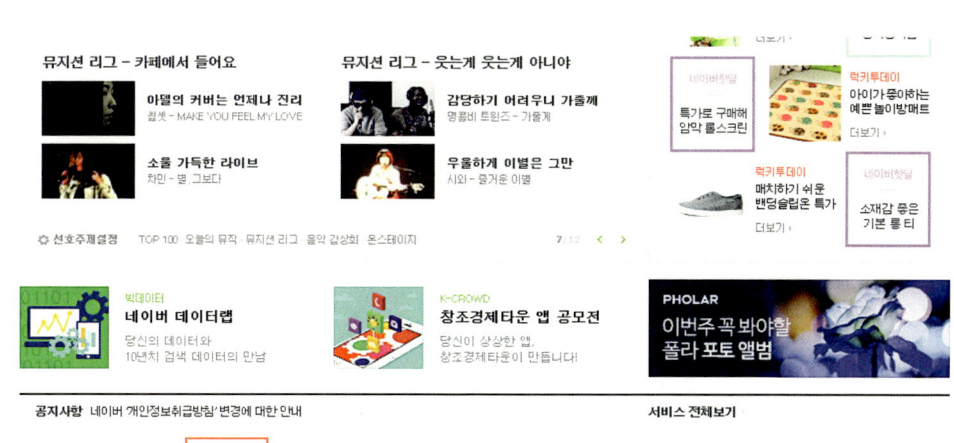

〈네이버 메인화면 하단 검색등록 메뉴〉

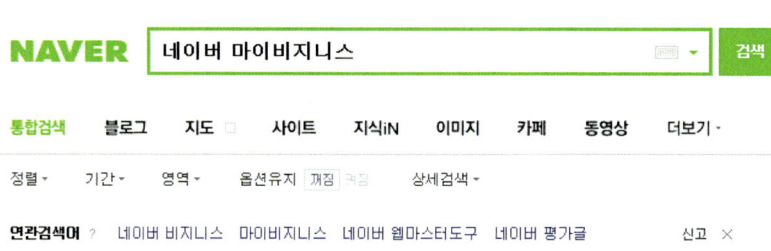

〈네이버 검색: 네이버 마이비즈니스〉

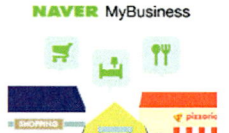

〈네이버 마이비즈니스 신규등록〉

네이버 마이비즈니스의 검색등록은 2016년 3월에 개편되어, 과거에는 사이트 정보를 등록한 후 네이버 자체 심사 과정을 통하여 일주일 가량 소요되던 업무가 검색 로봇이 수집한 정보에 기반하여 반영되도록 개선되었다. 사이트 구성 시 네이버 노출이 중요한 목표라면 네이버 검색로봇이 정보 수집에 용이하도록 구현하여야 한다.

네이버 검색에는 사이트에서 설정한 제목과 설명문을 반영하기 때문에 사이트 제작시에 타이틀 값과 Meta tag에 신경 써야 한다. Meta tag 인식 기반의 노출은 게시판이나 콘텐츠별로 삽입된 키워드를 인식하기 때문에, 과거에 반복적으로 삽입되던 공통형 키워드를 입력하거나 키워드 자체를 고려하지 않았다면, 이제부터는 보다 효과적인 사이트 운영이 되도록 개선하여야 한다.

또한, 네이버에서는 네이버 웹마스터 도구라는 검색에 잘 나오는 사이트 관리를 위한 툴을 제공하는데, 사이트가 검색에 반영되어 잘 수집되고 있는지 검색 결과에는 어떻게 노출되는지를 파악해 검색엔진 최적화 가이드를 활용하여 최적화된 관리를 할 수 있다.

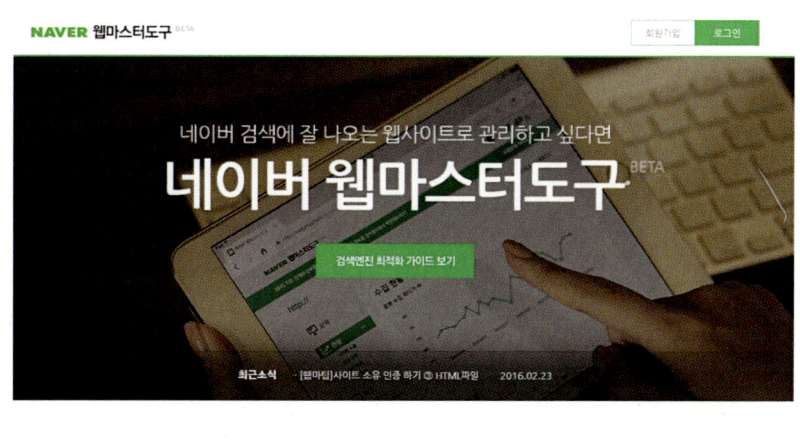

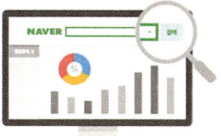

〈네이버 웹마스터 도구〉

- 네이버 웹마스터 도구: http://webmastertool.naver.com

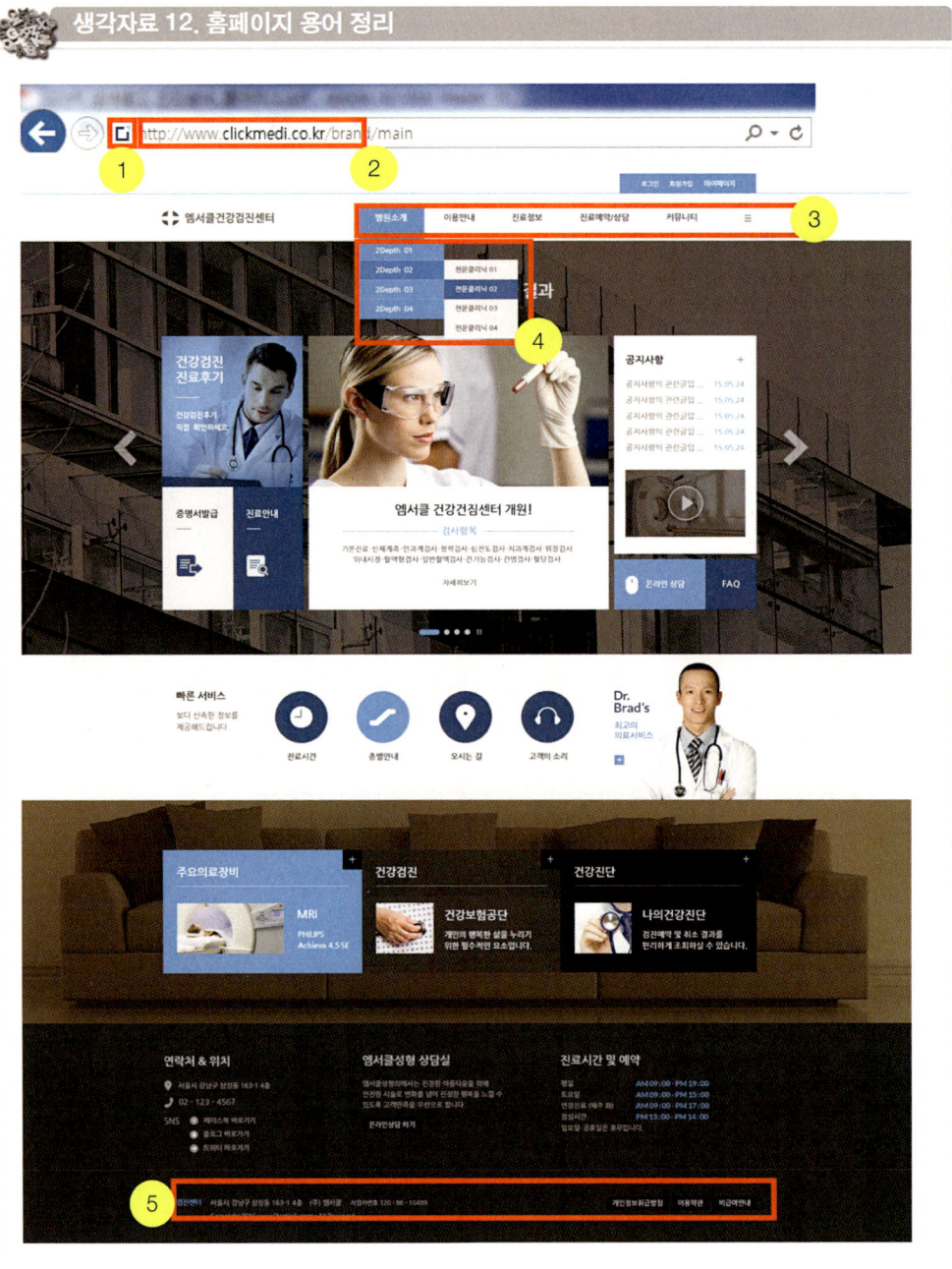

1. Favicon (Favorite+icon)

인터넷 주소창이나, 즐겨찾기에 홈페이지를 추가하였을 때 보이는 아이콘.

2. Domain

홈페이지 주소, 인터넷에서 병원을 찾을 수 있는 온라인 주소.

도메인에는 2차도메인을 생성할 수 있으며 www. 대신 2차도메인을 특정하는 단어를 통하여 인식한다.

예) http://health.homepage.co.kr

3. GNB(Global Navigation Bar, Global Menu)

메인화면이나 서브화면 모두에 고정으로 배치된 메뉴, 대메뉴 또는 글로벌 메뉴라 부르기도 함.

4. LNB (Local Navigation Bar, Sub Menu)

각 페이지마다 노출되는 메뉴로 구성에 따라 페이지별로 다른 구성이 가능함.
서브메뉴라 부르기도 함.

5. Footer

웹사이트 최하단에 위치하는 영역으로 주로 Copyright, 업체명, 사업자등록번호, 대표자 이름 등이 표기되며 병원 홈페이지에는 개인정보보호정책, 이용약관 등이 함께 노출됨.

6. Traffic

사용자에게 보여지는 데이터의 크기를 말하며 100명의 방문자가 100k 파일을 열람하였다면 100k X 100명 = 10M의 트래픽이 발생함. 호스팅 서비스 계약 시 방문예상규모와 열람 파일의 규모를 산정하여 적절한 호스팅 서비스 계약을 결정함.

7. Main page

홈페이지의 첫 화면.

8. Sub page

메인 페이지를 제외한 모든 페이지.

9. FTP (File Transfer Protocol)

인터넷을 통하여 컴퓨터와 컴퓨터간 파일을 전송하는 방법으로 사용자 PC와 호스팅중인 서버를 연결하여 파일을 전송하는 것. 호스팅 서비스를 제공하는 업체에서는 자체 FTP프로그램을 제공하는 경우가 많으며 알드라이브, 다FTP 등과 같은 프로그램을 설치 후 업체가 제공하는 매뉴얼에 따라 접속하여 활용이 가능함.

10. Module

독립적인 소프트웨어 요소, 홈페이지에서는 게시판, 예약, 상담, 아기상담실 등과 같은 기능을 모듈이라 칭함.

11. Background

홈페이지에서는 흔히 백그라운드, 백그라운드 이미지라는 용어를 사용하여 홈페이지 바탕에 삽입하는 이미지 파일이나 색상을 표현함.

생각자료 13. 홈페이지로 만드는 병원 홍보책자

잘 만들어진 홈페이지는 온라인에서만 활용되는 것이 아니라 오프라인 고객을 위한 훌륭한 홍보책자로 사용할 수 있다. 홈페이지를 만들기 위하여 구성한 카테고리는 하나의 주제로 정의하고 각 페이지의 내용은 책의 내용으로 활용하는 것이다. 잘 디자인된 홈페이지는 다용도로 사용할 수 있는 좋은 자료인 것이다.

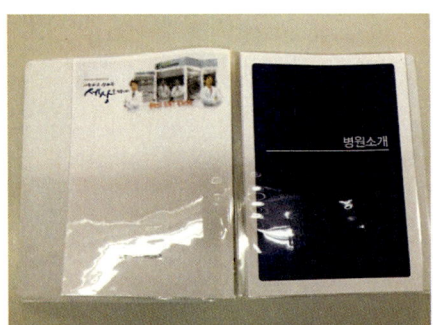 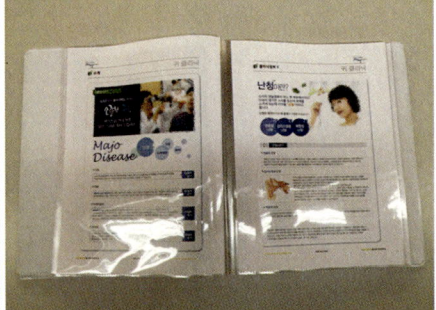

〈홈페이지로 구성한 병원 홍보 책자〉

홈페이지의 내용을 오프라인에서 활용하기 위하여는 필수적으로 홈페이지 제작사에 저작권 부분을 확인하여야 한다. 홈페이지에 사용되는 이미지는 웹에서 사용이 한정된 이미지가 많아 오프라인 사용시에 저작권 문제로 인하여 문제가 발생할 수 있기 때문이다.

오프라인 책자는 전문업체를 통하여 보다 정교하게 제본하면 좋으나 홈페이지 디자인을 통하여 일정 수준 이상의 퀄리티가 확보되어 있기 때문에 해상도 좋은 컬러프린터를 통하여 인쇄한 후 깔끔한 클리어 파일에 넣어서 제작하여도 된다.

홈페이지 각 화면을 이미지 캡처하여 저장하고 인쇄하는 번거로움이 있으나 작은 노력에도 큰 효과를 볼 수 있는 방법이며 홈페이지를 활용한 생각의 전환은 병원과 고객에게 만족스러운 평가를 받을 수 있다.

블로그 - 고객과 만나는 감성의 힘

자신의 관심사에 대하여 자유롭게 기술하여 인터넷에 노출시키는 블로그는 웹(Web)+로그(Log)의 줄임말로 미국에서 처음 사용되었다. 블로그는 개인이 작성하는 일지와 같은 특성을 가지고 있어 다른 사람이 전달해주는 정보를 듣는 느낌으로 상대방을 설득할 수 있는 감성적인 매체이다.

과거 여론전문기관 AC 닐슨 글로벌이 전세계 47개국 소비자들을 대상으로 한 설문조사에 따르면 우리나라 소비자들의 87%는 다른 소비자의 추천을 신뢰한다고 하며 81%는 블로그와 같은 온라인에 기재된 소비자 의견을 신뢰한다고 한다.

이러한 결과들은 블로그가 우리나라 사용자의 정서에 가장 부합되는 홍보매체임을 보여준다.

블로그를 통하여 병원에 가치 있는 도움을 전달하기 위하여는 블로그 모니터링부터 시작하는 것이 좋다. 블로그 모니터링은 포털사이트 검색창에 키워드를 입력하여 해당 병원에 대하여 작성된 블로그 포스팅을 확인하고 보고서를 작성하며 악성 포스팅에 대하여는 삭제를 요청하는 방법을 취할 수 있다.

블로그 모니터링을 위한 키워드는 '병원명'과 '지역명+병원명', '지역명+진료과'를 주로 사용하며 지역별 특성에 따라 랜드마크를 고려하여 추가적인 키워드를 관리하는 것이 좋다.

즉, '00역+병원명', '00역+진료과'의 형태로 키워드를 만들어 보자. 랜드마크로는 백화점, 마트, 빌딩, 터미널, 터널, 고개 등과 같은 상호나 지명이 효과적이다.

블로그 모니터링을 통하여 악의적인 글을 발견하였을 때에는 블로그 주인에게 삭제 요청을 하여야 하며 블로그의 글은 개인이 작성한 내용이므로 강압적으로 해결하려 하지 말라. 블로그에 불만사항을 작성할 노력을 기울인 고객이라면 병원에서 불만족한 사항이 존재하였고 충분한 해결방법을 제시받지 못하였기 때문으로 이야기를 충분히 듣고 공감시켜 삭제하도록 유도하는 것이 좋다.

만일, 삭제가 어려울 경우 해당 포스팅을 검색하위로 밀어내는 방법을 사용하게 되는데 병원과 관련있는 새롭게 작성된 포스팅들을 통하여 자연스럽게 검색하위로 밀려나 인터넷 검색자의 시야에서 멀어지도록 하는 것이다.

밀어내기 방법을 사용할 때는 사실을 왜곡하는 허위글을 작성하지 말아야 하며 질환에 대한 정보제공, 병원의 기본정보 안내와 같은 내용을 중심으로 작성하여 허위과장에 따른 의료법적인 문제가 발생하지 않도록 하여야 한다. 직접적인 포스팅 작성이 어렵거나 보다 빠른 효과를 얻기 위하여 마케팅 업체의 도움을 받을 수도 있으나 역시 법적 문제가 없도록 조언을 받아야 한다.

가장 확실한 포스팅 삭제의 방법은 해당 글에 대하여 포털사에 신고제도를 통하여 글을 삭제하는 것이다. 하지만, 해당 글을 삭제당한 블로거의 원성을 사게 되어 더 많은 부정글을 양산하는 문제가 발생할 수도 있으니 블로거와 먼저 소통하기를 추천한다.

생각자료 14. 유해 게시물 신고

　포털사이트에 여러 영역에 게시되는 게시물들을 보면 유익한 정보도 많지만 유해한 정보나 특정 업체나 특정인에게 지나치게 가혹한 내용, 권리침해적인 성격을 가진 유해 게시물들을 볼 수 있다.

　포털사이트마다 유해 게시물로 인하여 발생할 수 있는 업체나 개인의 피해를 막기 위하여 유해 게시물을 신고하여 해당 게시물로 인해 우려되는 피해를 최소화하여 사용자를 보호하는 정책이 있다.

　네이버의 경우 네이버 신고센터(https://help.naver.com/support/reportCenter/home.nhn)를 운영하여 게시물에 의한 권리침해에 대하여 대응할 수 있는 시스템을 갖추고 있다.

　만일, 병원이나 의료진에 피해가 예상되면 네이버 신고센터를 통하여 신고하여 문제가 되지 않도록 조치하여야 한다.

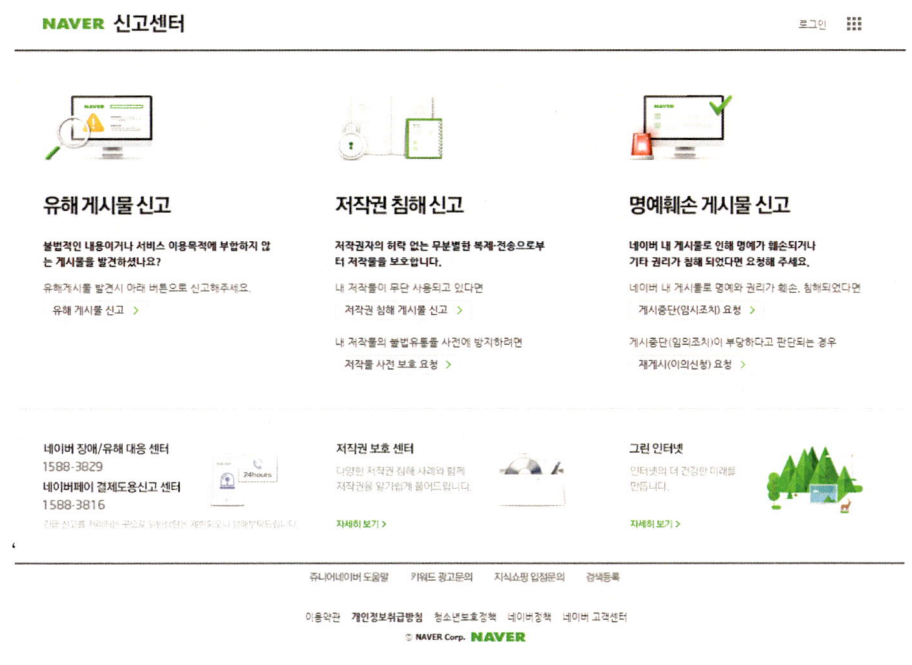

〈네이버 신고센터〉

　네이버 신고센터에서는 유해게시물에 대한 신고, 저작권 침해 신고, 명예훼손 게시물 신고를 접수하며 긴급 신고를 위한 상담전화도 운영하고 있으니 활용하면 된다.

반대로 게시가 중단되어 네이버의 조치가 부당하다고 느껴질 경우에도 이의신청을 통하여 재게시할 수 있는데 신고된 게시물에 대하여 재게시를 요청하는 경우는 많지 않다.

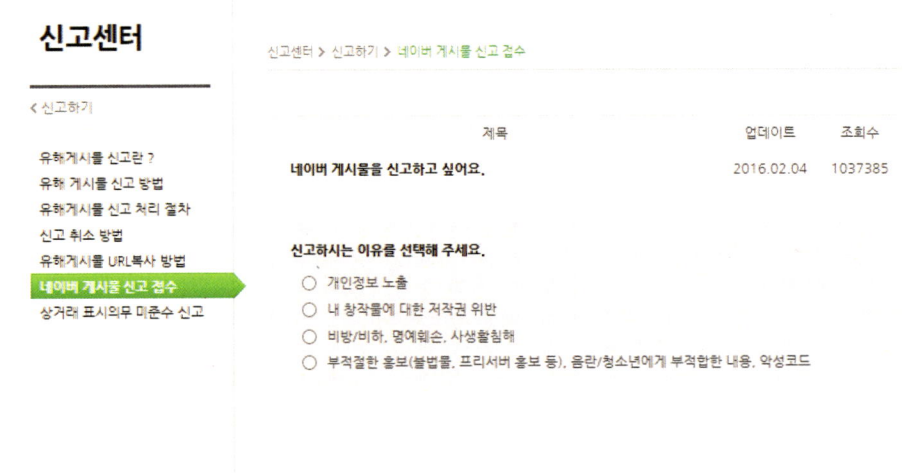

〈네이버 신고센터: 신고하는 이유〉

병원에서 게시물 신고를 할 경우에는 주로 비방/비하, 명예훼손, 사생활침해 항목을 선택하여 진행하는데 병원뿐 아니라 객관적인 판단 하에 이유가 타당하다고 인정되면 신고와 삭제를 할 수 있다.

본인이나 업체 여부에 대한 선택 후 노출되고 있는 영역을 선택하면 신고하려는 대상, 게시물의 URL, 신고사유 등을 작성하는 입력양식이 보여지고 해당 내용을 기재하여 제출하면 된다.

〈네이버 신고센터: 신고서 작성〉

　블로그 모니터링을 하다 보면 병원관련 포스팅은 긍정글보다는 부정글이 많다. 이는 맛집, 여행과 같은 행복한 경험을 동반하여 자발적으로 즐겁게 글을 작성하는 긍정적 영역이 아닌 몸과 마음이 힘들고 지친 환자가 찾는 병원이라는 특수성을 가지고 있기 때문이다. 따라서, 좋은 이미지와 감사한 일이 있다 하여도 일부러 온라인상 개인 일지인 블로그까지 연결하는 경우는 긍정적 영역에 비하여 떨어진다고 보겠다.

　긍정적인 블로그 글을 확보하기 위하여는 이벤트적 요소를 결합하거나 모니터링을 통해 발견된 긍정글에 대하여 적극적인 감사를 통하여 해당 블로그 글이 보다 많이 검색될 수 있도록 하는 것이 좋다.

　긍정글 확보를 위한 이벤트적 요소로 활용할 수 있는 방법은 내원환자를 대상으로 한 체험단 이벤트를 시행하는 것으로 내원한 경험담을 본인의 블로그에 기재하여 주는 환자를 대상으로 간단한 감사를 표하는 방법이다. 보통 비급여 진료를 시행하는 병의원에서 주로 시행하는 방법이나 건강검진을 실시하는 의료기관에서도 도입이 가능하다. 지역에 밀착되어 소통하는 의원의 경우에는 블로그보다 병원 홈페이지 게시판에 칭찬릴레이와 같은 방법을 활용할 수 있는데 이 경우에는 병원에 한정할 것이 아니라 우리 동네 칭찬릴레이와 같이 지역 내 미담을 소개하는 사랑방의 역할을 부여하는 것도 효과적이다. 좋은 미담을 발견하여 공유하고 대상자에 대하여 병원에서 지역민을 대신하여 감사를 표하는 작은 이벤트를 함께 하면 지역과 더 가까이 할 수 있을 뿐 아니라 병원의 긍정적 이미지 확보에 도움이 된다.

블로그를 활용하여 좀더 병원에 도움이 되고 싶다면 효과적인 병원 블로그를 구성할 수 있도록 지원하는 것이다.

병원 블로그는 의료법이 적용되는 공간으로 건강정보나 일반적인 정보의 제공은 가능하나 환자 유인행위에 해당하는 내용이나 시술전후 사진, 문구 유사성에 대한 제약이 따른다. 또한, 병원이나 의사와 같은 의료진이 아닌 다른 사람이나 업체를 통한 마케팅적 접근은 불법 행위가 될 수 있다.

이로 인해 많은 병원들은 블로그의 중요성을 인식하고 있고 활용을 검토하지만 실제로 시행함은 망설이게 되는데, 블로그의 필요성을 강조하고 올바른 작성을 위하여 지속적인 도움을 제공한다면 훌륭한 컨설팅 요소로 좋은 관계를 유지해 나갈 수 있다.

블로그 작성을 위한 지속적인 도움을 위한 첫 번째는 블로그의 주체를 선정하는 것이다. 병원 블로그의 주체는 병원 또는 의사로 하여야 한다. 즉, 병원의 대표성을 갖거나 의료진이 직접 작성하여야 한다.

병원의 대표성을 갖는 블로그는 브랜드 블로그라고 하는데 홈페이지와 별도로 주로 병원의 감성적인 내용을 전달하는 매개체로 활용하고 의료 외의 다양한 이슈에 대하여도 함께 소통하는 창구로 활용하면 좋다. 블로그를 방문한 고객들과는 이웃을 맺어 지속적으로 병원에서 제공하는 정보를 전달하여 전문 진료영역에 대한 올바른 이해를 돕고 병원의 장점을 홍보하여야 한다. 또, 병원 직원들의 일상적인 생활이나 주요 행사, 환자와의 에피소드 등도 실어 병원이 사람이 함께 하는 공간임을 전달하는 것이 좋다.

의사가 주인이 되는 블로그는 브랜드 블로그와는 달리 의사 개개인의 일지 역할을 수행하는데 의료진의 인간적인 모습을 통하여 고객들에게 친근감 있게 다가갈 수 있다. 개인 블로그는 의사 개인의 취미, 오프라인 강좌, 세미나, 봉사활동과 같은 내용을 담아 전문성과 더불어 신뢰, 감동을 전달하는 것이 좋으며 병원 내에서의 일상사진이나 환자로부터 받은 선물과 같은 내용들을 실어 진실되게 접근하는 것이 효과적이다.

블로그를 시작하고자 하는 병원에 어떤 블로그를 원하는지 함께 고민하고 병원과 의료진에 적합한 형태를 선정하여 함께 카테고리를 구성하여 보라. 카테고리를 정하고 카테고리별로 채워나갈 이야기들을 함께 고민하는 과정에서 병원과의 간격은 더욱 좁혀지고 친밀도는 높아지게 된다.

블로그를 시작하고 카테고리까지 정리하였다면 이제 두 번째로 이야기를 구성할 수 있는 스토리 수집과 사진, 영상, 자료 등을 준비하자.

스토리를 수집하기 위하여는 병원에서 일어나는 이야기들에 귀를 기울여야 한다. 병원에 행사는 없는지, 새로 들어온 장비는 없는지, 의사들의 개인일정에 특별한 것은 없는지, 최근에 환자와의 소소한 사연이라도 발생한 일은 없는지, 병원 구성원들의 생일이나 일신상의 축하할 일은 없는지와 같은 것들이 소재가 된다. 또한, 이러한 정보를 수집한 후 함께 동참하여 사진을 찍거나 사진을 확보하여 포스팅에 활용할 수 있는 자료를 정리하여 보자.

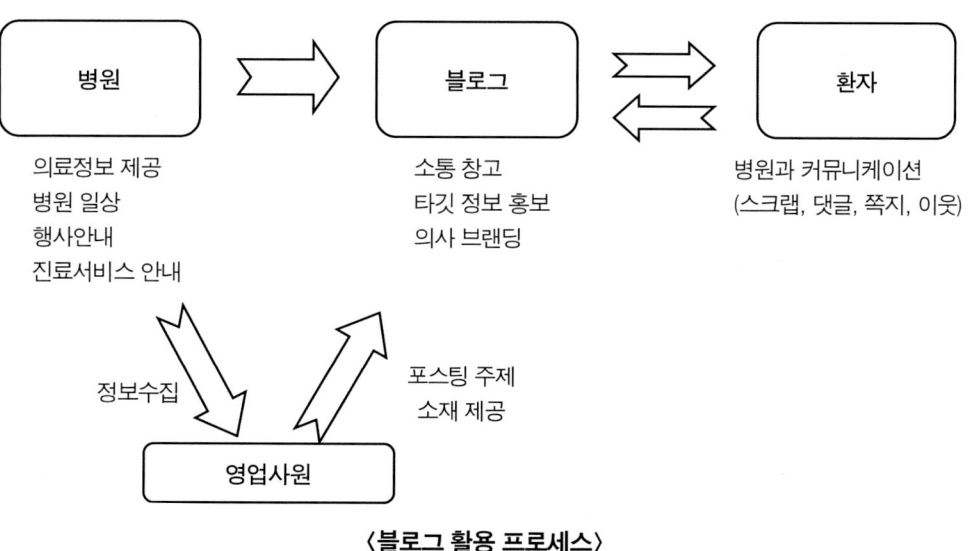

〈블로그 활용 프로세스〉

이러한 노력들을 수행하게 되면 대단히 번거롭고 힘이 들지만 병원과의 관계는 나날이 좋아지고 스스로에게도 큰 도움이 된다. 가장 큰 변화는 영업사원에서 병원의 직원과 공감하는 내부자와 같은 역할로 발전하게 되고 병원에서는 신뢰를 표시할 것이며 스스로는 병원 방문이 부담스럽지 않은 즐거운 일로 느껴질 것이다.

정보의 양적, 질적 수집으로 좋은 글을 쓸 수 있지만 포털사이트에 효과적으로 노출시키는 것은 또 다른 어려움으로 다가온다. 이럴 때 블로그 마케팅을 전문으로 하는 대행사의 도움을 받아야 한다. 블로그 대행사들은 포털사이트의 검색 로직을 수시로 연구하여 노출을 위한 가장 좋은 방법을 제시한다. 흔히, 블로그 포스팅을 잘하는 방법들로 일컬어지는 작성법과 같은 것들이 대표적인데 일반적인 방법들은 대중들에게 널리 알려져 있어 누구나 할 수 있을 것 같고 책 한두 권이면 해결될 것 같으나 쉽지 않다. 수시로 변화하는 로직에 맞추어 적절한 작성방법을 고민하여야 하고 꾸준한 업로드를 통하여 블로그 지수를 유지하여야 하기 때문이다. 보다 효과적으로 블로그를 운영하고자 한다면 대행사의 도움을 받기를 추천한다.

생각자료 15. 포털사이트 노출에 효과적인 일반적인 블로그 작성법

1. 규칙적인 포스팅을 한다. 적절한 포스팅은 1일 1~2개

- 적절한 포스팅 숫자는 포털사이트의 로직 변화에 따라 다소 이견이 있는데 최적화 블로그를 만들기 위해 일주일에 2~3개 정도가 적정하다는 의견이 많다.

2. 사진을 포스팅 할 때 가능하면 직접 찍은 사진을 많이 올리는 것이 좋다.

- 인터넷상에서 중복되는 사진을 활용하는 것은 효과적이지 못하다.
- 사진의 숫자는 7~8장이 좋은데 최소한 3장 이상을 첨부하라.
- 사진의 크기는 과거 450px 정도가 적절하다고 이야기 되었으나 최근에는 인터넷 환경이 개선되어 고화질 사진이라도 보여지는데 문제가 없고 포털사이트에서도 해상도가 좋은 이미지 노출을 선호한다는 이론이 지배적이므로 크기에 민감할 필요는 없다.

3. 동영상을 넣으면 도움이 된다.

- 동영상이 삽입된 포스팅은 정확도를 올릴 수 있으며 동영상 영역에도 노출될 수 있어 블로그 영역 이외에 추가적인 노출이 가능하다.
- 동영상은 포스팅시에 직접 업로드하여 활용할 수도 있으며 유튜브와 같은 사이트를 이용하여 삽입할 수 있다.

4. 원하는 검색 키워드는 문단의 앞쪽이나 제목에 넣는 것이 좋다.

- 검색 노출을 원하는 키워드는 제목에 넣어서 작성하면 좋다.
  하지만, 노출하고 싶은 키워드가 많다고 제목란에 많은 단어를 추가하는 것을 최근에는 상업적 블로그로 인식하여 저품질화되는 원인이 되니 주의하여야 한다.
- 문단 내에는 제목에 노출된 키워드 단어가 포함되도록 글을 작성하여야 하는데 지나치게 잦은 반복은 오히려 검색로봇에 의하여 상업성 포스팅으로 인식되는 문제가 발생될 수 있다.

5. 커뮤니티 활동을 하라.

- 로그인하고 나서는 다른 사람의 블로그도 살펴보고 답글도 다는 행위를 하는 것이 좋다.

6. 콘텐츠의 양이 많을수록 블로그가 우수해진다.

- 콘텐츠의 양은 블로그를 살찌운다. 꾸준히 작성한 포스팅은 결국 노출로 이어지고 더 많은 고객을 유입하는 통로가 된다.
- 작성된 글은 반복적이지 않도록 유의하여야 한다. 동일 내용의 포스팅을 반복적으로 올려 콘텐츠의 양만 많아 보이게 하는 것은 블로그를 저품질화 시키는 원인이 된다.

7. 이웃 활동을 통하여 방문자를 늘릴 수 있다.

- 많은 이웃을 확보하면 이웃을 통한 유입이 증가한다. 이를 위해서는 스스로 다른 블로그들을 찾아 방문하고 이웃을 관리하는 것이 좋다.

일반적인 방법만으로도 블로그를 꾸준히 운영하고 작성하는 것이 얼마나 어려운 일인지 판단이 된다. 꾸준한 블로깅을 통하여 효과적인 블로그라 하는 일명, 최적화 블로그를 형성하는 데는 보통 2개월 정도가 소요되고 해당 블로그가 파워블로그의 수준까지 인지도가 상승하는 데에는 더 많은 노력과 시간이 필요하다.

생각자료 16. 블로그 포스팅보다 중요한 건 IP?

블로그를 이야기하다가 IP? 의아할 것이다.

국내 소비자에게 큰 효과를 발휘하는 블로그의 특징으로 인하여 블로그를 중심으로 한 상업적 서비스인 바이럴 마케팅이 성장하였고 이러한 성장은 포털사이트가 추구하는 블로그 자체의 방향과 맞지 않을뿐더러 선의의 블로그 유저들 포스팅이 상업적으로 접근한 체계적인 대행사의 포스팅에 밀려나는 문제가 발생하였다. 블로그 본연의 개인화된 공간을 지키기 위한 방법으로 포털사이트에서는 IP 통제의 방법을 사용하고 있다는 것이 일반적인 견해이며 이에 따라 잘 작성한 블로그의 내용도 중요하지만 IP에 대한 관리도 중요하다.

IP는 Internet Protocol의 약자로 인터넷 상에서 컴퓨터에서 다른 컴퓨터로 데이터를 전송하는 데 사용하는 프로토콜을 뜻한다. 컴퓨터들은 다른 컴퓨터들과 구별되어야만 데이터를 원활하게 전송받을 수 있기 때문에 한 개 이상의 고유한 주소를 갖추어야 하며 이에 따라 IP 주소라는 체계를 사용하게 되었다.

IP 체계는 IPv4와 IPv6의 두 가지 형식이 존재하는데 일반적으로 IP라 하면 IPv4를 뜻한다.

블로그에서 IP 주소는 사용자가 포스팅을 작성하는 컴퓨터를 인지하는데 활용되게 되어 특정 IP에서 여러 블로그의 포스팅이 작성된다면 이는 상업적인 목적을 가진 컴퓨터로 판단되게 되어 해당 IP에서 작성되는 블로그는 저품질화하여 선의의 블로거들을 보호하는 방법으로 활용되는 것이다. 물론, IP에 대한 통제는 포털사이트에서 공식적으로 이야기한 바는 없으나 블로그를 활용하는 파워유저나 대행사에서는 공공연한 사실로 인식하고 있다.

이로 인하여 효과적인 블로그를 운영하기 위해서는 깨끗한 IP(?)를 전제 조건으로 하는데 클린 IP라 하면 과거 이력에서 블로그가 저품질화된 적이 없으며 다른 유저에 의하여 상업적으로 이용되지 않아야 한다는 결론이 나온다.

일반적으로 병원에 사용하는 IP는 클린 IP일 것으로 판단되나 한 달여 정도 블로그 포스팅을 통하여 포털사이트 검색을 하여보면 문제 여부를 판단할 수 있다.

블로그 포스팅을 검색하여 보는 방법은 포털사이트 검색창에 작성된 블로그의 제목 그대로 검색하였을 때 블로그 영역에 해당 포스팅이 노출되어야 한다. 만일, 노출이 되지 않거나 블로그 영역 3페이지 이상으로 밀려서 노출된다면 해당 블로그는 일명, 저품질 블로그로 최적화가 어려운 블로그라 판단하여야 한다.

클린 IP를 확보하는 가장 확실한 방법은 VPN옥션과 같은 사이트를 통하여 검증된 클린 IP를 구매하여 활용하는 방법이다. VPN옥션 같은 사이트는 IP를 공급하는 통신사들의 유효 IP를 클린 등급에 따라 가격을 책정하여 구매할 수 있도록 하고 있다.

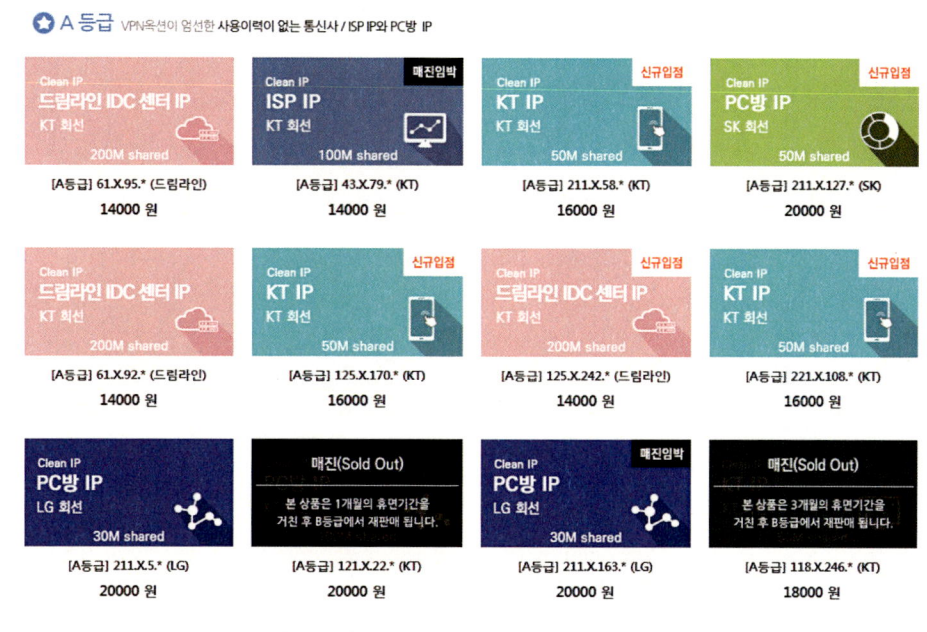

〈IP를 판매하는 VPN옥션의 홈페이지 화면〉

IP의 중요성으로 인하여 결국 블로그 포스팅을 시작한 컴퓨터가 병원 블로그의 성공을 결정하는 요인으로 작용할 수 있는데 병원에서 블로그를 운영함에 있어서 포스팅 작성을 병원이나 의사가 직접 수행하기 번거롭고 꾸준하게 진행하기 어려운 경우 콘텐츠를 제공받아 타이핑 대리 업무를 지원하게 된다면 블로그 품질 유지에 필요한 중요한 역할을 맞게 되는 가치를 얻을 수 있다.

공을 들여 만든 브랜드 블로그나 개인 블로그를 변경하는 것은 쉽지 않은 일이기 때문에 관계를 꾸준히 유지할 수 있는 중책을 맡을 수 있도록 노력한다면 하고자 하는 일에 큰 도움이 될 것이다.

뉴스 - 공신력으로 신뢰를 형성한다

뉴스 영역은 말 그대로 News, 소식을 전하는 공간인 언론을 의미한다. 포털사이트에 노출되는 언론은 방송사와 신문사로 구분되는데 병원에서 활용하기에 용이한 매체는 신문사이다.

국내 포털사이트의 특징은 검색을 중심으로 한 정보제공에 국한되지 않고 다양한 정보들을 종합적으로 제공하는 종합정보매체의 성격을 가지고 있어 포털사이트에서 제공하는 다양한 정보 가운데 언론매체의 영역도 중요 제공 정보로 인식되고 있다. 불과 몇 년 전만 하더라도 인터넷을 통하여 습득하는 뉴스 정보의 비율이 지면이나 TV와 같은 직접적인 매체 접촉에 의한 경우보다 낮았으나 최근에는 인터넷을 통한 뉴스 정보를 습득하는 비율이 오히려 전통적인 방법을 앞서 언론매체의 포털사이트에 대한 의존도가 증가하고 있다.

이러한 포털사이트의 발달과 다양한 인터넷 정보매체의 생성은 인터넷을 기반으로 한 언론매체의 탄생과 성장의 원동력이 되었다. 처음 인터넷 신문사의 대표적인 오마이뉴스가 설립되었을 때만 하더라도 기존 언론사 사이에서 성장하지 못하고 도태할 것이라는 의견도 있었으나 시대를 앞선 선구자적인 역할을 수행하였다는 것이 현재의 평가이고 이러한 성공사례는 더욱 많은 인터넷 언론의 등장을 이끌었다.

인터넷 언론의 설립은 1인미디어 설립이 가능한 법적 허용과 사용자의 의식 성장을 기반으로 나날이 증가하였으며 지나친 미디어의 발달은 역효과를 불러일으켜 언론매체에 대한 적절한 통제와 자격 요건에 대한 논의로 이어지게 되었다.

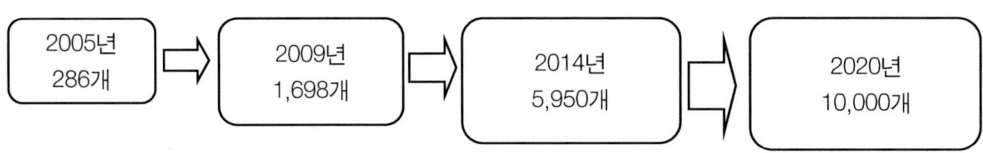

〈인터넷 언론사의 증가 추이와 예상〉

2015년말 개정된 신문법 시행령 개정안에 따르면 인터넷 신문은 취재 및 편집인력 5명을 상시 고용하여야 하며 국민연금이나 국민건강보험에 가입하여야만 등록이 가능하도록 하였다. 이는 기존의 취재 및 편집인력 3명에 명부제출과 신고만으로 인터넷 신문사를 설립할 수 있었던 기준보다 강화된 기준으로 유사 언론사의 부작용을 줄이는 역할을 할 것이라는 기대를 갖게 한다. 하지만, 모든 개정에는 장점과 반하는 문제점이 있듯이 다양한 목소리를 담을 수 있었던 소규모 언론사들의 자율성을 침해하며 생존의 문제가 대두되었다.

포털사이트의 경우 신문법 개정 전에도 정보제공이라는 취지를 유지하면서 문제없는 언론의 기능을 수행할 수 있는 매체를 선별하는 자체적인 필터링 기능을 갖추고 있었는데 포털사이트의 역할 증대와 더불어 더욱 강화된 선별 기능을 요구받고 있다.

병원에서 포털사이트 뉴스영역을 활용하기 위하여는 먼저 어떤 언론매체가 포털사이트에서 노출이 가능한지를 판단하여야 하며 포털 검색 이외에 해당 매체의 인지도를 활용할 것인지, 오프라인 배포역량까지 검토할 것인지를 고려하여 적절한 언론매체를 접촉하여야 한다.

현재 국내 대표 포털사이트인 네이버와 다음에서 뉴스를 검색할 때 노출되는 언론매체는 약 천여 개라고 하는데 실시간 뉴스를 남용하거나 광고를 기사로 위장하는 사례, 선정적이고 자극적인 내용의 기사들로 문제가 되는 매체들이 많다. 병원의 홍보나 정보 제공을 위하여 매체를 선정할 때 사용자들이 부정적으로 판단하는 매체의 경우 병원의 이미지에도 좋지 않은 영향을 미칠 수 있으므로 저비용, 노출 수만으로 결정하지 않도록 유의하여야 한다.

병원에서 언론을 활용하는 경우는 크게 두 가지로 병원 자체의 내용을 홍보하거나 건강정보와 같은 국민 또는 지역에 공익적인 정보를 제공하는 것이다. 병원의 내용을 홍보할 경우는 직접적인 병원명이 노출되는 효과가 있으나 많은 사용자에게 보여지거나 장기간에 걸쳐 검색되어지는 경우는 많지 않다. 따라서, 홍보 기사의 경우에는 2차적 배포를 통하여 병원을 내원하는 고객이나 신규 내원 가능성이 높은 고객들에게 알리는 방법을 찾아야 한다.

방문하는 병원에는 대부분 기배포된 홍보기사들을 보유하고 있는데 대부분 병원 홈페이지의 언론보도 공간에 게재하거나 해당 기사로 링크한 경우가 대부분이며 일부 병원에서는 신문기사를 오리거나 복사하여 원내 게시판에 부착하여 두는 것이 일반적이다. 이럴 경우 고객의 눈에도 잘 띄지 않아 제대로 된 홍보효과를 얻기가 어렵다.

기존 보도 자료를 좀 더 많은 고객에 알리고 싶다면 다음과 같은 방법을 사용해 보자.

온라인에서는 보도기사를 팝업으로 만들어 고객이 홈페이지에 접속하였을 때 즉시 노출되도록 구성하여야 한다. 보통 고객은 게시물 리스트까지 살펴보지 않기 때문에 홈페이지에서도 눈에 띄지 않는 경우가 대부분이다. 보도자료는 병원의 공신력을 높이고 고객들에게 가치를 부여할 수 있는 좋은 홍보매체이기 때문에 반드시 많은 고객들이 볼 수 있도록 하여야 한다.

홈페이지 팝업을 구성할 경우에는 레이어 팝업으로 구성하여 접속 시에 브라우저의 팝업차단 기능으로 인하여 노출되지 않는 문제가 없도록 하여야 한다. 또한, 게시물의 리스트는 굵게 표시되도록 볼드 처리를 하며 색상을 차별화하여 고객의 시선이 향할 수 있도록 구성하여야 한다. 장기간 노출이 필요한 중요한 정보인 경우에는 홈페이지 공간 내에 배너로 구성하여 지속적으로 노출하도록 유지하는 것이 좋으며 메인화면 공간이 여의치 않을 경우에는 좌우측 사이드나 하단에 영역을 확보할 수 있도록 한다.

 생각자료 17. 팝업의 종류와 효과적인 구성방법

홈페이지 팝업에는 일반적으로 알고 있는 새 창으로 뜨는 팝업과 홈페이지 화면에 고정되어 움직이지 않고 배치되어 있는 팝업, 두 가지가 존재한다. 새 창으로 뜨는 팝업을 보통 '일반 팝업창'이라고 하는데 팝업 기능이 차단되어 있을 경우 웹 브라우저 상단에 알림 표시줄이 뜨고 알림 표시줄에서 팝업을 허용해줘야 나타나는 팝업을 말한다.

레이어 팝업은 팝업 차단과 관계없이 팝업이 노출되는데 보통 고정 배치되어 때로는 홈페이지 메인 이미지나 배너영역이 변경된 느낌을 주기도 한다.

보도자료나 특별한 이벤트와 같이 고객에게 꼭 노출시키고 싶은 경우 홈페이지에 접속된 사용자가 누구나 볼 수 있도록 메인화면에 레이어 팝업을 배치하면 홈페이지 접속 시 고객에게 즉시 노출되는 효과를 거둘 수 있다.

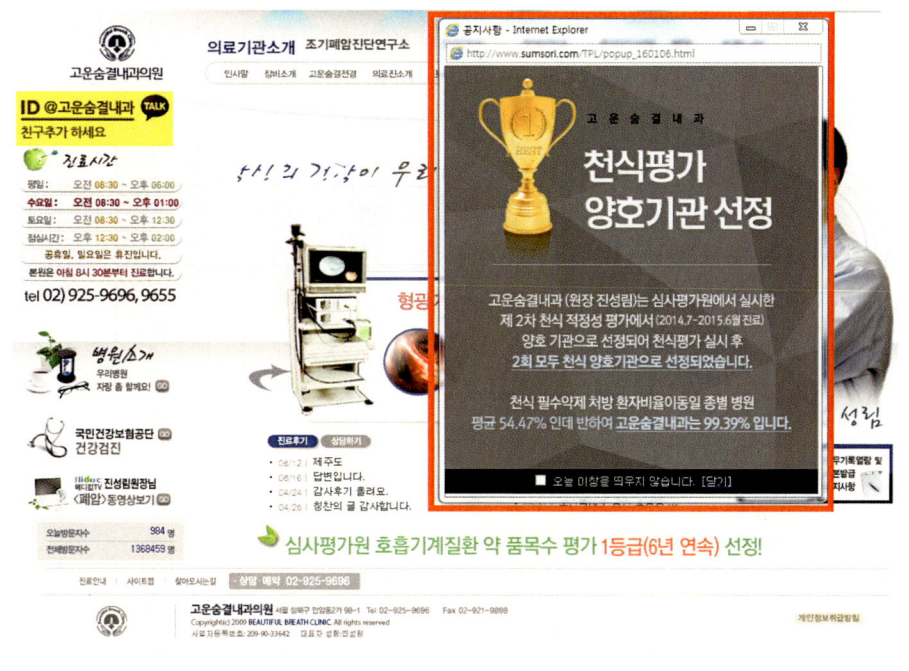

〈일반팝업 예시: 고운숨결내과의 천식평가 양호기관 선정〉

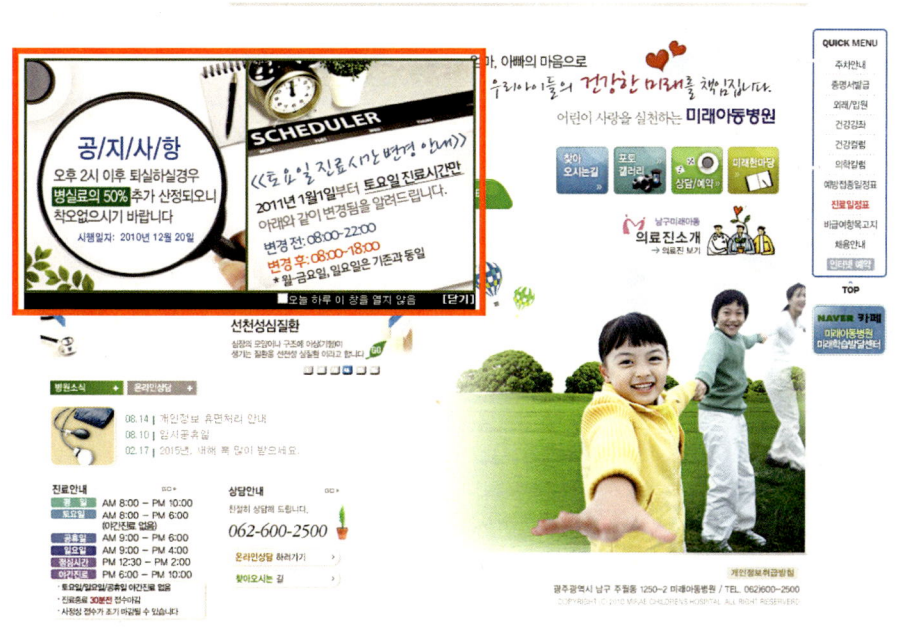

〈레이어 팝업 예시: 미래아동병원의 공지사항〉

팝업의 요청은 각 병원 홈페이지를 관리하는 업체에 연락하여 처리하면 되기 때문에 병원에 중요한 보도자료를 발견하면 레이어 팝업 제작, 배너구성을 적극적으로 안내하고 업체에 직접 연락하여 병원에서 생각하지 못하였던 부분을 적극적으로 지원하면 좋다.

단순히, 팝업 구성이 아니라 '레이어 팝업'을 설명하고 홈페이지 내 배너를 구성할 영역을 적극적으로 제안한다면 병원에 큰 만족을 전달할 수 있다.

이미 병원 홈페이지에 팝업이 많아서 추가적인 팝업을 구성하기 어려운 경우에는 팝업존을 구성하거나 하나의 큰 팝업에 다양한 내용을 블록단위로 배열하여 고객은 팝업창을 쉽게 닫을 수 있도록 배려하는 것이 좋다. 너무 많은 팝업은 고객에게 불만을 주고 창 하나하나를 닫을 때 병원에 부정적인 이미지가 쌓이는 문제를 야기할 수 있다.

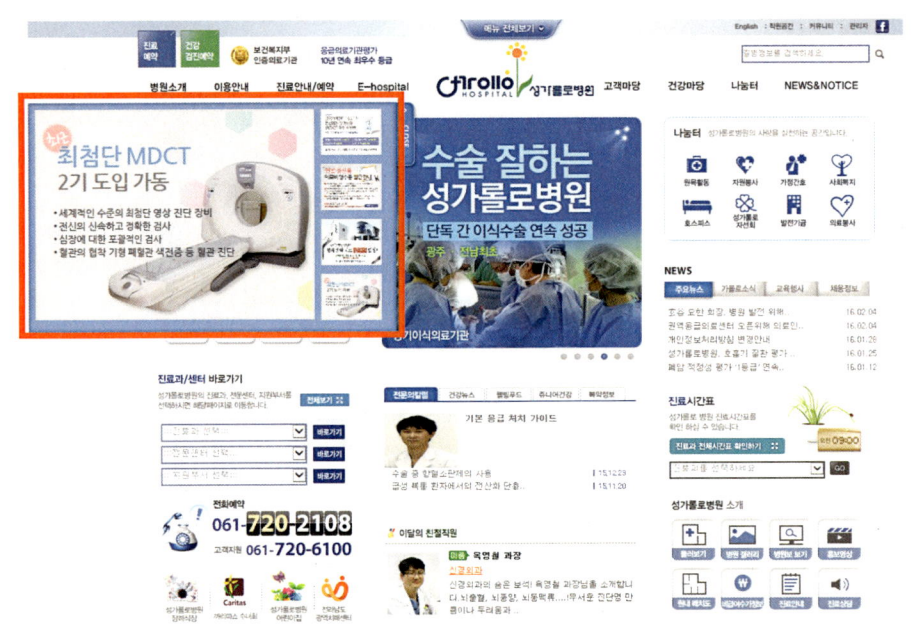

〈성가롤로병원의 팝업존〉

팝업존을 효과적으로 사용한 병원의 예를 살펴보면 성가롤로병원처럼 고객이 보기에는 하나의 팝업창으로 구성하고 썸네일을 활용하여 다양한 정보가 노출되며 일정 시간을 기준으로 정보들이 롤링되어 병원에서 알리고 싶은 내용들이 사용자들에 지속적으로 노출되도록 하였다. 또한 팝업창은 CLOSE 버튼을 통하여 사라지는 것이 아니라 좌측으로 최소화되어 필요시 언제든지 정보를 재탐색할 수 있도록 구현하였다.

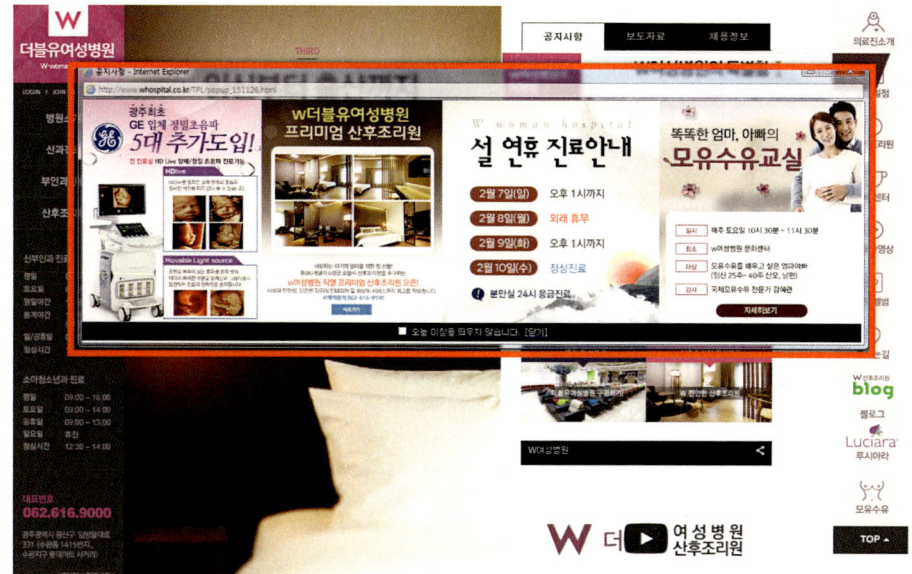

〈더블유여성병원의 통합 일체형 팝업〉

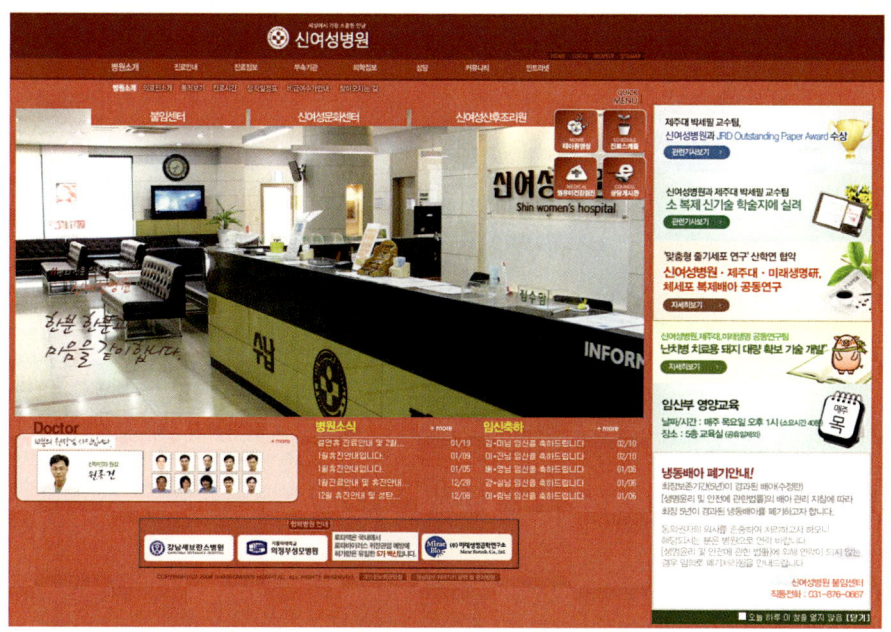

〈신여성병원의 메인화면 구성요소와 같은 느낌을 부여한 일체형 레이어 팝업〉

더블유여성병원의 경우 팝업을 통하여 다양한 정보를 제공하지만 고객들이 한 번의 클릭으

로 팝업창을 닫을 수 있도록 배려하여 많은 정보임에도 부담스럽지 않도록 구성하였다.

신여성병원의 경우에는 홈페이지 메인화면을 가리지 않으면서도 지속적인 노출이 가능하도록 레이어 팝업을 통하여 자연스럽게 홈페이지 화면과 같은 효과를 주어 고객이 팝업창을 닫지 않고 정보를 볼 수 있도록 구현하였다.

두 방법 모두 고객을 위한 배려가 돋보이는 기획요소로 더블유여성병원의 경우 고객 모두가 인지할 수 있는 노출 효과를 신여성병원은 지속적인 광고효과에 중점을 두어 기획하여 목적한 홍보 효과를 거두고 있는 사례라고 하겠다.

뉴스는 오프라인 인쇄물을 통하여 배포하거나 뉴스 스크랩북 형태로 비치하여 고객이 정보를 접할 수 있도록 제공하면 좋다. 인쇄물의 경우 접수 창구 한쪽에 놓아두어 누구나 가져갈 수 있도록 전달하며 내원 고객과 관련 있는 질환 정보 내용이나 반드시 전달하고자 할 경우에는 처방전과 함께 제공하여 고객이 읽고 도움을 받을 수 있도록 하면 좋다.

인쇄물 배포가 번거롭다면 스탠드형 이젤을 활용하여 접수창구에 세워두거나 대기실 탁자에 세워두면 고객들의 시선을 잡을 수 있다. 이젤의 크기는 A4 정도가 적당하며 지나치게 크지 않도록 하여 고객에게 부담을 주지 않도록 유의하여야 한다.

병원에서 지속적인 보도자료를 발행하는 경우에는 클레어 파일을 활용하여 기사를 스크랩하여 책자 형태로 대기실에 비치하여 두면 좋다. 클레어파일보다 고급스러운 형태를 생각한다면 소량 컬러인쇄를 통하여 책과 같은 느낌으로 별도 제작할 수 있으나 다소의 비용은 고려하여야 한다.

최근에는 고객이 대기중에 태블릿 기기를 활용하도록 제공하는 경우가 많은데 잠금 화면 및 바탕화면에 보도자료나 병원의 정보를 노출하도록 하면 자연스럽게 병원에서 원하는 내용을 보여줄 수 있다. 자료는 태블릿 내에 아이콘화하여 고객이 클릭만으로 정보를 쉽게 접할 수 있도록 준비하고 아이콘들은 폴더에 담아 접근에 용이하도록 제공한다. 제공되는 자료는 고객들에 의하여 임의 수정되지 않도록 PDF형태로 저장하여 안내하는 것이 좋다. 태블릿 기기가 인터넷에 접속할 수 있을 경우에는 e-BOOK으로 보도자료들을 볼 수 있도록 구현하면 보다 고급스럽고 사용하기 편한 시각적 효과를 얻을 수 있다.

생각자료 18. PDF로 e-BOOK 만들기

　e-BOOK은 PDF로 저장된 문서파일이 있을 경우 쉽게 만들 수 있는데 신문사들의 경우 보도자료를 e-BOOK으로 제공하고 해당 지면이나 자료를 PDF로 다운받을 수 있도록 제공하고 있어 신문사 사이트를 통하여 쉽게 PDF를 확보할 수 있다. 만일 신문사에서 자료를 제공받기 어렵다면 사진 파일이나 워드 파일을 통하여 MS사의 오피스나 한글과 컴퓨터의 워드프로그램에서 변환이 가능하다.

　필자가 연재한 보건신문(http://www.bokuennews.com)의 병원컨설팅 컬럼을 활용하여 e-BOOK을 제작하여 보자.

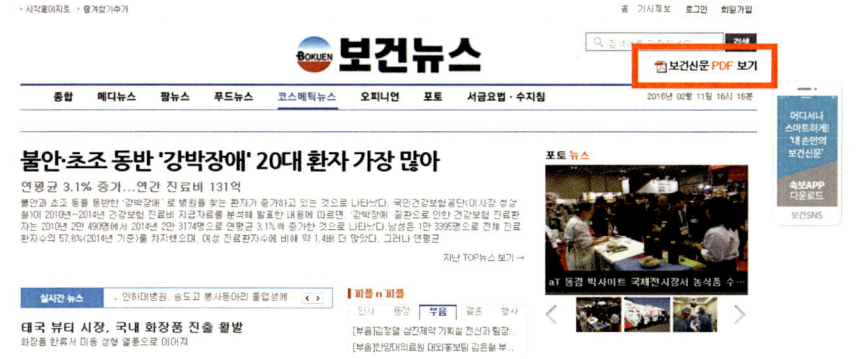

〈PDF 신문보기를 지원하는 보건신문〉

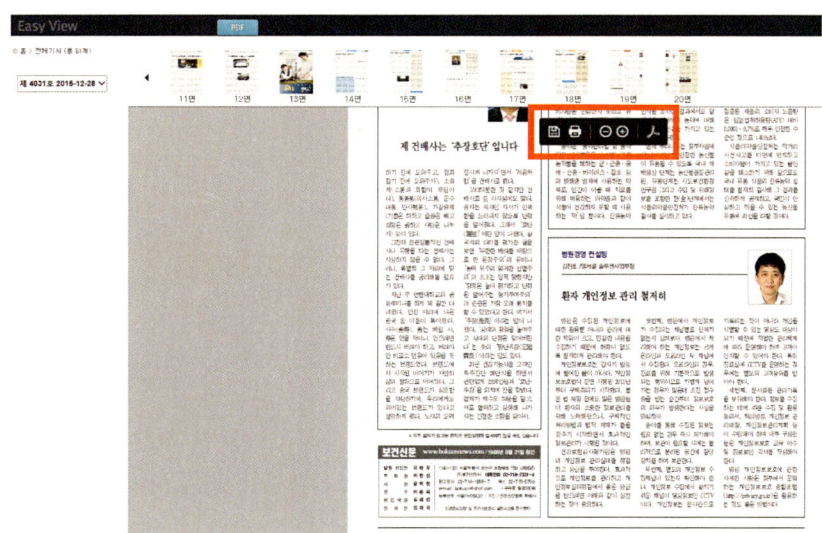

〈PDF 신문의 기사 저장 기능〉

기사는 가급적 편집하지 말고 한 면을 활용하는 것이 공신력 있는 언론 보도기관이 노출되어 홍보에 도움이 된다.

보도자료가 많을 경우에는 워드나 파워포인트 같은 프로그램으로 하나의 PDF 파일로 통합한다. 드래그 앤 드롭을 통하여 원하는 면에 배치하고 사이즈를 조정하여 순서를 배치하면 된다.

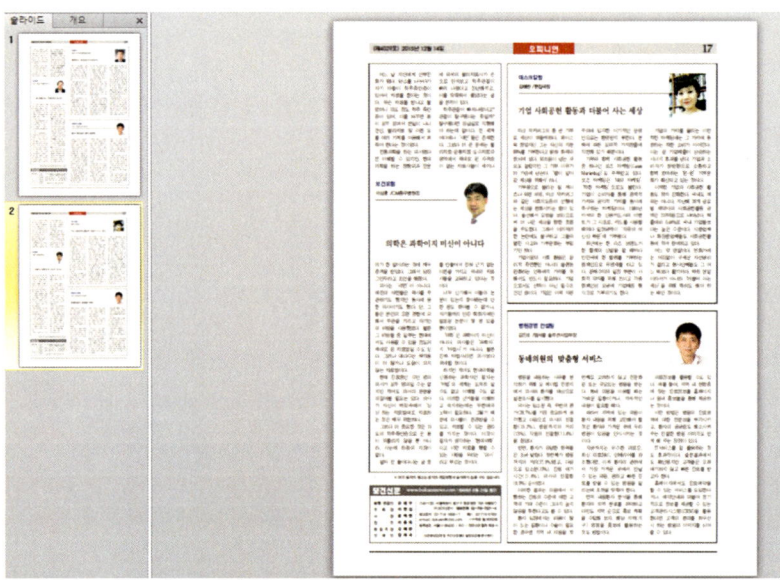

〈파워포인트를 활용한 PDF 보도자료 통합 파일 생성〉

보도자료를 준비하였다면 이제 e-BOOK으로 생성하여 보자. 많은 e-BOOK 생성프로그램이 있지만 무료로 쉽고 빠르게 인터넷으로 구현할 수 있는 WOBOOK(http://wobook.com)으로 제작하는 방법으로 안내하고자 한다.

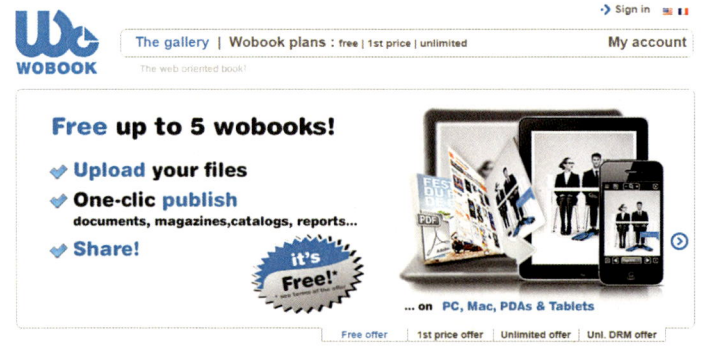

〈무료 e-BOOK 제작이 가능한 WOBOOK〉

WOBOOK은 한 계정당 5개까지의 Free e-BOOK을 제작할 수 있도록 지원한다. 다만, 생성된 e-BOOK 한편에 광고가 게재되는 점은 유의하여야 하는데 광고 노출이 부담스러운 경우 유료 계정 전환을 통하여 광고를 삭제할 수 있으며 추가적인 e-BOOK 생성도 가능하다.

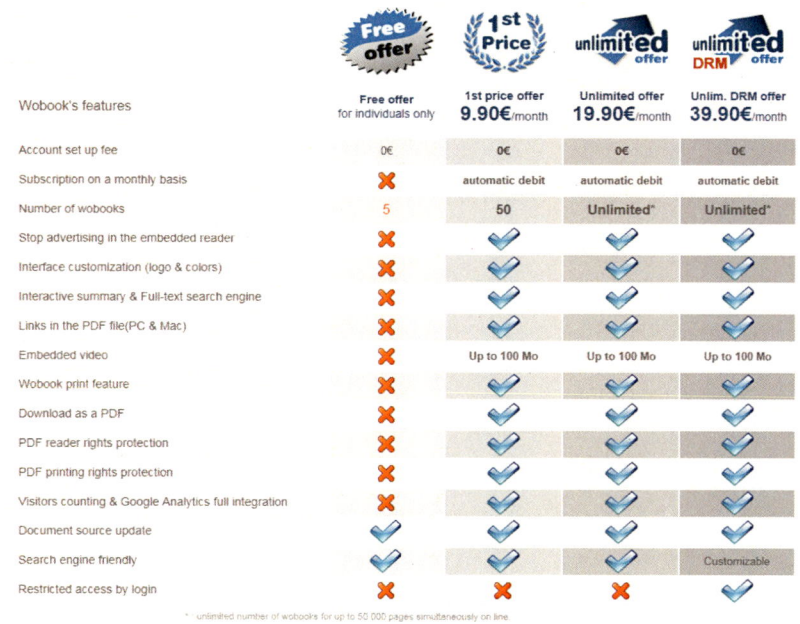

〈WOBOOK의 가격 정책〉

WOBOOK 서비스를 이용하기 위하여 먼저, 회원 가입을 해야 한다. 상단의 'Sign in'을 선택하여 회원으로 가입하여 보자.

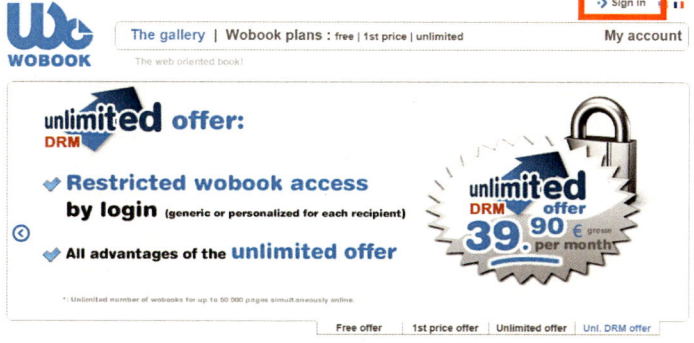

WOBOOK 회원가입은 이메일만으로 간단하게 가입이 가능하기 때문에 평소 사용하는 이

메일을 사용할 수 있으나 가급적이면 병원만을 위한 별도의 이메일을 활용하는 것을 추천한다. 거래하는 병원이 한 곳뿐이라면 문제가 되지 않으나 여러 곳을 관리할 경우 추후 병원의 요구에 의하여 계정을 노출하여야 할 경우나 e-BOOK의 증가로 인하여 관리에 문제가 발생할 수 있으므로 별도의 이메일을 사용하여 가입하는 것이 좋다.

계정은 국내의 포털사이트나 여러 무료 이메일 제공사이트를 활용할 수 있으나 다수의 이메일을 쉽고 편리하게 만들 수 있는 구글 지메일을 추천한다. 지메일은 구글(http://www.google.co.kr)사이트에 접속하여 회원가입을 하면 된다.

구글 메인화면 상단의 로그인을 선택하면 로그인 창이 표시되는데 로그인 창 하단의 계정 만들기를 통하여 신규 이메일을 생성하자.

Google 계정 만들기

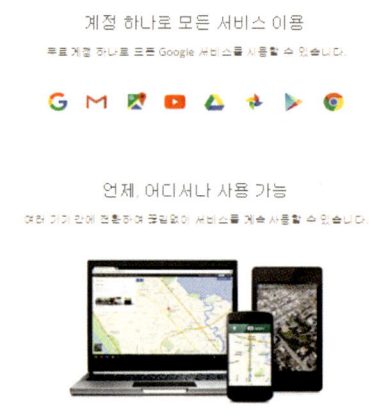
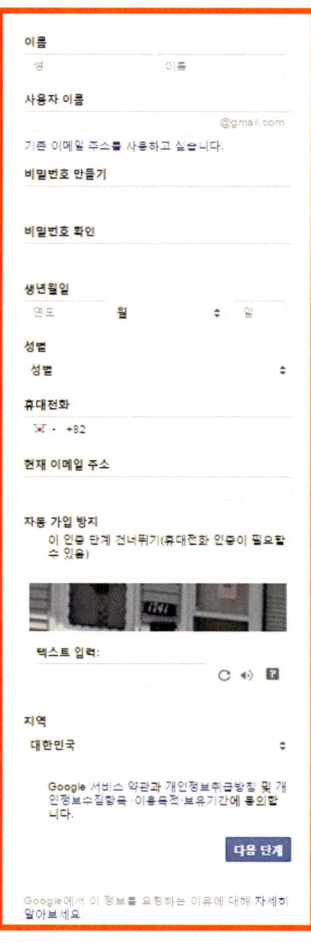

〈구글 이메일 계정 만들기〉

WOBOOK 서비스를 활용하기 위한 이메일 주소를 확보하였다면 이제 WOBOOK에 가입하여 서비스를 활용할 수 있다.

앞서 설명한 것처럼 WOBOOK 서비스에 접속하여 우측상단의 'Sign in' 메뉴를 선택하면 아래와 같은 회원가입 양식이 생성된다.

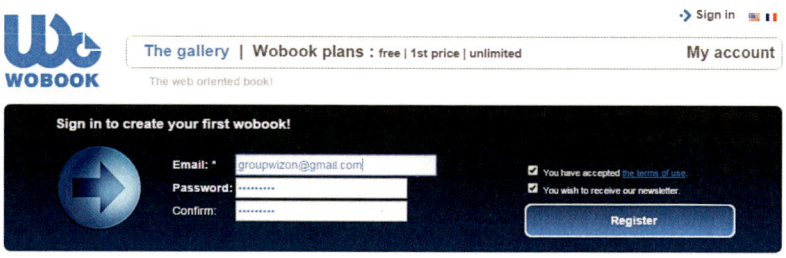

이메일과 패스워드를 입력 후 동의사항을 체크하면 회원가입이 가능하다. 회원가입 단계에서는 이메일 체크를 진행하니 반드시 유효한 이메일을 사용하여야 한다.

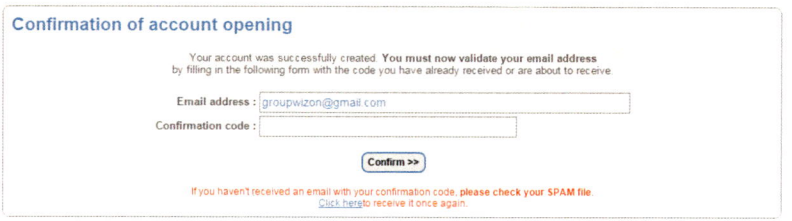

〈WOBOOK 회원가입을 위한 이메일을 통한 코드 확인〉

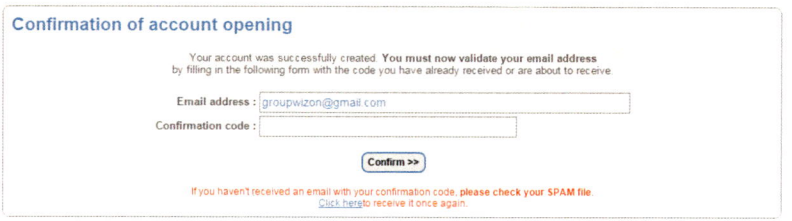

〈WOBOOK에서 발송된 회원 가입을 코드가 포함된 메일〉

이메일을 통하여 확인된 코드값을 WOBOOK의 Confimation code 항목에 입력하여 Confirm 버튼을 클릭하면 WOBOOK 서비스 활용을 위한 회원가입이 최종 완료된다.

최초 가입 시에는 즉시 WOBOOK을 생성할 수 있는 메뉴로 이동하게 되며 재방문 시에는 메인화면 우측 상단의 'My account' 메뉴를 통하여 로그인하여야 한다.

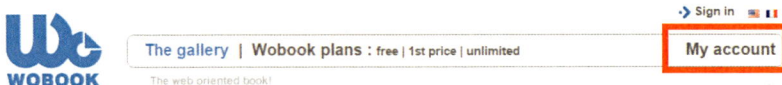

로그인이 완료되면 그림과 같은 화면이 보여지고 e-BOOK 생성이 가능하다. 'Create a new wobook'을 선택하여 e-BOOK을 만들 수 있다.

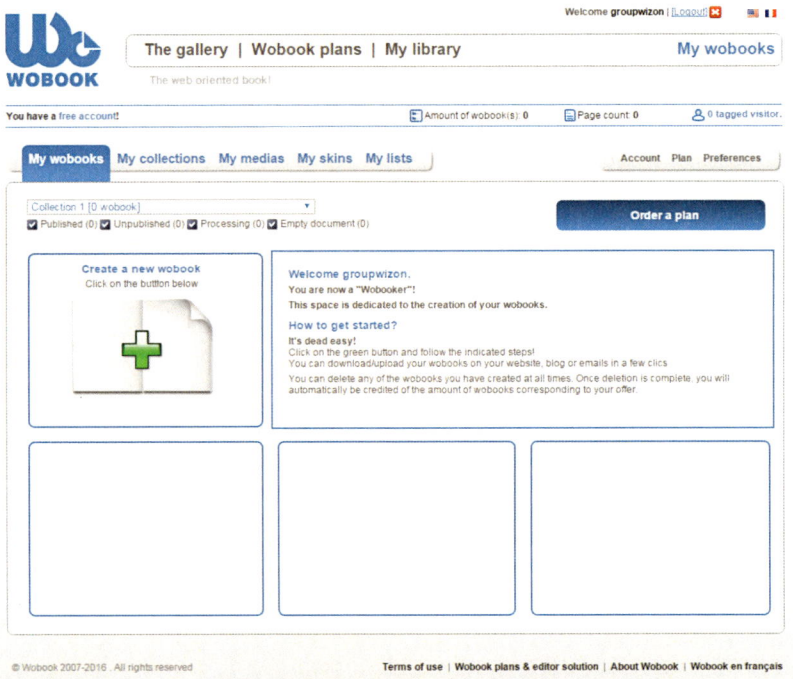

〈WOBOOK에 로그인시 보여지는 화면〉

화면 좌측 중앙의 선택버튼을 통하여 e-BOOK으로 만들고자 하는 PDF 파일을 지정한다.

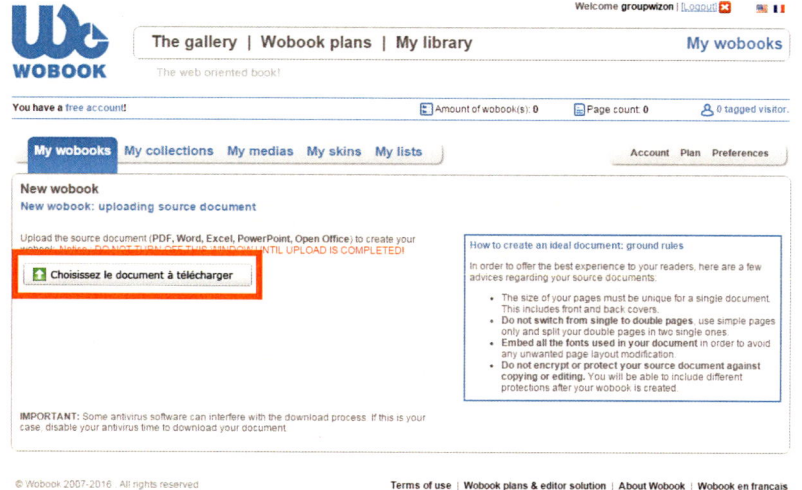

　　PDF 파일을 통한 변환작업이 완료되면 e-BOOK의 제목, 설명, 키워드를 작성하고 'Save and proceed to next step'을 선택한다.

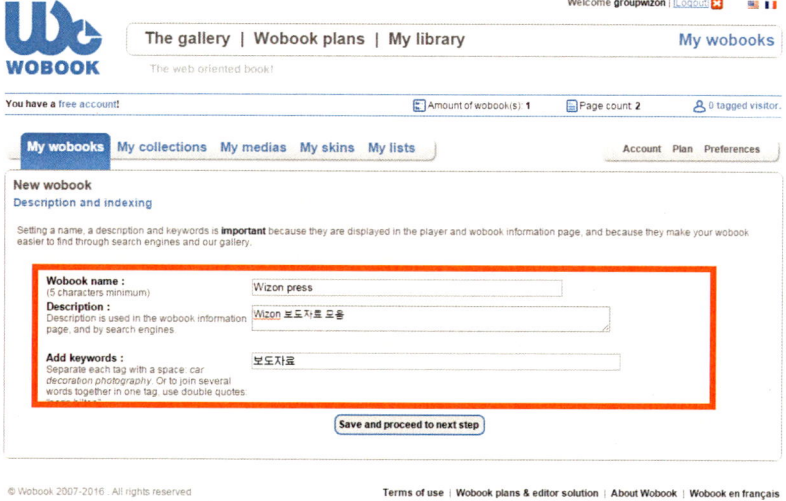

　　이제 e-BOOK이 생성되어 공유 및 게시판, 홈페이지 등에 추가하여 활용할 수 있는 환경이 완성되었다.

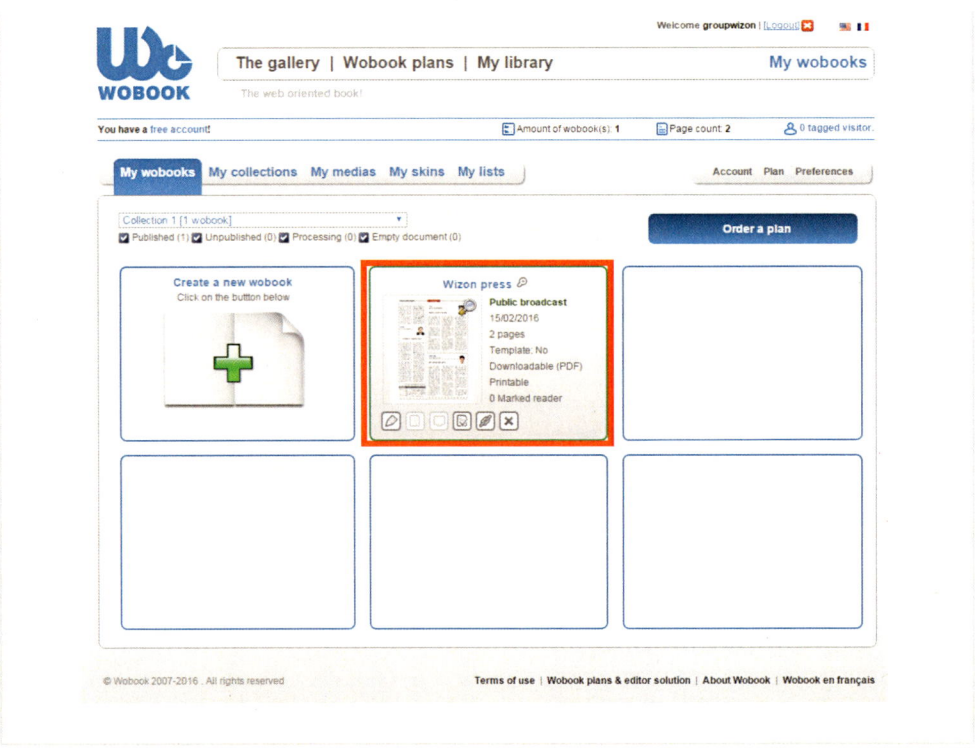

　　e-BOOK은 보도자료뿐만 아니라 병원에서 발간하는 소식지나 고객에게 홍보하는 전단지, 의료진이 작성한 컬럼, 서적 등도 좋은 자료가 된다. 병원에서 생성한 다양한 출력물들을 e-BOOK화하면 온라인상의 홈페이지나 블로그, 카페 등에 연결하여 활용할 수 있으며 모바일 메시지에 첨부를 통하여 고객이 즉시 열어볼 수 있는 효과를 거둘 수 있다.

생각자료 19. 홈페이지 및 블로그에 e-BOOK 연결하기

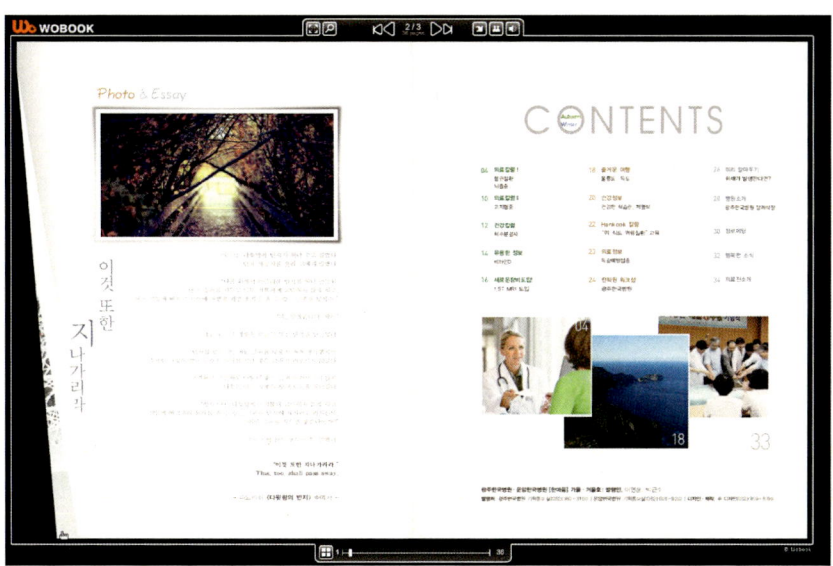

〈WOBOOK 서비스를 활용한 광주한국병원의 한마음 소식지〉

　e-BOOK을 생성하였다면 보다 많은 사람들이 볼 수 있도록 병원에서 보유하고 있는 온라인 홍보매체를 통하여 소개하여 보자.

　대부분의 병원은 홈페이지를 보유하고 있고 최근 온라인 마케팅에 대한 관심의 증가로 브랜드 블로그를 운영하는 병원이 많다. 이러한 채널은 온라인에서 구현된 e-BOOK을 활용하기에 최적화된 매체라고 하겠다.

　홈페이지에는 팝업을 활용하거나 게시판을 통하여 홍보할 수 있으며 배너 제작을 통하여 고정영역을 확보할 수 있다.

　팝업은 대부분 홈페이지 서비스를 운영하는 대행사를 통하여 제작하기 때문에 병원의 대행사에 연락하여 팝업제작을 의뢰하면 되는데 WOBOOK에서 확인된 병원의 소식지 URL을 전달하여 주면 손쉽게 처리할 수 있다. 다만, 대행사를 활용할 경우 매월 사용하는 운영비용 내에 처리되거나 추가적인 비용이 발생할 수 있으므로 유의하여야 한다. 홈페이지 업체들의 경우 팝업 하나에 준하는 운영 포인트를 차감하기도 하고 업체에 따라 3~10만원 수준의 서비스 비용을 요구한다.

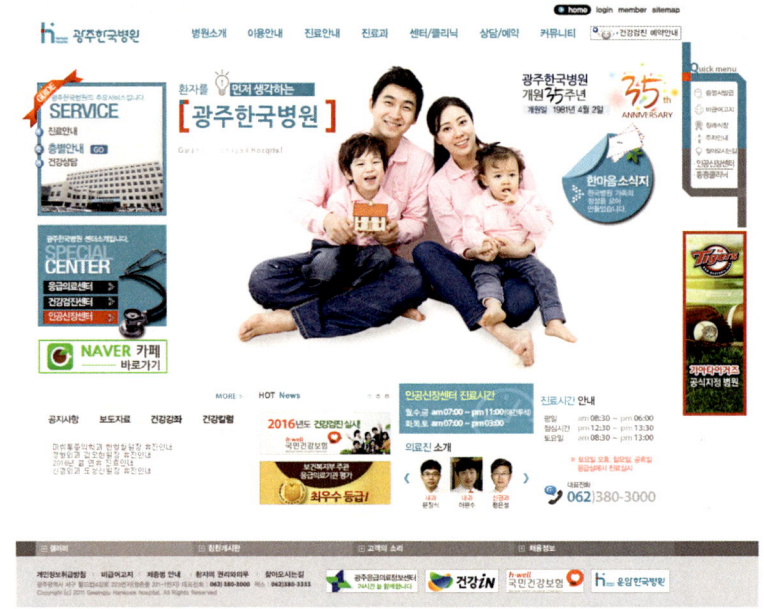

〈병원 소식지에 대한 광고배너를 탑재한 광주한국병원 홈페이지〉

    게시판에 소식지를 삽입할 경우에는 작성할 게시판을 선정하여 새 글쓰기를 하면 되는데 주의하여야 할 점은 소식지를 이미지로 삽입하지 말고 e-BOOK에서 제공하는 썸네일(전체 화면을 예측할 수 있게 작게 줄여 화면에 보여주는 것) 형태로 제공하는 기능을 활용하여 삽입하여야 보다 깔끔한 효과를 거둘 수 있다.

    이미지를 통한 하이퍼링크(문서 내부나 웹상의 다른 요소로 연결하는 기능)을 수행하면 인터넷 브라우저의 메뉴 요소들까지 노출되어 인터넷 창을 여는 느낌을 갖지만 썸네일을 활용하여 WOBOOK에서 제공하는 소스를 html로 입력하면 자연스러운 e-BOOK창의 효과를 연출할 수 있다. 먼저, WOBOOK에 접속하여 생성하여둔 e-BOOK에서 소스를 복사하여 보자.

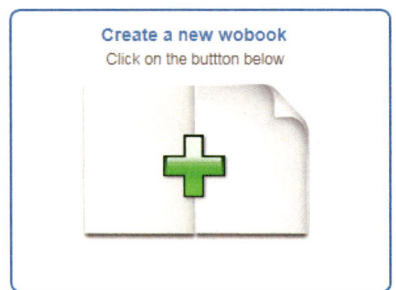 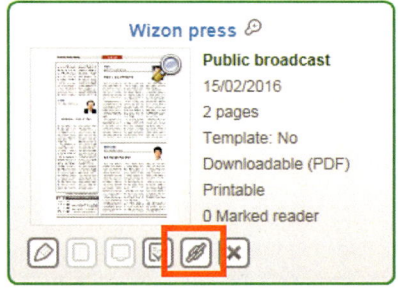

활용하고자 하는 e-BOOK 하단의 사슬모양 아이콘을 선택하면 WOBOOK외 외부 영역들에서 사용할 수 있는 다양한 링크와 소스를 제공한다.

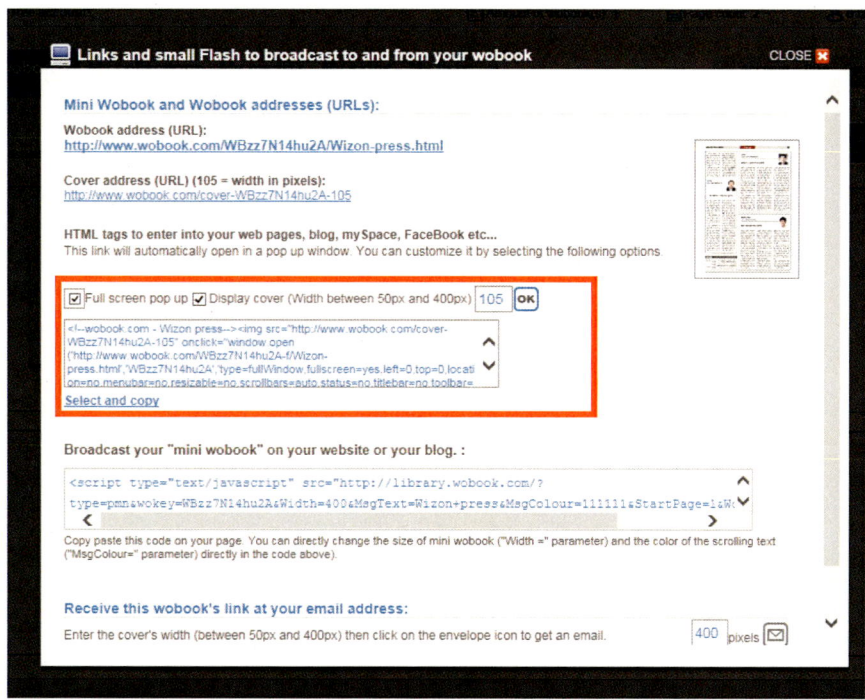

다양한 방법들 중 게시판에 활용하기 위하여는 화면 중앙의 소스 영역을 복사하여 활용하는데 게시물에 이미지 커버로 표시되는 썸네일의 크기를 변경 후 'Select and Copy' 버튼을 통하여 복사한다.

썸네일의 크기는 사용자가 사용하는 PC 환경이 개선되어 이미지 표현 크기나 로딩속도에 문제가 없으므로 Max값인 400으로 하여 보다 시원한 커버이미지를 표현하자.

이제 소식지를 작성한 병원 게시판으로 이동하여 게시물을 작성하자.

게시물 작성을 위하여 생성된 에디터 하단을 보면 대개 소스를 삽입할 수 있도록 Tab으로 'HTML' 또는 '소스삽입' 항목이 존재하므로 선택하여 가지고 온 WOBOOK의 소스를 복사하여 삽입한다.

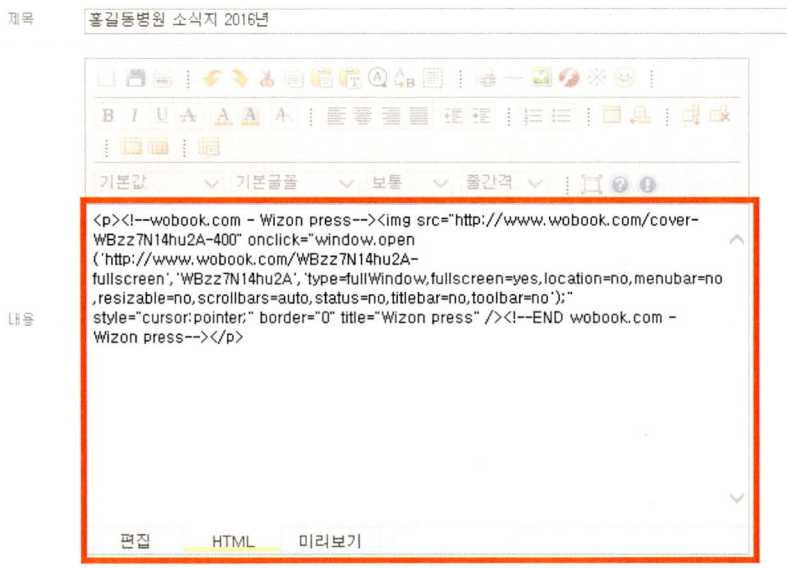

올바르게 삽입이 되었는지 화면을 보고 싶다면 저장하기 전에 '편집' 항목을 선택하여 가지고 온 소스가 바르게 표현된 것을 볼 수 있다.

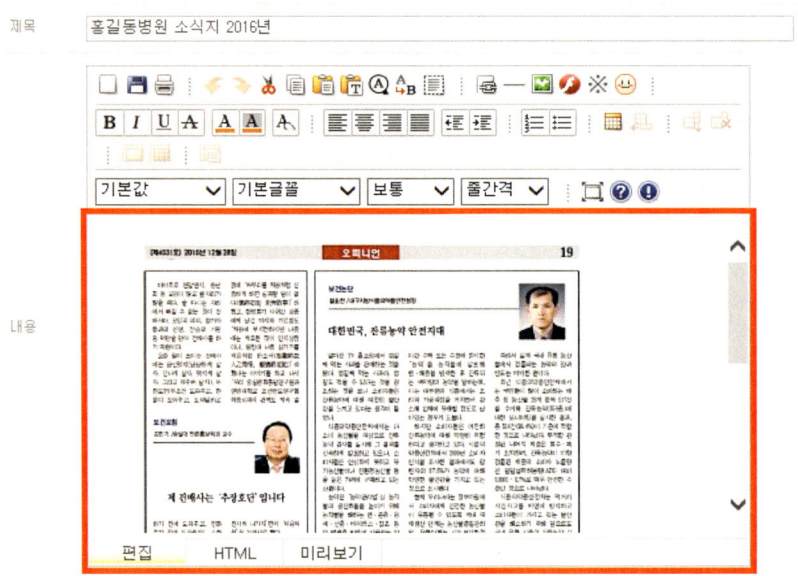

문제가 없다면 반드시 저장하여 완료한다.

블로그나 카페도 홈페이지와 동일하게 활용이 가능하다.

포털사이트에서는 블로그나 카페에 글 작성시에 에디터 기능을 제공하고 있어 HTML 소스를 삽입할 수 있으므로 블로그나 카페를 운영하는 병원이라면 활용할 수 있도록 안내하고 작업을 지원하여 도움을 주는 것이 좋다.

소식지를 발간하는 많은 병원들이 이미지 캡처를 통하여 표지만 홍보하거나 여러 장의 이미지를 게시물에 아래로 늘어뜨리는 형태로 서비스하는 것과 달리 e-BOOK은 병원이 보다 고급스럽고 고객이 보기에 편한 환경을 제공하기 때문에 병원이 차별화된 가치를 가질 수 있는 좋은 컨설팅 요소이다.

카페 - 공감으로 형성되는 입소문 진원지

온라인 커뮤니티의 중심인 카페는 취미별, 지역별, 나이별, 성별로 구성되는데 의료기관에게 있어 포털 노출요소 중 가장 민감하게 관심을 가지고 지켜 보아야 할 영역이다.

특히, 네이버 카페의 경우 국내에서 가장 왕성한 인터넷 서비스로 선정될 만큼 인터넷 사용자들이 즐겨 찾는 공간으로 의료기관이라 하더라도 소홀히 할 수 없다.

고객의 입장에서 병원에 불만이 있을 경우 다양한 방법으로 문제를 제기하는데 보다 많은 사람들에게 공감을 얻기 위한 수단을 찾게 된다. 이럴 때 가장 먼저 떠오르는 곳이 같은 질환으로 고민하는 사람들, 같은 지역에 살고 있는 사람들이며 공감대를 형성할 수 있는 사람들이 모여 있는 공간을 찾게 된다.

의료기관에 대한 불만이 있을 경우에 환자들은 본인이 참고 넘어가는 경우가 대부분이었지만, 인터넷 매체의 발달로 인하여 손쉽게 자신의 의견을 전달할 수 있는 수단을 가지게 되어 환자들은 개인의 SNS를 활용하거나 병원 홈페이지 고객의 소리를 이용하고 여러 온라인 커뮤니티에 적극적으로 불만을 이야기하는 방향으로 불만을 표현하고 있다.

특히, 병원이 신경 써야 할 부분은 바로 포털사이트에 노출되는 영역인데 대표적으로 블로그와 카페를 들 수 있다. 포털사이트에 노출되는 영역은 시간이 지나도 지속적으로 노출이 이루어지는 특성을 가지고 있어 적극적으로 모니터링하고 대응하지 않으면 병원이 운영되는 동안 끊임없이 문제를 야기하고 여론을 생성하는 역할을 한다.

블로그와 카페의 두 영역은 매체의 특성상 차이점을 갖는데 블로그는 블로거 개인의 활용도에 따라 노출 역량이 결정되는 특징을 갖는다. 해당 블로그에 작성된 내용이 최적화되지 않아 상위 노출되지 않거나 작성 내용에 따라 특정 병원을 향한 한 개인의 불만으로 사라질 수 있다.

블로그의 경우에는 고객 노출이 발생하더라도 앞서 설명한 바와 같이 밀어내기 전략을 통하여 검색하위로 내려 고객에게 노출되는 경우를 현저하게 낮추거나 포털사이트 신고제도를 통하여 처리하여 블로거로 인한 피해를 최소화할 수 있다.

카페의 경우는 블로그와 다른 카페의 특성으로 인하여 작성된 글이 같은 공감대를 가지고 있는 사람들에게 읽히고 서로의 의견을 나누게 되어 여론을 만들 수 있다는데 주목하여야 한다.

카페는 온라인 마케팅 패러다임인 'SIPSS'형태를 가지고 있는데 병원에 부정적인 내용에 대하여 공감하고 쌓이는 댓글 속에 해당 병원을 확인하고 참여하며 동의하게 되고 획득된 정보에 대하여 공유함으로 점점 가지 말아야 할 병원으로 낙인 찍히게 되는 것이다. 이에 정기적으로 모니터링하고 대응하여야 하는 필요성이 생긴다.

| 공감 Sympathize | 확인 Identity | 참가 Participate | 공유 Share | 확산 Spread |

〈SIPSS 마케팅 모델〉

카페 모니터링은 단순하지만 매번 신경 써야 하는 일로 습관화되지 않으면 쉽지 않은 일이다. 따라서, 병원들의 경우 알고는 있지만 하지 못하는 대표적인 사례라고 하겠다.

영업사원의 입장에서 손쉽고 효과적으로 컨설팅 할 수 있는 요소 중 하나가 카페 모니터링이므로 적극 활용하여야 한다.

카페 모니터링은 병원을 찾는 환자의 유형부터 고려하여야 한다. 진료환자의 연령층, 성별, 주로 방문하는 지역 등이 대표적으로 병원의 OCS / EMR 프로그램이나 CRM 프로그램의 통계 기능을 통하여 정보를 수집할 수 있다. 정보의 수집 시에는 개인정보보호법에 위배되지 않도록 주의하여야 하는데 개인을 특정화할 수 없는 단순한 통계형태를 병원으로부터 제공받아 모니터링 방법을 설정하는데 사용하여야 한다.

만일, 병원과의 관계가 형성되지 않았다면 병원의 진료과목을 통하여 타 병원 / 경쟁병원에서 이미 알고 있는 정보를 대입하여 추정하여야 한다. 또한, 병원 주변의 상권분석을 통하여 타깃을 설정하고 신규 고객의 관점까지 확장한 추가적인 제안도 가능하다.

그럼, 구체적으로 무엇을 하여야 할지 정리하여 보자.

첫 번째, 카페 모니터링을 위하여는 먼저 본인이 맡고 있는 관할 영업구역 내 가장 활성화된 지역 카페부터 가입하여야 한다.

지역명으로 활성화된 카페를 찾아 가입하여 꾸준히 게시물, 댓글 활동을 하여 두면 지역 내 어느 병원을 영업하든지 도움을 줄 수 있게 된다. 단순히, 가입하는 것 만으로 만족하지 말고 가끔씩 카페에 동참하여야 하는데 최근 카페들이 특정 게시판에 대한 제한요건을 강화하여 모니터링에 어려움이 발생할 수 있기 때문이다. 지역이나 질환에 따라 제한요건이 많은 카페를 모니터링 할 경우에는 사전 활동을 통하여 준비하여 둔 노력만큼 고객에게 제공할 수 있는 정보의 질이 결정되고 혹, 동일한 컨설팅 요소를 제안하는 업체나 영업사원이 존재하더라도 상대적으로 우수한 차별화적 가치를 제공할 수 있다.

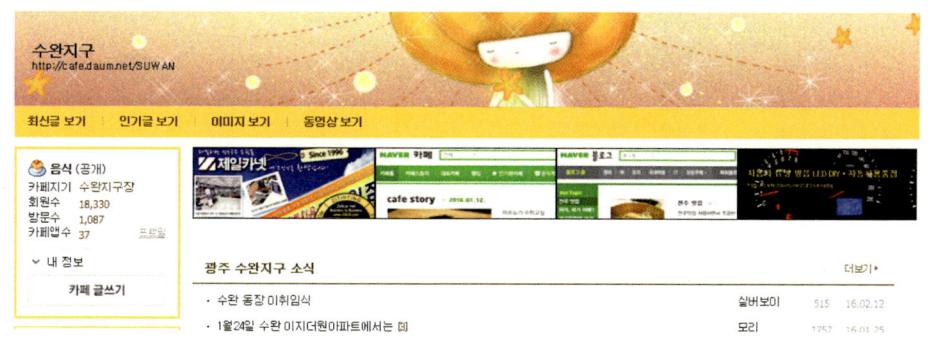

〈'수완지구' 지역 카페〉

출처: 다음 광주수완지구 카페

지역명으로 되어 있는 카페들의 경우 신규 택지 지구를 중심으로 부동산에서 주도하는 경우가 많아 실제 활성화되지 않은 경우도 있으니 최근 글의 누적, 방문수를 확인하여 효과를 판단하여야 한다. 단순하게 회원수만으로 판단할 경우 간혹 활동은 전혀 없는 매매용 카페들이나 이슈가 사라진 죽은 카페에서 헛된 노력을 할 수 있기 때문이다.

반면 회원수가 많지 않으나 꾸준히 회원이 증가하고 있고 최근 글 작성이 많은 활동이 왕성한 카페는 초기부터 전략적으로 접근하여 준비하여 두면 도움이 된다.

지역명 카페 다음으로는 연령대에 따른 관심사를 공유하는 카페들을 살펴야 한다. 전국적으로 활성화되어 정보를 공유하는 이러한 카페들은 지역 소모임 형태 게시판을 별도로 운영하는데 지역카페보다 오히려 더욱 강한 연대감과 정보에 대한 신뢰를 제공하는 경우가 많다.

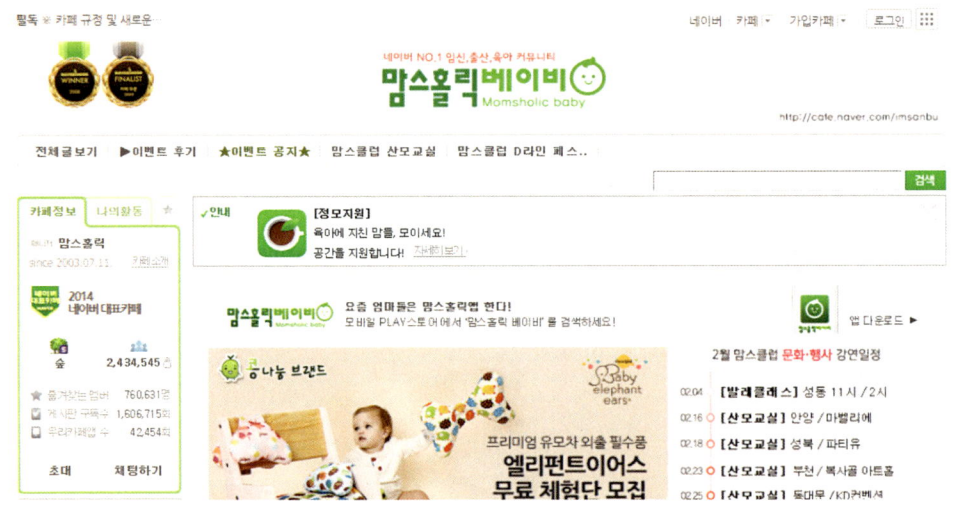

〈임신, 출산, 육아 커뮤니티인 네이버의 '맘스홀릭베이비'〉

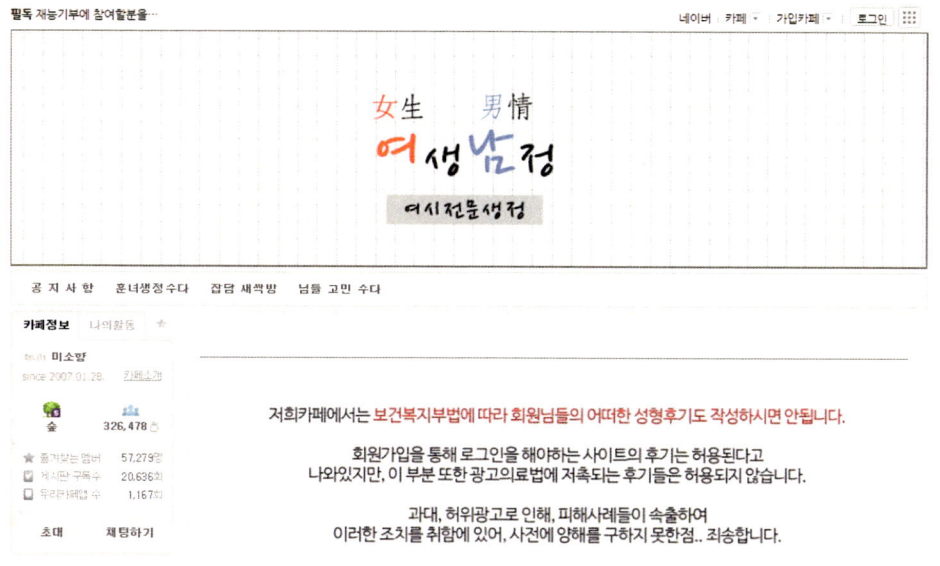

〈뷰티 커뮤니티인 네이버의 '여생남정'〉

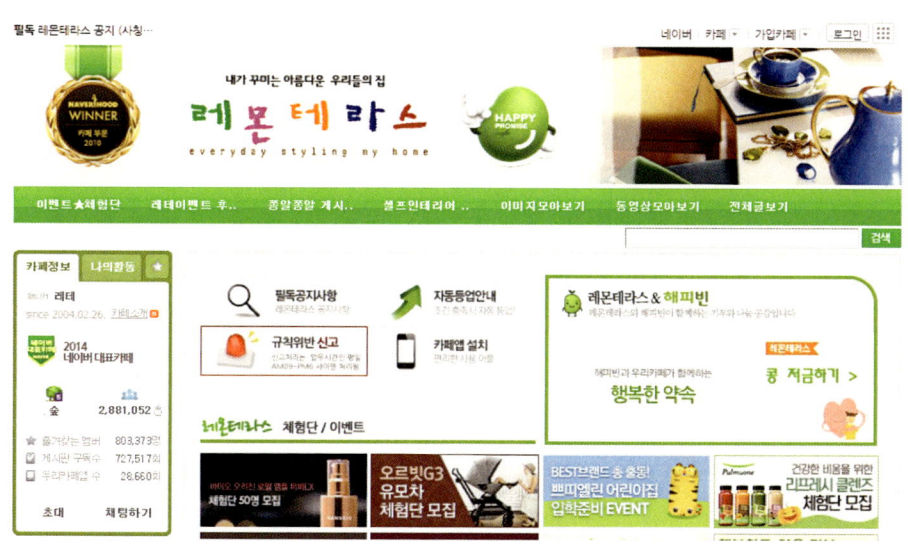

〈DIY 커뮤니티인 네이버의 '레몬테라스'〉

환자가 앓고 있는 상병에 따라 질환별 정보를 공유하는 카페들도 많은데 질환 중심 카페는 특성상 회원수는 많지 않으나 정보 공유가 활발하며 참여자에게 보다 적극적인 활동을 요구한다. 특정 질환에 대한 병원의 인지도나 전문성을 강조하고자 할 경우에는 이러한 카페들에 관심을 가지고 정보를 수집하고 전달하여야 한다.

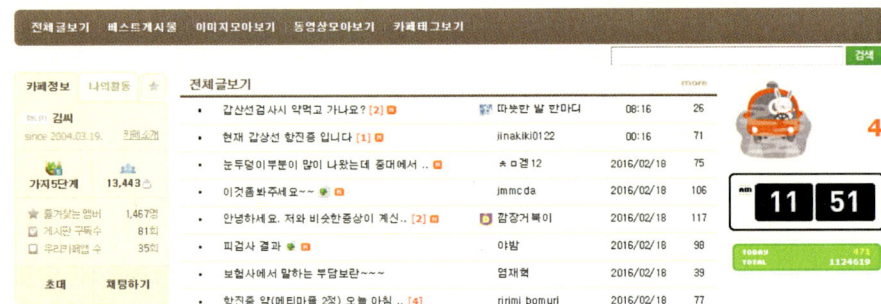

〈갑상선 질환 커뮤니티인 네이버의 '갑상선 사랑'〉

　카페에 대한 모니터링은 예시로 이야기한 3개의 주제- 지역, 연령대, 질환으로 구분하여 병원 정보가 노출되어 회자될 만한 카페를 찾아보고 해당 카페를 지속적으로 모니터링하여 병원에 안내하여 주면 좋다.

　두 번째, 우리 병원뿐 아니라 경쟁병원도 함께 살펴라.

　병원에서는 우리 병원뿐 아니라 인근 경쟁관계에 있는 병원에 대하여도 다양한 정보를 얻고 싶어한다. 때로 방문한 병원에서 자존심이나 경쟁병원에 대한 도의적인 배려로 인하여 표현하지 못하는 경우도 있지만 우리 병원과 고객유치를 놓고 경쟁하고 있는 병원에 대하여 실제로 무관심한 경우는 거의 없다.

　모니터링 시 우리 병원만 찾아보지 말고 경쟁병원도 함께 찾아보고 우리 병원의 현재 위치를 파악할 수 있도록 경쟁병원과 비교 자료를 제공하면 보다 완벽한 모니터링 서비스를 제공할 수 있다.

　경쟁병원까지 포함한 모니터링은 우리 병원명, 상대병원명으로 각각 검색하여 보고 각 병원들에 대한 게시글, 댓글을 캡처하여 리스트화한다. 만일, 병원간에 비교되는 게시글이나 댓글이 있는 경우에는 별지를 통하여 정리하고 상위에 포지셔닝시켜 온라인상의 사용자가 두 병원을 평가하는 내용이 무엇인지, 반응에는 어떤 차이가 있는지 한눈에 볼 수 있도록 준비하는 것이 좋다.

병원명이 직접적으로 거론되지 않더라도 병원을 찾는 지역 내 사용자의 질문 내용과 답글을 꼼꼼하게 챙겨 마케팅 요소로 활용할 수 있도록 준비하는 것이 좋다.

세 번째, 모니터링 자료는 반드시 보고서의 형식으로 준비하라.

아무리 노력하고 좋은 내용이라 할지라도 시각적인 부분에 신경 써야 한다. 가급적 파워포인트와 같은 형식으로 작성하고 표지에 '○○○병원 온라인 모니터링 보고서'와 같은 제목으로 형식을 갖추어야 한다.

보고서는 병원에서 관심이 있는 키워드를 먼저 보여줄 수 있도록 하며 중요도가 높은 키워드일수록 보다 세심하게 자료를 준비하여 만족을 줄 수 있도록 하여야 한다.

생각자료 20. 네이버 데이터랩을 통한 경쟁병원과의 키워드 분석법

네이버의 빅데이터 포털 서비스인 '네이버 데이터랩'을 통하여 우리 병원, 경쟁병원이 온라인상에서 검색되는 횟수를 알아볼 수 있다. 온라인상에서 병원명이 검색된다는 것은 곧, 병원의 인지도를 나타내기 때문에 경쟁병원과 비교 시 우리 병원에 대한 고객의 인지도를 평가할 수 있다.

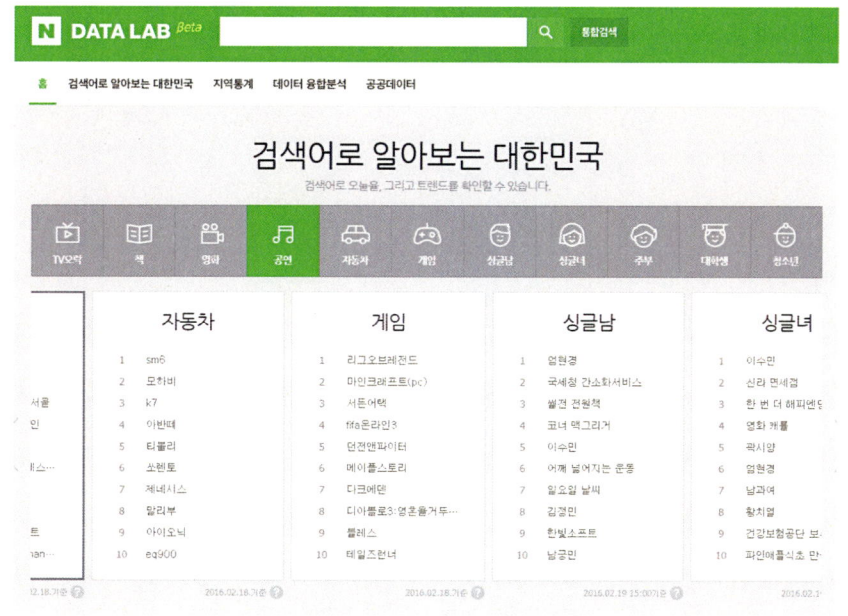

〈네이버 데이터랩 초기화면〉

네이버 데이터랩(datalab.naver.com)에 접속하면 네이버 검색을 통하여 얻어지는 다양한 정보를 활용할 수 있는 메뉴들이 구성되어 있다.

병원간의 키워드 분석을 하기 위하여는 데이터 융합분석 메뉴를 활용하여야 한다. 데이터 융합분석 중간 이후에 있는 '새로운 데이터 융합하기'를 선택하여 찾고자 하는 병원들의 키워드를 통하여 인지도를 찾아보자.

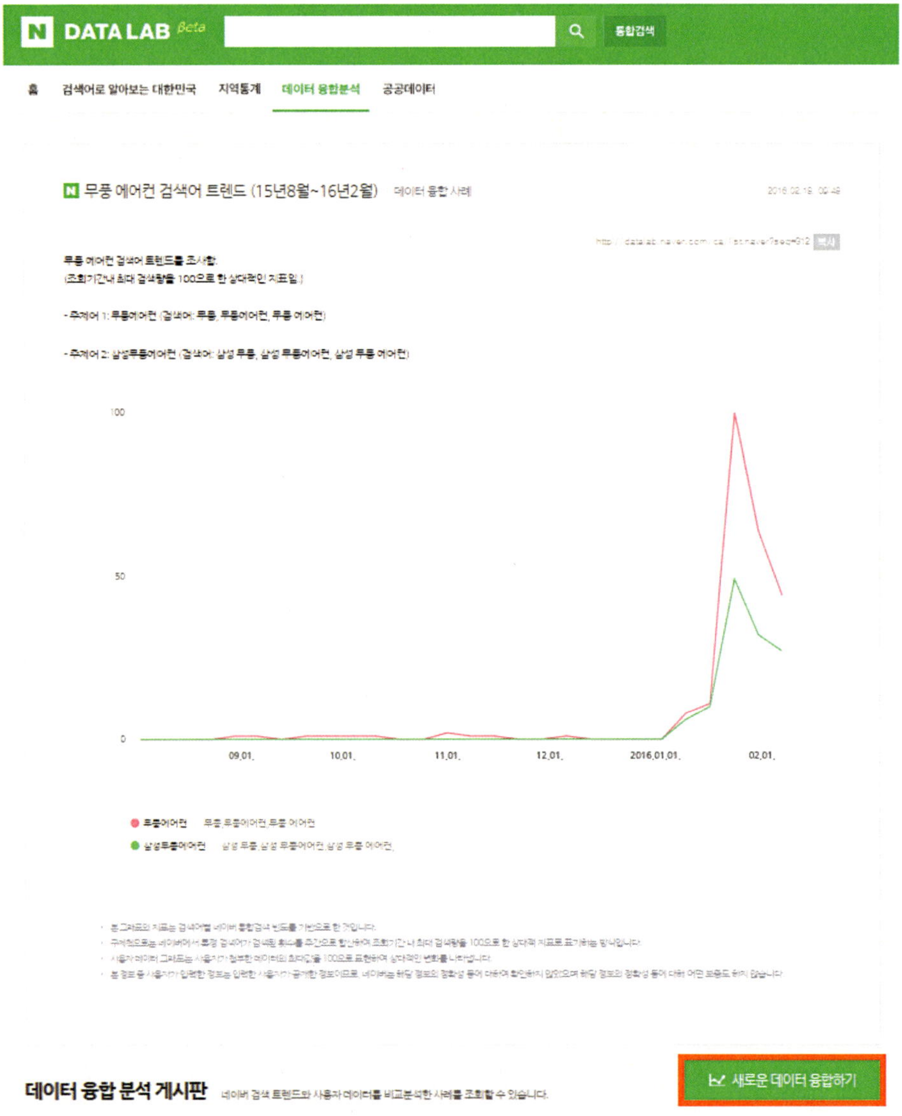

새로운 데이터 융합하기 화면에서는 주제어의 입력과 기간을 설정하여야 하는데 일반적으

로 병원의 키워드 회자를 조사할 때 기간은 1년, 주제어는 병원명으로 설정하여 조회하면 된다.

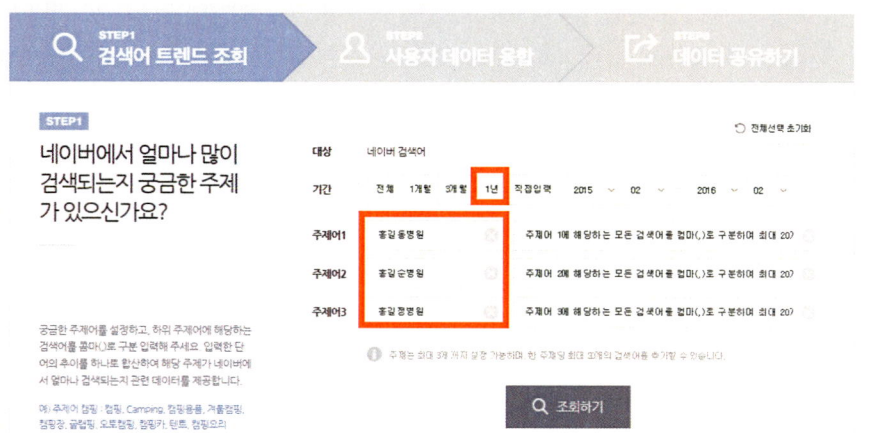

주제어를 입력할 때 추가적인 검색어를 입력하여 보다 자세한 결과값을 추출할 수 있는데 경쟁병원 모두가 공통으로 진료하는 질환, 수술, 시술을 검색어로 지정하면 된다.

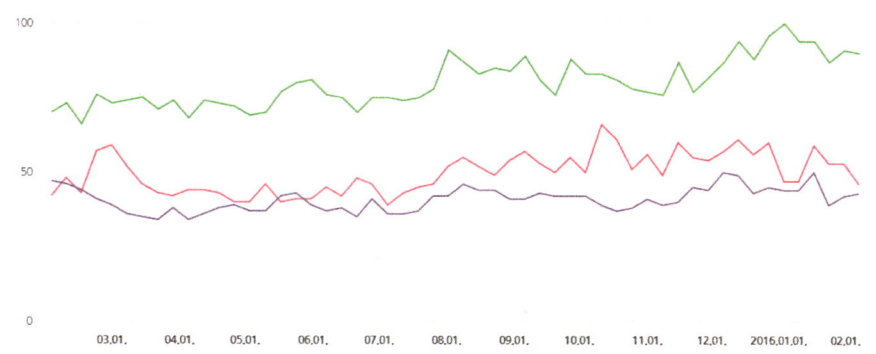

조회 결과에 따라 각각의 병원을 비교한 그래프 값을 획득할 수 있는데, 특정 기간의 숫자를 알고 싶을 경우 마우스를 그래프 위에 위치하면 해당 기간의 각 병원의 조회수를 확인할 수 있다.

그래프를 통하여 경쟁병원과 조회수의 차이가 크다면 상대적으로 고객 인지도가 낮은 것이다. 즉, 마케팅적으로 우리 병원이 좀더 노력하여야 한다는 표현이기 때문에 적극적인 홍보 방안을 찾아야 한다. 적극적인 홍보 방안이 필요한 병원이라면 다양한 컨설팅 요소가 포함된 마케팅 방법들을 통하여 병원을 변화시키고 경쟁병원과의 차이를 극복하여 보라.

어떤 좋은 선물, 어떤 도움보다 환자가 늘어나고 수입이 증가하는 것만큼 병원에 큰 만족을 줄 수 있는 방법은 없다.

참고로 네이버 데이터랩에서는 정부3.0에 따라 공개된 각종 통계자료들을 편리하게 조회하고 활용할 수 있다. 주요 자료들은 공공데이터포털, 서울열린데이터광장, 통계청, 한국고용정보원, 한국국제협력단에서 제공되는 자료들로 필요에 따라 참고하거나 인용하여 활용하라.

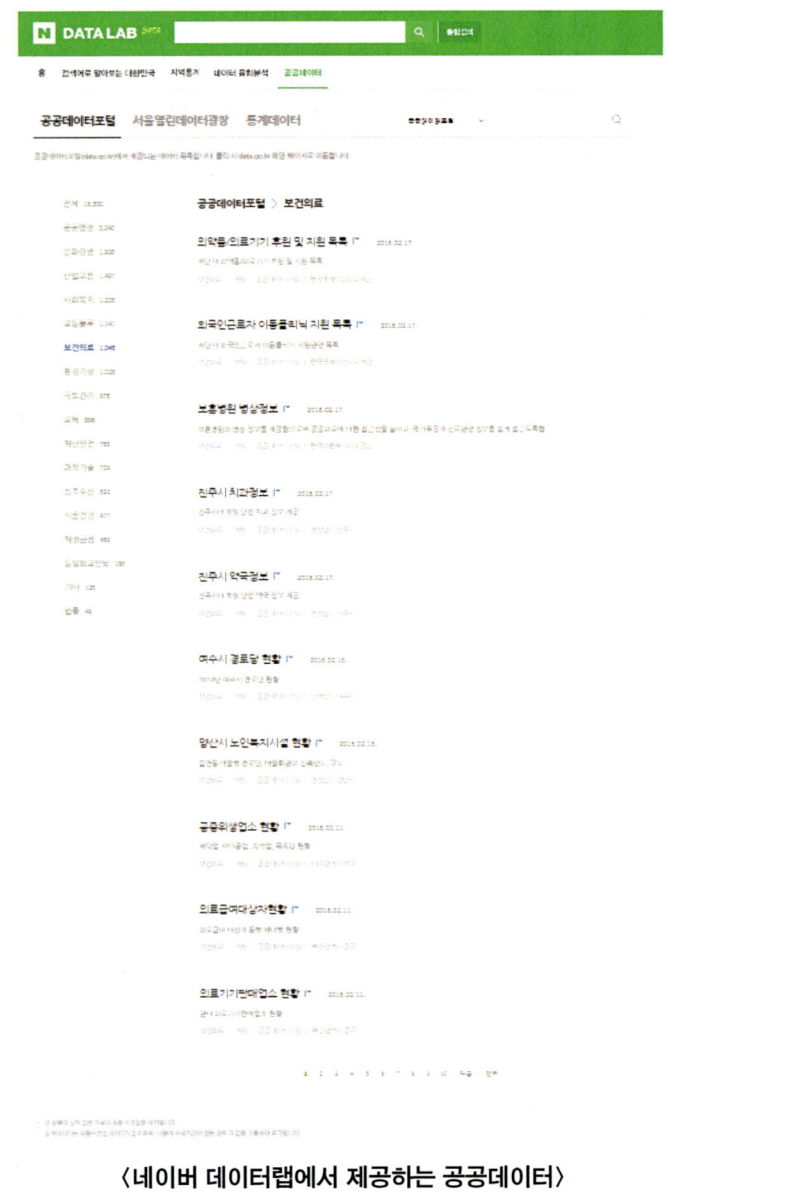

〈네이버 데이터랩에서 제공하는 공공데이터〉

생각자료 21. 네이버 광고관리시스템을 활용한 키워드 분석

 네이버 검색광고를 집행하기 위하여 사용하는 네이버 광고관리시스템은 유료로 집행되는 키워드들에 대한 검색량, 집행비용을 확인하고 예상비용을 추정할 수 있는 시스템이다.

 병원에서 사용하고자 하는 키워드에 대한 가치를 확인해보면 우리 병원뿐 아니라 해당 키워드에 관심이 있는 병원들이 얼마나 많은지, 어느 정도의 가치를 부여하고 있는지를 예측할 수 있다.

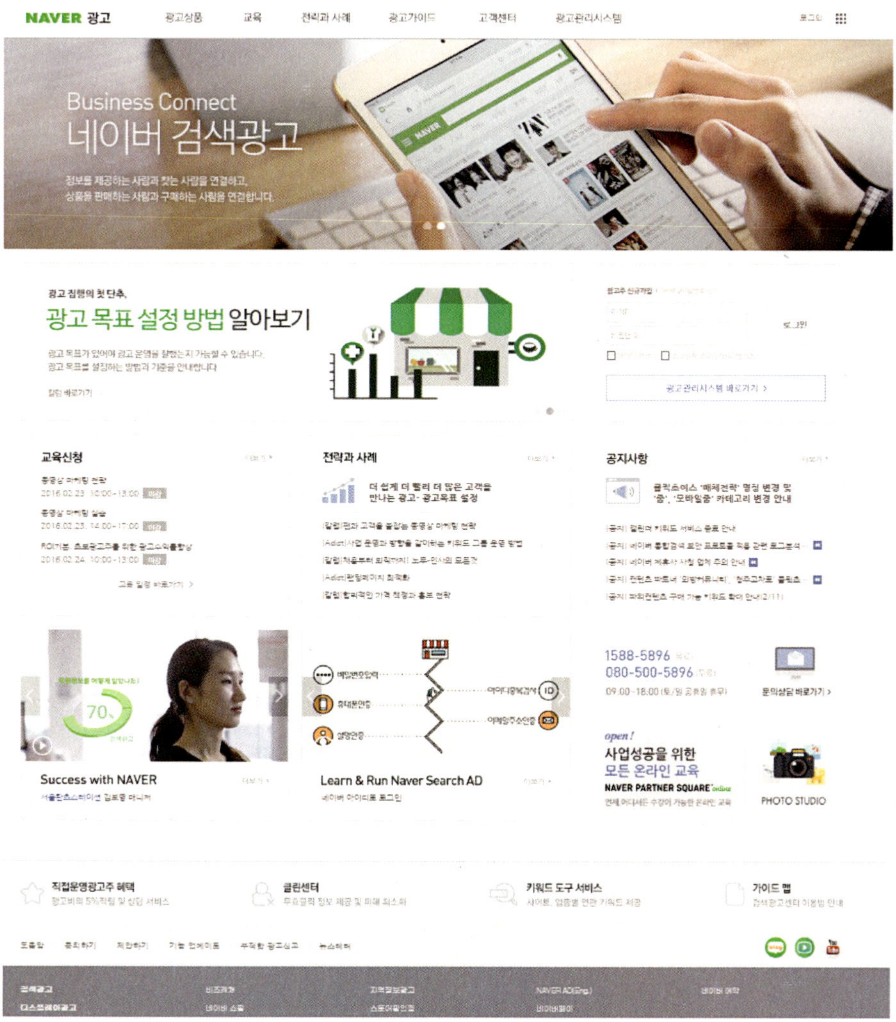

〈네이버 광고 메인화면〉

네이버 광고에서는 단순히 광고관리만 하는 것이 아니고 네이버 광고를 통하여 성공한 사례와 전략을 보고 배울 수 있으며 네이버에서 집행하는 다양한 광고상품을 확인할 수 있다.

또, 교육 메뉴를 통하여 쉽고 빠르게 네이버 광고를 익힐 수 있도록 각종 교육자료를 제공하니 관심 있는 분들은 참고하여 광고영역에 전문가가 되어 보는 것도 좋겠다.

네이버 광고관리시스템을 사용하기 위하여는 네이버 가입과는 별도로 광고주로 가입을 하여야 한다. 화면 우측 중앙에 로그인 창의 광고주 신규가입 메뉴를 통하여 가입절차를 진행한다.

네이버에서는 사업자뿐 아니라 개인광고주도 가입이 가능하기 때문에 개인을 인증할 수 있는 아이핀, 휴대폰만 보유하고 있다면 신규 광고주로 가입할 수 있다.

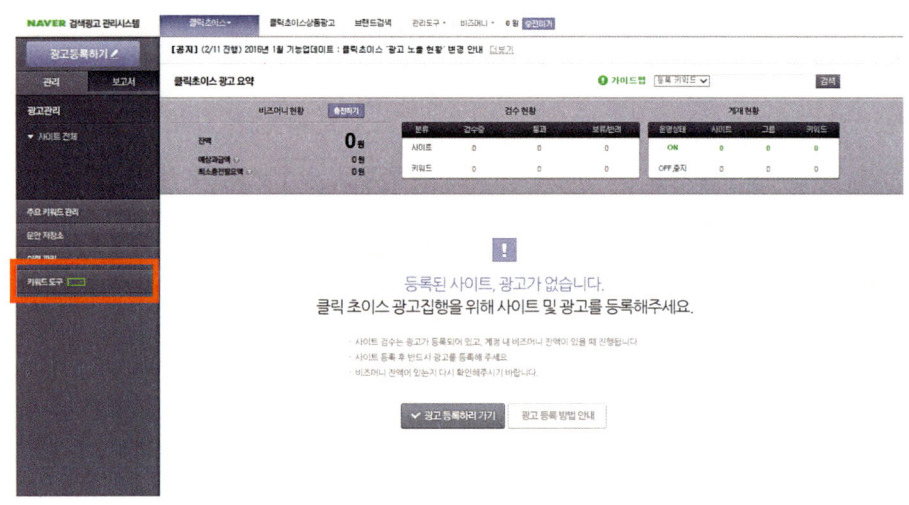

신규 광고주로 가입하였다면 좌측메뉴 중 키워드 도구를 통하여 필요한 정보를 탐색할 수 있다.

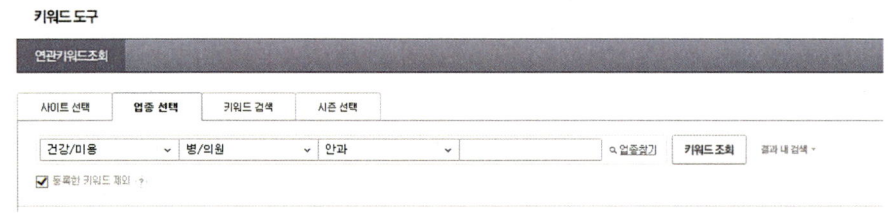

키워드 도구에서는 사이트 선택, 업종 선택, 키워드 검색, 시즌 선택의 4개의 탭을 통하여

키워드를 조회하고 마케팅에 필요한 정보를 수집할 수 있는데 업종 선택과 키워드 검색 두 가지를 활용하여 필요한 정보를 추출하여 보자.

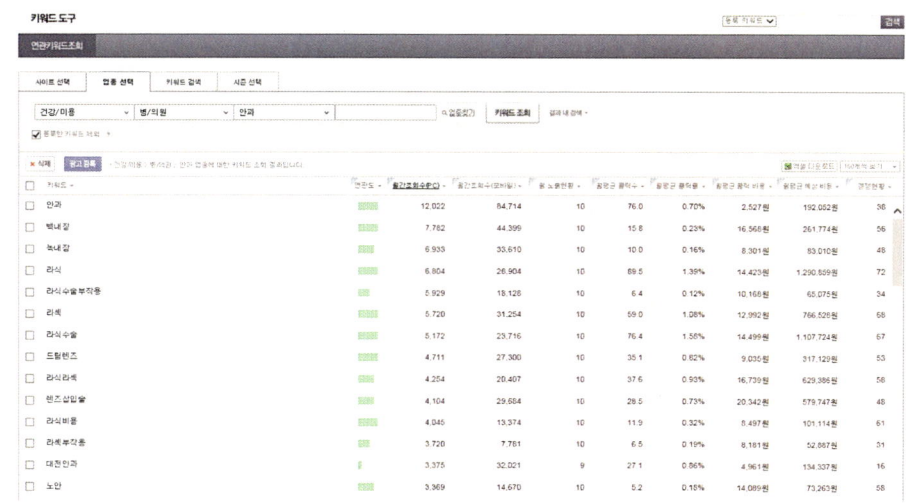

업종 선택에서는 진료과에 따라서 월간 조회되는 검색어와 광고비용을 볼 수 있는데 검색어가 많이 조회된다는 것은 해당 진료과에 얻고자 하는 정보 항목을 뜻하게 되어 특화할 클리닉을 고민하거나 마케팅, 진료영역을 확장 시에 참고할 수 있다.

광고비용은 해당 키워드에 투입되는 월간 광고비용으로 결국 해당 진료과의 경쟁병원들이 비용을 많이 투입하고라도 적극적으로 환자를 유치하고 싶은 진료 항목이거나 병원을 찾을 수 있도록 알리는 접근 키워드가 된다.

표의 해당 메뉴 탭들은 클릭을 통하여 정렬 기능을 제공하기 때문에 오름차순, 내림차순 정렬을 통하여 키워드의 순위를 산출할 수 있다. 필요한 정보는 엑셀로 다운로드하여 보고서 작성시에 첨부하거나 가공하여 사용하면 된다.

정렬된 데이터 중 보고서로 작성할 때 의미 있는 값 몇 가지를 찾아본다면 첫 번째, PC와 모바일 조회수이다. 보통 병원에서는 PC에 치중하여 모바일을 소홀히 하는 경우가 많은데 이는 병원의 근무자들이 주로 PC 환경하에서 업무를 수행하여 PC에서 정보를 찾는데 익숙하기 때문이다. 빠르게 변화하는 흐름을 읽고 모바일을 강화하는 병원들이 증가하고 있지만 아직 모바일에 관심이 부족하고 중요성을 인지하지 못하는 병원들이 많다. 이미 정보검색의 흐름은 모바일로 변화하였고 이제 더 이상 변화를 늦출 수 없기에 모바일의 중요성을 정확히 전달하자.

두 번째, 경쟁현황이다. 경쟁현황은 경쟁병원 수 기준으로 정렬할 수 있는데 이는 동일 진료과들이 선호하는 키워드의 우선순위라고 볼 수 있다. 많은 병원들이 홍보를 원하는 키워드가 우리 병원 역시 고객에게 널리 알리고자 하는 키워드라고 판단하여도 무방할 것이다.

키워드는 보고서를 작성할 때만 필요한 것이 아니고 홈페이지나 브랜드 블로그와 같은 병원의 대표 매체를 생성할 때 카테고리로 활용할 수 있다. 카테고리를 결정할 때 많은 병원들이 의료진이 임의로 메뉴를 결정하거나 이름있는 병원의 카테고리를 그대로 벤치마킹하는 경우가 많은데 키워드 정보를 활용하면 보다 객관적인 카테고리의 결정과 배열 순서를 정하는 데 도움이 된다.

키워드 도구에서 살펴볼 또 하나의 탭 메뉴는 '키워드 검색'이다. 키워드 검색에서는 광고하고자 하는 키워드인 단어들에 대한 월간 조회수, 월 노출현황, 월평균 클릭수, 월평균 예상비용을 알아볼 수 있다.

키워드 검색도 앞에서 설명한 업종검색과 마찬가지로 경쟁현황, 월간 조회수를 바탕으로 동종 병원에서 선호하는 키워드를 예측할 수 있다. 키워드 검색은 업종에 따른 검색이 아니기 때문에 다양한 조합으로 단어를 검색할 수 있는데 대표적으로 많이 사용하는 방법이 '지역명+질환', '지역명+진료과'와 같은 형태이다.

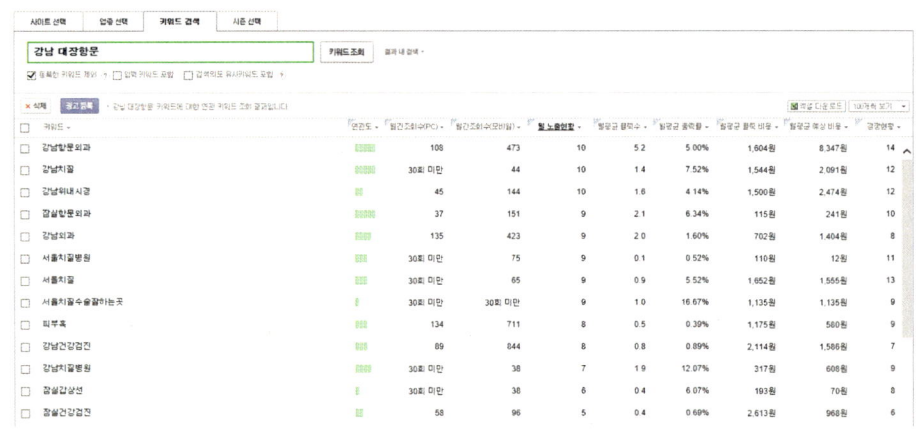

'지역명+질환(진료과)'의 사례로 그림과 같이 강남+대장항문의 키워드로 검색하여 보았다. 단순히, 강남 대장항문에 대한 키워드만 보여지는 것이 아니라 유사 키워드까지 한번에 검색이 되기 때문에 다양한 키워드를 하나씩 검색하여 보지 않아도 한눈에 볼 수 있다.

검색하고자 하는 키워드인 강남+대장항문의 결과만을 보고 싶다면 키워드 조회창 하단에서 '입력 키워드 포함'을 선택한 후 조회하면 된다.

최근 들어 네이버와 같은 포털사이트에 광고를 희망하는 병원들이 증가하고 있으나 투입비용에 대한 고민으로 인하여 실행에 옮기지 못하는 경우가 많은데 키워드 검색을 통하여 예상비용을 산출하여 최소 비용으로 실행계획을 수립하여 볼 수 있다. 방문하는 병원 중에서 온라인 광고에 희망하는 병원이 있다면 병원의 투입예상비용을 확인 후 키워드 검색을 통하여 전략을 수립하여 도움을 제공하자.

투입비용이 현저하게 낮을 경우에는 키워드 조합을 보다 세밀하게 하는 방법으로 접근할 수 있는데 예를 들어, 인천 서구에 있는 건강검진 병원이라면 '건강검진' 보다 '인천 건강검진'이 비용이 저렴하고 '인천 서구 건강검진'이 보다 비용대비 효과가 높은 검색 키워드라고 하겠다. 또한, 지역만의 특색이 있는 키워드를 활용하는 방법도 있는데 지역을 대표하는 지명을 활용하여 검색 키워드를 작성하는 것이다.

'OO역 건강검진', '인천 OO마트 건강검진', 'OO고개 건강검진, 'OO사거리 건강검진'과 같은 조합을 사용하는 방법이다. 이러한 키워드들은 포털사이트에서 검색되는 양이 많지 않아 비용이 저렴하지만 실제 내원을 고려하고 있는 지역기반의 고객들에게는 유용한 키워드이기 때문에 효과적이다.

키워드를 통한 레포트는 엑셀을 통하여 리스트를 정리하고 도표를 추가하여 하나의 보고서 형태로 작성하여 병원 방문 시 활용하면 좋은 결과를 얻을 수 있으니 반드시 시도하여 보라.

동영상 - 고객 시선을 이끄는 영상의 힘

동영상은 정적인 다른 매체들에 비하여 동적인 매체의 특성을 통하여 고객의 시선을 보다 쉽게 사로잡을 수 있는 좋은 매체이다. 다만, 동영상은 다른 매체들에 비하여 퀄리티 있는 영상을 제작하기 위해 투입되는 비용이 상대적으로 높고 전문화된 영역이라는 인식으로 많은 병원들이 활용하지 못하고 있다.

하지만, 최근 사용자가 찾는 영상의 추세를 보면 과거와 같은 잘 짜여진 하나의 기획작품이 아닌 조금 부족하여도 참여하고 공감을 얻을 수 있는 제작형태로 방향이 변화하고 있다.

제작 장비 또한 스마트폰 하나만으로도 영화를 제작할 수 있는 시대이기에 병원 영상을 제작하는 데 어려움이 없다.

병원에서 제작하는 영상은 병원 소개영상, 질환정보, 강연, 홍보용 UCC, 인터뷰와

같은 종류들이 있으며 영업사원의 입장에서 제작이 가능하고 효과적인 영상은 강연이나 인터뷰 영상이다. 강연과 인터뷰 영상은 주제의 특성상 의료진과의 협업이 필요하여 강연시에 동행해야 하며 인터뷰에도 참여하여야 하기에 함께 소통하며 관계를 형성하는 기회를 마련할 수 있다. 강연이나 인터뷰의 경우에는 영상 내에 변화나 기술적인 요소가 많지 않아 간단한 영상프로그램만으로 효과적인 영상을 만들어낼 수 있는 장점이 있다.

영상을 제작할 수 있는 프로그램에는 여러 가지가 있으나 PC용 프로그램보다 스마트폰용 어플리케이션을 사용하는 것이 시간이 없고 전문 지식이 부족한 경우 손쉽게 영상을 제작할 수 있는 방법이다.

모바일에서 사용할 수 있는 영상제작 어플리케이션은 다양하기 때문에 검색을 통하여 본인에게 적합한 어플리케이션을 다운로드 받아 사용하면 된다.

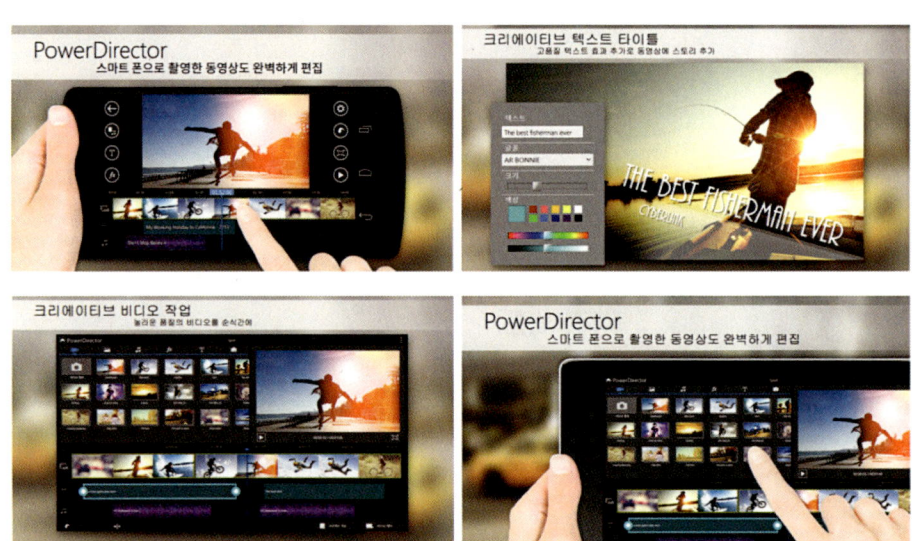

〈파워 디렉터 모바일 어플리케이션의 샘플 이미지〉

영상은 단순히 병원만을 위하여 사용하는 것이 아니라 바쁜 의료진들의 개인적인 용도로도 활용이 가능한데 대표적인 방법이 영상편지를 제작하는 것이다.

많은 의료진들이 바쁜 일상으로 인하여 가족과 소통이 부족하거나 표현이 부족한 경우가 많은데 영상편지 하나로 가족에게 감동을 주고 고마움을 표시할 수 있기에 영상편지 제작을 제안하였을 경우 공감하여 실제 제작으로 이어지는 경우가 많다.

영상편지는 가족뿐만 아니라 의료진간에 감사의 인사를 표현하는 용도로도 활용할 수 있어 병원장이 직원의 생일을 맞아 보내는 영상 메시지, 진료협업에 감사 인사로 보내는 타 병원 의료진을 위한 메시지와 같은 다양한 형태로 활용이 가능하다.

영상편지 제작 어플리케이션은 사용하는 스마트폰 종류에 따라 앱스토어나 구글스토어 검색을 통하여 다양한 프로그램을 찾아볼 수 있으니 검색을 통하여 적합한 어플리케이션을 다운로드 받아 사용하면 된다.

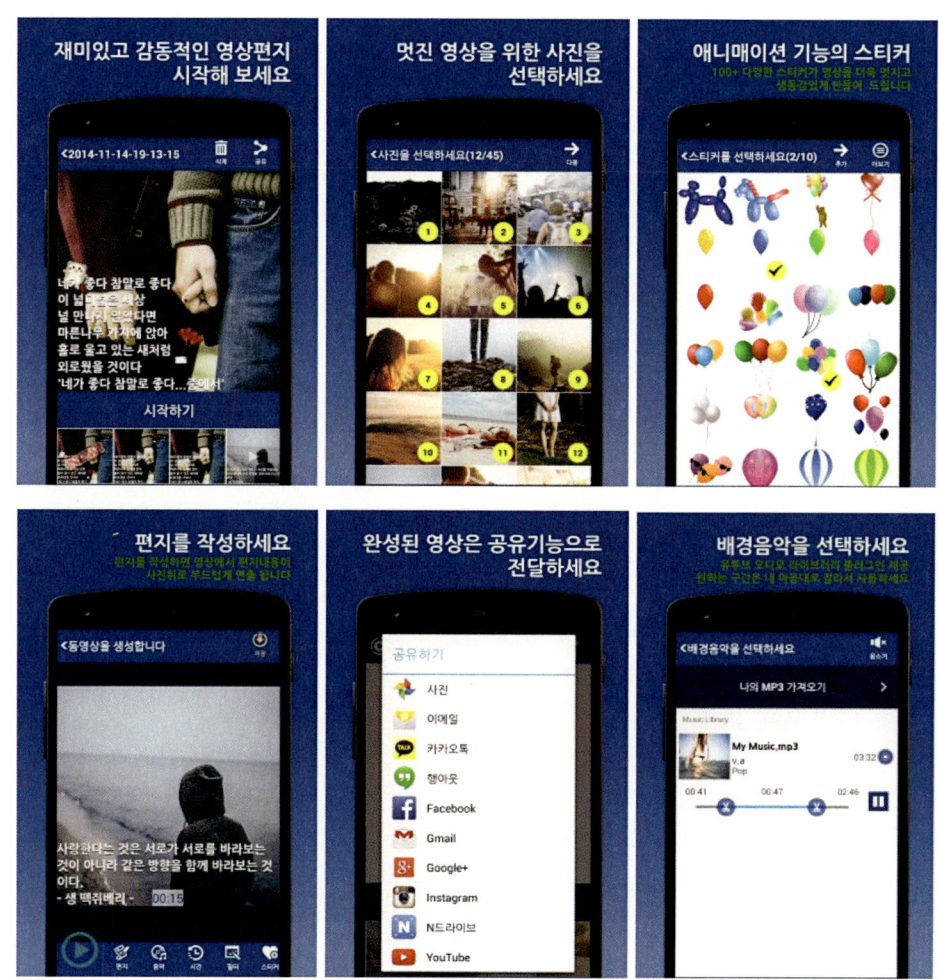

〈슬라이드 메시지 어플리케이션의 샘플 이미지〉

영상편지는 대부분 기존에 가지고 있는 사진을 바탕으로 작성하기 때문에 의료진이 보유하고 있는 사진을 받아서 스캔하고 이미지로 저장하여 활용하여야 한다.

의료진 자녀를 위한 영상편지를 제작할 경우에는 성장과정의 사진 몇 장을 통하여 부모의 메시지를 전달하는 형식으로 제작할 수 있으며 배우자를 위한 영상편지는 만남에서 결혼, 가족의 구성까지의 스토리를 구성하여 감사와 사랑의 마음을 담을 수 있다.

사진이 없거나 전달 받기가 어려울 경우에는 병원 생활의 일상을 촬영하여 다이어리 형태의 영상을 구성할 수도 있다.

영상편지의 구성은 주제에 맞는 기획을 통하여 전달하고자 하는 이에게 효과적인 방법을 찾아야 하며 제작을 의뢰한 의뢰인이나 전달받은 사람 모두에게 감동이 되도록 구성하여야 한다.

영상편지는 어플리케이션에서 지원하는 메일, 카카오톡 등의 다양한 방법으로 전송하면 되며 USB에 담아 직접 전달하여도 된다.

병원에서 보유중인 기존 영상이나 신규 제작한 영상물은 다양한 방법으로 활용되는데 오프라인의 경우 대기실 광고로 가장 많이 사용되며 진료실 앞이나 옥외 광고를 위한 자료로도 활용된다. 온라인의 경우는 홈페이지, 카페, 블로그 등을 통하여 전달하는 게 일반적인 방법이다.

병원에서 제작된 영상은 보다 쉽게 활용하기 위하여 온라인상 하나의 공간에 모아두면 유용하므로 유튜브의 채널을 활용하여 보자. 일반적으로 유튜브에 영상을 올릴 때 저장 계획을 수립하지 않고 생성된 개인 채널에 업로드하는 경우가 많은데 온라인 저장에도 규칙을 수립하여 관리하면 좋다.

유튜브에는 브랜드 채널을 생성하여 관리할 수 있는 기능을 제공하여 개인의 채널과 별도로 브랜드 채널들을 생성하여 방문하는 병원별로 효과적으로 관리하도록 하면 보다 효율적으로 운영할 수 있다. 만일, 개인 채널에 영상을 업로드할 경우에는 타 병원의 영상이 함께 노출되어 난처한 상황에 빠지거나 사용자 개인의 채널구독, 재생목록, 좋아요 등이 노출되어 개인의 소소한 프라이버시가 침해되는 문제가 발생할 수 있다.

브랜드 채널은 특정 영상을 통하여 접근한 사용자에게 병원의 다른 영상들을 리스트로 노출하여 추가적인 영상정보를 제공하므로 병원의 효과적인 정보 제공에 도움이 된다. 방문하는 병원에서 영상은 보유하고 있으나 관리가 되지 않고 있다면 유튜브를 통한 브랜드 채널 관리만으로도 만족스러운 반응을 얻을 수 있을 것이다.

생각자료 22. 유튜브에 브랜드 채널 만들기

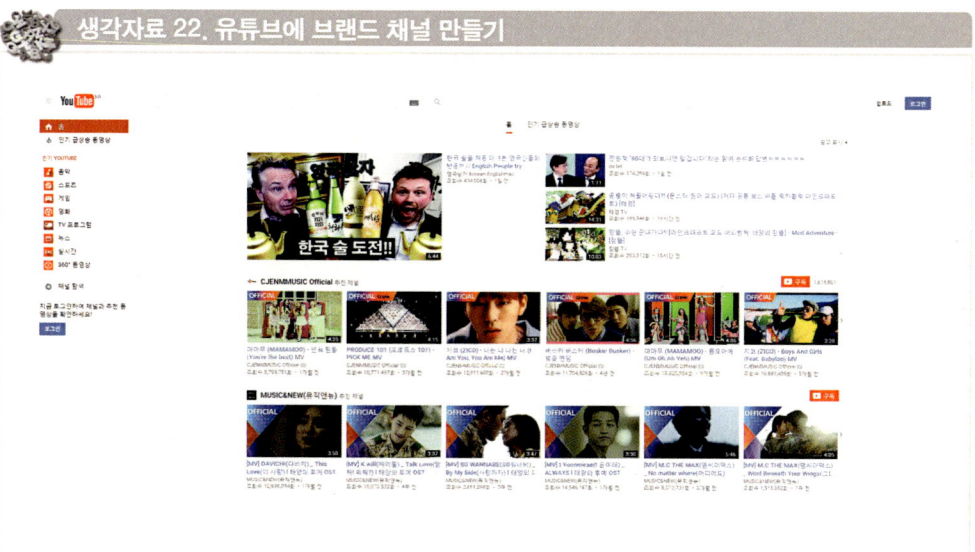

유튜브에 채널을 만들려면 로그인을 하여야 하는데 구글 계정이 필요하다 구글 계정은 개인의 계정을 사용하여도 되지만 영업적 목적으로 활용하려면 별도의 계정을 생성하여 관리하는 것이 좋다.

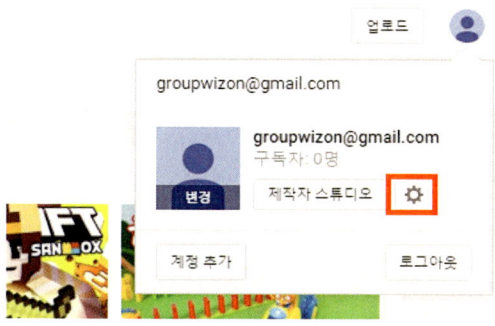

로그인 후 우측 상단에 로그인 아이콘을 선택하면 로그인 정보가 표시되는데 톱니바퀴 모양의 아이콘을 통하여 내 계정의 환경을 설정할 수 있다.

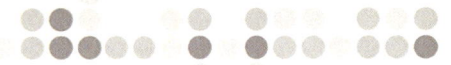

채널 생성을 위하여 이메일 옆에 '채널 만들기' 또는 하단의 '새 채널 만들기'를 클릭한다.

'채널 만들기'를 선택하여 개인 채널을 생성한다.

개인 채널이 필요 없거나 병원명의 브랜드 채널을 즉시 생성하려면 하단의 '업체 이름 또는 기타 이름 사용'을 선택하여 생성할 수 있다.

관리의 편의와 병원 요구에 따라 병원명의 브랜드로 바로 생성하여 병원과 함께 관리를 할 것인지 개인 계정을 통하여 방문하는 모든 병원의 영상을 통합 관리할 것인지 고민하여야 한다.

필요에 따라 의료진의 이름으로 개인 계정을 만들고 하단에 병원명의 브랜드 채널을 만들 수도 있다. 봉직의나 의료진의 필요에 따라 병원간 이직을 하거나 타 병원과 영상을 공유하는 경우도 있어 본인이 직접 채널을 관리하고자 하는 경우도 있으니 계정의 생성은 여러 상황을 고려하여 가장 효과적인 방법을 선택하여야 한다.

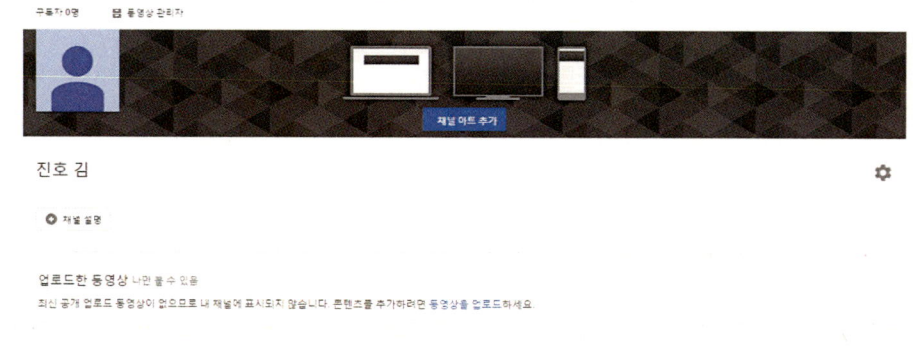

〈유튜브에 생성된 개인 채널〉

브랜드 채널의 생성 역시 톱니바퀴 모양의 환경설정 아이콘을 클릭하여 생성한다.

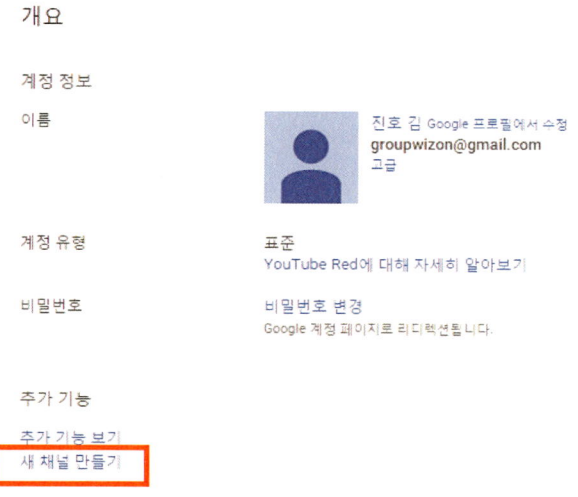

하단의 '새 채널 만들기'를 선택하여 브랜드 채널을 생성하는데 병원명으로 채널 이름을 지정하고 카테고리 선택에서 '회사, 기관 또는 조직'을 선택하고 약관 동의 후 완료 버튼을 클릭하면 된다.

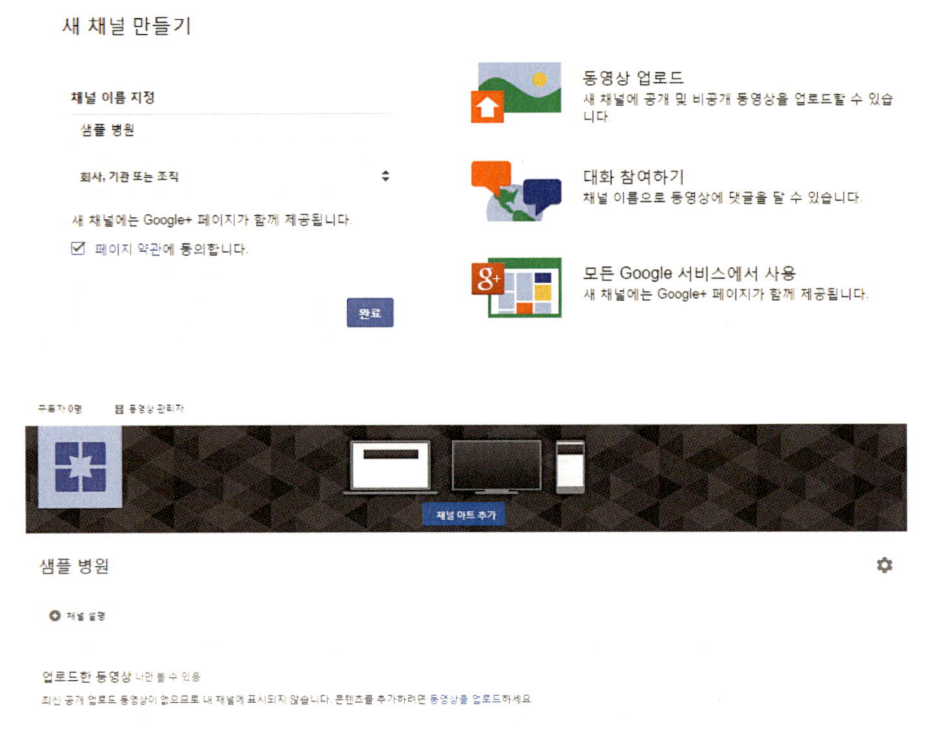

　이제 생성된 유튜브 브랜드 채널을 통하여 병원이 보유하고 있는 영상을 채널에 올려 홍보하는 일만 남았다. 병원을 통하여 영상을 수집하고 간단한 영상들은 직접 제작하여 브랜드 채널을 통하여 홍보하여 보자.

　포털사이트의 블로그, 카페 등에 영상을 업로드할 경우 포털사의 자체 영상 업로드 기능을 활용할 수도 있지만 채널의 통합을 위하여 가급적이면 유튜브 채널에 자료를 업로드하고 활용하면 효율적이다.

　지금까지 살펴보았듯이 포털사이트에 노출되는 영역들에서도 많은 컨설팅 요소를 찾을 수 있다. 언급하지 않은 다른 온라인 영역들인 이미지, SNS와 같은 요소들도 컨설팅 영업으로 활용할 수 있는 다양한 방법들이 존재하는데 병원에서 고민하는 생각들, 발행하는 문서, 이미지 등 작은 요소 하나하나가 조금만 발전시키면 훌륭한 소재가 될 수 있음을 인식하여야 한다.

Chapter 03

병원 경영에
도움을 주는
컨설팅 영업

컨설팅 영업이란?

컨설팅이라 하면 특정 분야에 전문 지식을 갖춘 사람이 고객이나 고객사에 노하우를 바탕으로 도와주는 서비스 방식을 말하는데, 컨설팅 영업이라 지칭할 때 말하는 컨설팅은 특정 분야를 세밀하게 좁혀 작은 요소 하나까지도 알고 있는 지식을 활용하여 고객에게 도움을 주면서 영업에 도움이 되는 행위라고 말한다.

따라서, 컨설팅 영업은 특정 분야에 대한 깊이 있는 전문 지식이 아니라 수많은 컨설팅 요소들을 이해하고 요소들을 결합하여 고객에게 설명할 수 있으며 고객의 필요사항이나 인지하지 못하고 있는 부분들을 찾아내어 실행함으로 인하여 고객에게 감동을 주고 관계를 형성하여 궁극적인 영업행위에 도움이 되도록 하는 것이다.

이러한 컨설팅 영업은 수많은 컨설팅 요소들에 대한 학습이 필수적으로 발생하게 된다. 필요할 때 정보를 찾고 실행하기 위하여는 컨설팅 요소들에 대한 개념과 현장에 적합한 설계를 할 수 있는 이해가 필수적이므로 다양한 컨설팅 요소들을 스스로의 지식으로 받아들여야 효과적인 영업활동을 할 수 있다.

개원 홍보! 같지만 다르게 접근하라

힘든 개원, 작은 도움이 평생의 관계를 형성한다

새로운 사업을 시작한다는 것은 힘겨운 도전을 시작하는 여정이다. 병원의 개원 역시, 힘겨운 과정을 통하여 성공적인 개원으로 성장하여야 한다.

개원을 준비하는 의사는 타 병원에 근무와 병행하며 개원을 준비하는 경우가 많은데 이럴 경우 시간과 정보의 부족으로 인해 어려운 시기를 겪는다. 이 시기에는 선후배의 조언과 사례가 나침반이 되는 경우가 대부분으로 개원 현장에 대한 각종 정보와 홍보를 위한 누군가의 도움을 절실히 느끼게 된다. 이런 문제를 해결하기 위하여 외부 컨설팅 업체의 도움을 받기도 하는데 일반적으로 컨설팅 업체는 전략적인 설계를 통하여 보다 편하게 개원을 할 수 있도록 도와주는 역할을 한다.

하지만, 컨설팅 업체를 통한 개원은 초기 개원 비용에 부담을 주는 경우가 많고 솔루션과 연계된 업체의 경우 솔루션의 선택에서 자유롭지 못하게 된다는 단점이 발생하게 된다. 평소 관심이 있었던 솔루션이나 조건이 만족스럽다면 큰 문제가 되지 않겠으나 폐업 시까지 활용할 솔루션 결정 과정에 다양한 제품을 접하고 판단하여 보다 효율적인 선택을 할 수 있는 기회를 상실할 위험이 존재한다.

컨설팅 업체의 도움을 받든 직접 개원을 준비하든 모든 결정은 개원하는 의사가 결정하여야 하기 때문에 올바른 선택을 위하여 필요한 다양한 정보를 원한다. 사전에 준비할 많은 과정들, 개원입지를 선정하고 자금계획을 수립하고 병원의 설립형태를 결정하며 함께할 파트너와 구성원을 찾고 업체들을 선별하고 개원에 필요한 행정적 절차와 시설, 장비 도입까지 선택을 위한 순간순간에 정보와 도움은 절실하다.

영업사원들에게 병원 개원에 도움을 주라고 이야기하면 너무 전문적인 부분이고 민감한 부분인데 어떤 도움을 줄 수 있느냐고 반문하는 사람들이 있다. 하지만, 조금만 생각을 바꾸어 고민해 보라.

개원을 희망하는 의사가 알고 있고 근무한 경험이 있는 병원이 몇 개나 될 것인가?

아마 많이 잡아도 10개를 넘지 않을 것이다. 반면, 영업사원들은 개원의가 희망하는 동종 병원에 대하여 수십 개 많게는 수백 개의 병원을 다녀본 노하우가 있다. 병원의 시설은 어떻게 갖추어졌는지, 병원의 인력은 어떻게 갖추어졌는지, 병원의 진료 프로세스는 어떻게 되는지, 병원에 전문진료 및 질환에 대하여 어떤 광고를 하는지, 내부에 어떤 고객만족 요소들을 갖추고 있는지를 이미 알고 있고 정보를 얻을 수 있기 때문에 객관적인 시선으로 효과적인 고급 정보들을 전달하여 줄 수 있는 것이다.

개원의에게 정보와 도움은 큰 힘이 되고 힘든 시기에 도와준 영업사원은 고마운 사람으로 인식되어 단순한 판매자, 구매자의 관계를 넘어 인간적인 유대감을 형성할 수 있을 것이다.

이러한 도움의 과정을 수행함에 있어서 가장 중요한 부분은 당장의 큰 피드백을 요구하거나 계산하는 우를 범하지 말아야 한다. 개원의와 같은 마음으로 고민하고 병원을 성장시켜 나가며 함께 성공하는 모델을 꿈꾸고 내 병원을 설립한다는 마음으로 동참하여야 스스로도 발전하는 과정이 될 것이다.

병원을 기록으로 남겨라

개원 시에 필요한 요소 중에 잘되는 병원은 어떻게 꾸며져 있는지와 어떻게 진료를 하는지를 생각해 보자. 어설프게 어떤 병원은 뭐가 좋고 어떤 병원 원장님은 무엇을 잘하고 와 같은 자존심 상할 수 있는 비교나 가르치려 하지 말고 객관적인 자료를 바탕으로 정보를 제공하여야 한다.

이를 위해서는 평소의 영업 습관의 변화가 필요하다.

많은 영업사원들이 병원을 방문하면 대기실에 앉아 스마트폰을 하거나 커피를 마시며 기다리는 경우가 많고 간호사와 신변잡기나 이슈 등의 이야기로 시간을 허비하는 경우가 많다. 병원의 상황에 따라 1시간여까지 이어지는 대기시간에 수집할 수 있는 많은 정보가 있음에도 왜 헛되이 시간을 보내려 하는가?

물론, 원장 외 의료진과 이야기를 하는 것도 영업에 도움이 되는 과정일 것이다. 하지만, 이야기 주제는 신변잡기나 이슈에 머물지 말고 병원에서 뭔가 변화가 있는지 귀를 기울이고 적극적으로 정보를 수집하는 과정이 되어야 한다. 수집된 정보는 곧 컨설팅 요소를 접목하여 병원에 도움을 줄 수 있는 좋은 자료이기 때문이다.

병원에 방문하면 먼저 둘러보라. 둘러보는 과정은 병원에 들어서는 주차장, 건물입구에서부터 시작되어야 한다. 환자의 입장에서 병원을 찾는다는 시선을 유지하여야 문제점들을 찾을 수 있다.

병원의 이곳 저곳을 둘러보며 사진을 찍는 습관을 들여보라.

사진은 반드시 잘 찍을 필요는 없다. 약간 부족한 전문가 느낌이 나지 않은 사진들은 블로그나 소셜과 같은 마케팅 시에 활용할 수 있는 좋은 이미지가 된다.

고객의 진료 동선을 따라 사진과 함께 동영상도 찍어 보라. 고객의 진료 동선 영상은 의사가 느끼지 못하는 고객관점의 시선으로 바라보기에 의료진에게 환자의 입장에서 바라보는 생각 요소가 된다. 다양한 각도에서 찍어둔 사진들은 방문한 병원에는 문제점을 찾는 시선이 되고 컨설팅 요소에 넣어 활용할 수 있는 훌륭한 자료가 되며 개원 예정인 병원에는 타 병원의 인테리어를 벤치마킹 할 수 있는 사례가 된다.

사진을 찍을 때 첫 번째는 환자의 동선을 중심으로 촬영하고 두 번째는 병원의 마케팅, 홍보요소들을 챙기며 세 번째는 의료진이 머무는 공간, 동선을 고려하여 찍어보라. 반드시 필요한 컨설팅 요소가 발견될 것이며 병원에 소중한 자료가 될 것이다.

실제로 우수한 의료진, 훌륭한 시설을 갖추었음에도 신규환자가 재진 환자로 전환되는 비율이 낮은 병원이 있었다. 병원에서는 홍보 비용도 증액하고 고객을 위하여 음료서비스 공간도 확보하고 친절교육도 진행하였지만 상황은 개선되지 않았다. 필자의 동료 컨설턴트가 방문하여 환자의 시선으로 진료도 받아보고 진료 대기도 하고 사진도 촬영하여 분석하여 본 결과 문제의 원인은 대기실 한쪽에 있는 청소 도구함에서 찾을 수 있었다.

문제의 병원에서는 대기실에 있으면 불쾌한 냄새가 발생하였는데 병원에서는 상황을 인식하지 못하고 대수롭지 않게 여기고 있었던 것이다. 청소 도구함에는 매일 청소 후 물걸레가 비치되어 있어 냄새의 원인을 제공하고 있었는데 일정시간이 지나면 냄새는 약화 되었지만 방문율이 높은 오전시간 대에 집중된 악취는 고객들에게 타협 대상이 아니었던 것이었다. 방문한 고객들은 표현은 하지 않고 재내원을 하지 않는 행동으로 이어졌던 것이다. 문제의 원인을 파악한 후 병원과 협의하여 청소 도구함을 다른 장소로 옮긴 후 재내원율이 실제로 증가함으로써 병원의 고민이 해결되었다. 이러한 사례처럼 컨설팅은 거창하지 않아도 작은 관심만으로도 해결할 수 있는 부분들이 많다.

병원마다 둘러보고 그날그날의 라운딩 일지를 정리하여 보라. 라운딩 일지에는 그날 찍어둔 사진도 함께 첨부하여 두면 하나의 히스토리북을 만들 수 있는데 객관적으로 작성하여 영업 시에 컨설팅 요소를 찾는 용도로 사용하면 좋다. 또한, 업무 인수인계 시에는 후임자를 위한 훌륭한 거래처 지침서가 된다.

병원들마다 모아둔 라운딩 일지는 개원의에게는 훌륭한 선행학습 자료로 활용할 수 있어 객관적으로 적어두어 참고자료로 제공하여 보라.

개원입지를 예상하고 분석하라

개원입지를 고민하는 개원의가 좋아하는 입지는 환자가 많이 모일 수 있는 곳으로 주거밀집지역이나 유동인구가 많은 지역을 원하며 현재 근무지에서 가까워 기존 환자를 유입하기 용이한 곳을 선호한다. 개원에 대한 뜻이 있는 의사를 만나게 된다면 먼저 지역 내에서 개원을 선호할 만한 예상지역 3군데 정도의 상권정보를 준비하여 정보를 제공하도록 하자. 개원 초기 고민부터 참여할 수 있는 계기를 형성할 수 있다면 지속적으로 컨설팅 요소를 제공하기에 용이하며 바쁜 의사에게 큰 도움이 된다. 만일, 개원의가 이미 희망하는 예상지역을 선정하였다면 해당 지역에 대한 정보만을 제공하도록 하고 상권분석 이후에 추가적인 2차 정보제공에 집중하여야 한다. 2차로 제공한 정보는 상권분석 이후에 설명하도록 하겠다.

상권분석은 개원의뿐만 아니라 현재 운영중인 병원에도 마케팅 참고 자료로서 가치가 있기 때문에 익혀두면 훌륭한 컨설팅 요소가 된다.

상권은 환자가 가장 많이 유입될 확률이 높은 지역을 중심으로 진료권역을 설정하여 분석하는데 일반적으로 가장 많은 유입이 예상되는 1차 진료권역, 유입이 많은 2

차 진료권역, 잠재적 수요를 예상하는 3차 진료권역으로 구분한다.

진료권역의 구분은 일반적으로 거리를 구분으로 설정하는데 의원급을 기준으로 1차 진료권역은 반경 500m, 2차 진료권역은 반경 1Km, 3차 진료권역은 1.5Km로 분석한다. 이러한 거리 기준의 진료권역은 신규 개원 시에는 적합하나 기존 병원의 경우 이미 확보된 환자의 유입률을 기반으로 원형이 아닌 다각형으로 분석하여야 정확한 분석이 가능하다. 기존 병원에서 정확한 통계를 확보하기 어렵다면 원형으로 분석하고 지역 내 지형지물, 도로 등의 여건을 참고하여 보완적인 모델을 적용하는 것이 바람직하다.

거리에 따른 진료권역은 병원급의 경우 범위가 넓어지며 전문병원의 경우 더욱 넓어지는 특성을 가지고 있어 병원이 지역특성을 벗어난 경우도 많다.

병원급의 경우 거리보다 행정권역을 중심으로 구분하는 것이 좋은데 일반적인 병원을 기준으로 1차 진료권역은 읍, 면, 동으로 구분하고 2차 진료권역은 시, 군, 구로

〈CRM 데이터 분석을 통한 진료권역별 환자흡입률 조사〉

진료과목	진료권	환자흡입률	진료과목	진료권	환자흡입률
내 과	1차 진료권	전체세대수의 70%	정형외과	1차 진료권	전체세대수의 40%
	2차 진료권	전체세대수의 30%		2차 진료권	전체세대수의 15%
소아과	1차 진료권	전체세대수의 50%	산부인과	1차 진료권	전체세대수의 60%
	2차 진료권	전체세대수의 10%		2차 진료권	전체세대수의 20%
안 과	1차 진료권	전체세대수의 40%	외 과	1차 진료권	전체세대수의 40%
	2차 진료권	전체세대수의 10%		2차 진료권	전체세대수의 10%
이비인후과	1차 진료권	전체세대수의 50%	성형외과	1차 진료권	전체세대수의 30%
	2차 진료권	전체세대수의 20%		2차 진료권	전체세대수의 20%
피부과	1차 진료권	전체세대수의 40%	치 과	1차 진료권	전체세대수의 60%
	2차 진료권	전체세대수의 20%		2차 진료권	전체세대수의 20%
비뇨기과	1차 진료권	전체세대수의 70%	한의원	1차 진료권	전체세대수의 50%
	2차 진료권	전체세대수의 30%		2차 진료권	전체세대수의 20%
통증클리닉	1차 진료권	전체세대수의 40%			
	2차 진료권	전체세대수의 20%			

나누며 3차 진료권역은 인접 시, 군, 구까지 확대하여 설정한다. 병원급의 경우 의원급에 비하여 상권분석 시 고려할 사항들이 더욱 많아지는 특징이 있으니 참고적 자료 수준임을 미리 사전고지하는 것이 좋다.

진료권역은 거리를 기준으로 하는 방법 이외에 교통수단을 기준으로도 설정할 수 있는데 의원급의 경우 도보로 10분 이내를 1차 진료권역으로, 병원급의 경우 교통수단으로 20분 이내로 설정하는 방법과 같은 구분이다.

1차와 2차 진료권역은 진료과별로 환자 흡입률이 상이한데 주요 진료과별 흡입률은 대략적으로 위의 표와 같다.

상권분석 시에는 입지선정 고려요인들이 포함되어야 하는데 주요 요인들은 다음과 같다.

- 지역별 인구 분포조사 : 성별, 연령별, 인구수, 증가추세, 전입 및 전출현황 등
- 주거형태별 조사 : 단독주택, 연립주택, 아파트 등
- 주민의 생활 수준 : 주택 보급률, 토지 및 건물 시세 등
- 유동인구 : 시간대별, 통행방향, 버스정류장, 지하철역 등
- 경쟁 병원 : 의료기관 현황, 규모, 진료시간, 환자의 성향 등
- 환자 유입요인 : 상가 및 주택 밀집지역, 공공기관, 대형 상가, 백화점 등
- 기타 : 도시개발계획 등

1차로 작성하는 상권분석에서는 모든 요소를 다 담기는 어려워 정부와 각급 기관들이 제공하는 자료를 바탕으로 통계적으로 추출할 수 있는 수준의 상권분석 정보를 제공하는 것이 바람직하며 필요에 따라 2차 보고서 제작을 통하여 보완하는 것이 좋다.

상권분석 보고서는 정부에서 제공하는 상권정보시스템(http://sg.smba.go.kr)을 활용하면 필요한 데이터들을 추출할 수 있다.

생각자료 23. 상권정보시스템을 이용한 상권분석 보고서 만들기

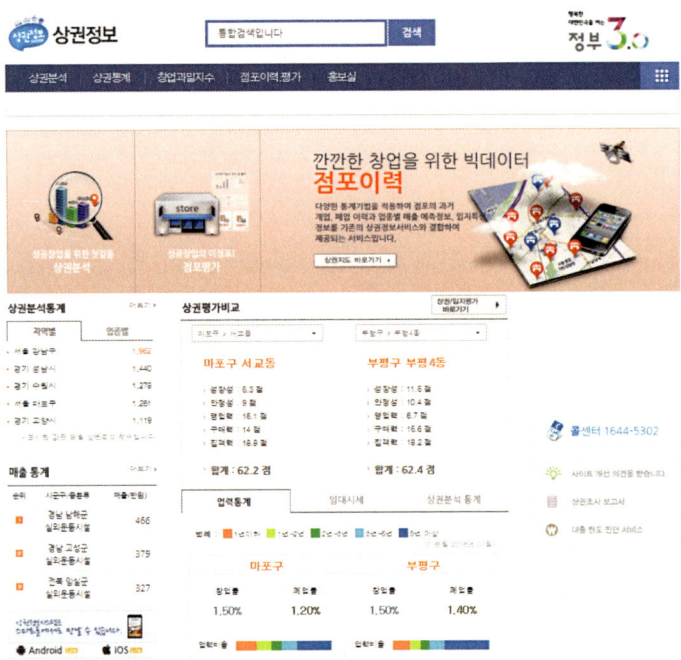

상권정보시스템에서는 정부에서 제공하는 다양한 통계를 바탕으로 상권분석, 상권통계, 창업과밀지수, 점포이력평가의 정보를 통하여 개원에 필요한 기초적인 분석이 가능하다.

상권분석 시스템은 가입된 회원만이 상권분석을 진행할 수 있기 때문에 메인화면 상단의 로그인 메뉴에서 회원가입을 하여야 한다.

로그인 후 상권분석시스템에 접속하면 좌측의 상세분석 메뉴 설정을 통하여 해당 상권을 지정하여야 한다.

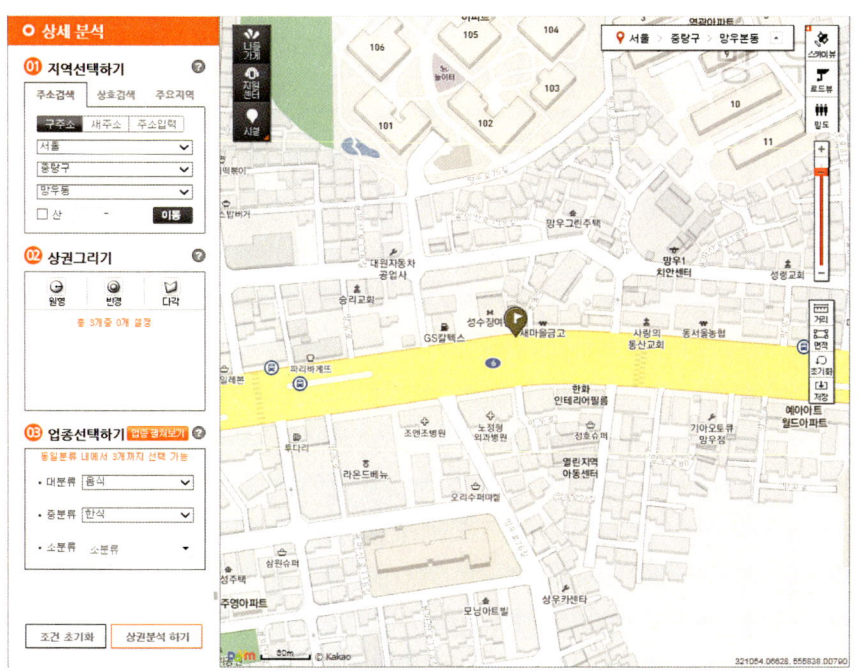

'지역선택하기'에서 주소를 입력하여 주고 정확한 주소가 없는 읍, 면, 동까지 입력하거나 임의 주소를 넣어 주면 된다.

지역 선택이 되었다면 '상권그리기'를 통하여 상권을 설정하여 주는데 설명한 바와 같이 신규 개원의 경우에는 원형 상권을 그려주고 기존 병원의 경우는 다각형 형태로 그려주어야 한다. 다각형 상권의 경우 통계가 있을 경우에는 통계에 입각하여 상권을 설정하고 통계가 없을 경우에는 지형지물을 참고하여 그려 주어야 한다.

원형상권 그리기는 지도에 표시된 중심점으로부터 마우스를 드래그하면 거리가 표시되는 원형이미지를 늘려 1차 진료권역 500m, 2차 진료권역 1,000m를 설정하여 준다.

3차 진료권역의 경우 잠재 고객으로 인하여 초기 개원시 모호한 면이 있어 2차 진료권역까지만을 설정하여 보고서를 생성하는 것이 좋다.

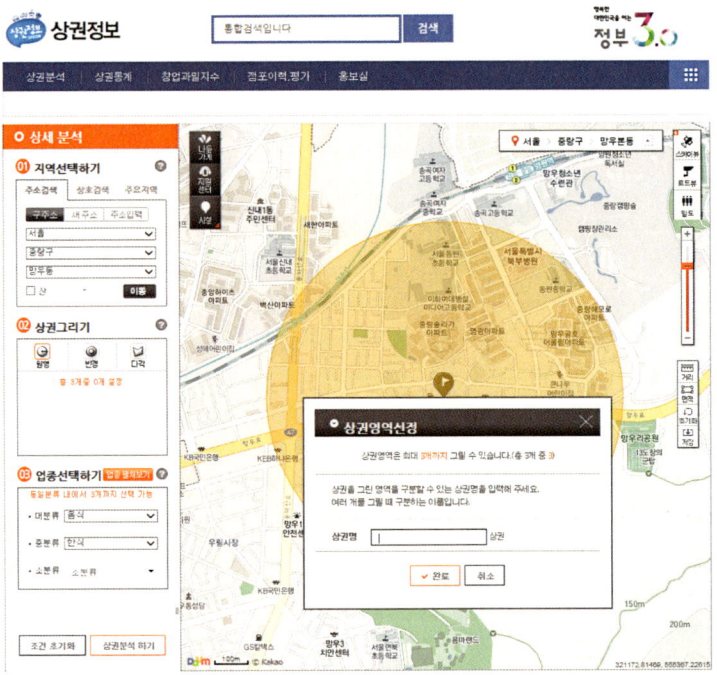

상권영역은 제1진료, 제2진료의 상권명을 기재하여 구분하기 쉽게 표기하여 주고 상권을 그리는 도중에 거리표기가 확인이 되지 않을 경우에는 원형 그리기 툴을 다시 선택하여 그려 준다.

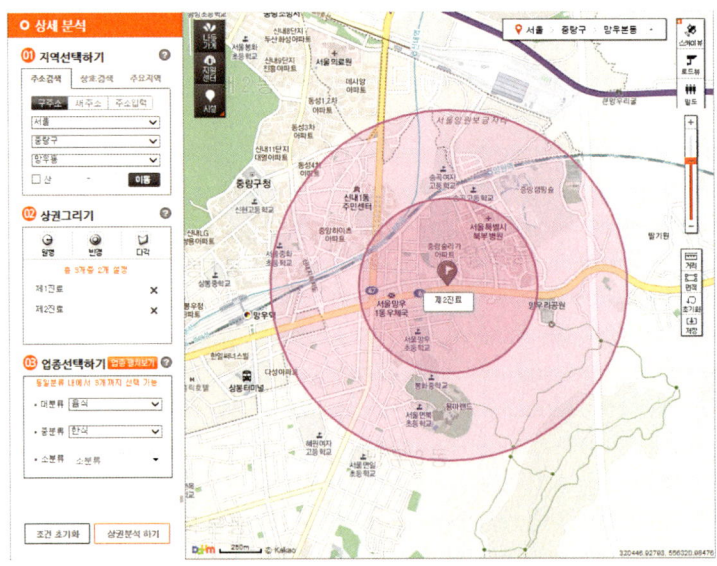

원형으로 상권을 그리면 그림과 같이 지형지물에 의하여 인구가 거주하지 않는 지역이 포함될 수 있는데 다각형 툴은 이러한 지역적 특성을 반영하기에 용이하다.

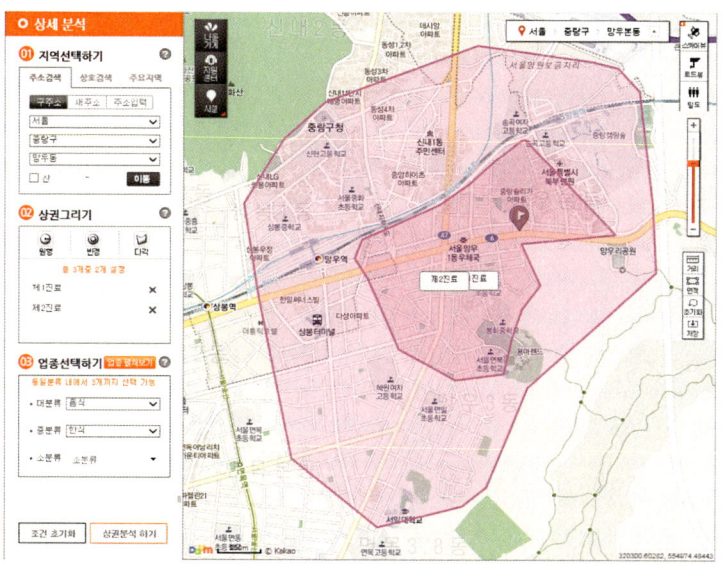

개원 초기 및 분석편의를 위하여 이후 내용은 원형 상권분석으로 진행하도록 하겠다.
'상권그리기'가 완료되면 '업종 선택하기'를 통하여 업종을 지정하여 준다.

대분류는 의료, 중분류는 병원, 소분류는 개원하고자 하는 진료과를 선택하면 된다.
이제 상세 분석을 위한 기본 준비가 완료되어 하단의 상권분석하기 버튼을 선택하자.

'상권분석하기'를 통하여 상세 상권분석 결과를 얻을 수 있는데 설정 정보에 대한 개요부터 업종분석, 매출분석, 인구분석, 지역분석 등에 이르기까지 통계자료에 기반한 요긴한 정보를 볼 수 있다.

업종분석에서는 선택한 진료과 증감현황과 경쟁관계가 가능한 병원급 기관을 포함한 유사 진료과까지의 변화 추이를 통하여 입지 내 경쟁관계, 시장성을 유추하는 자료로 활용할 수 있다.

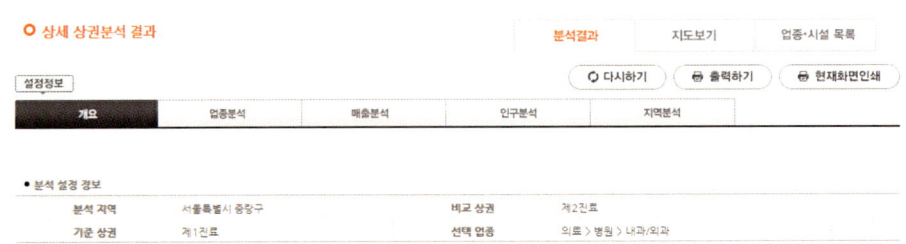

병원 개원의 경우 업종 분석에서 선택업종 현황과 유사업종 현황까지가 유효한 자료로 활용할 수 있으며 중분류, 대분류, 업소증감 추이, 창/폐업률 통계 부분은 입지의 전체 사업 부분에 대한 시장성을 보는 자료이므로 참고적으로 살펴보자.

개원의들이 궁금해하는 경쟁병원의 매출 자료는 통계화되지 않아 매출분석 항목에서 노출되지 않는다. 해당 지역에 특화된 자료는 아니지만 매출에 대한 자료가 필요할 경우에는 국가통계포털(http://www.kosis.kr)을 통하여 찾아볼 수 있다. 국가통계 포털에는 의료기관의 주요 수입원인 보험청구액을 결정하는 건강보험공단의 통계를 찾아볼 수 있는데 진료실적을 광역단위로 살펴볼 수 있다.

인구분석 항목에서는 가장 큰 영향 요인인 환자층을 예상할 수 있다. 예를 들어 소아청소년과를 창업하고자 한다면 10대 이하 및 10대의 인구수와 주거 인구수의 증감이 필수적으로 고려되어야 하는 요인이 되는 것이다.

● 주거인구 현황 (출처 : 행정자치부 주민등록인구 통계 및 이를 참조한 추정치, 2015년 07월기준)

상권명	구분	총인구수	연령대별 인구수						
			10세이하	10대	20대	30대	40대	50대	60대 이상
제1진료	전체	19,771 (100.0%)	1,366 (6.91%)	1,849 (9.35%)	2,860 (14.47%)	3,089 (15.62%)	3,251 (16.44%)	3,704 (18.73%)	3,652 (18.47%)
	남	9,985 (100.0%)	680 (6.81%)	959 (9.6%)	1,465 (14.67%)	1,640 (16.42%)	1,664 (16.66%)	1,884 (18.87%)	1,693 (16.96%)
	여	9,791 (100.0%)	692 (7.07%)	888 (9.07%)	1,397 (14.27%)	1,447 (14.78%)	1,593 (16.27%)	1,821 (18.6%)	1,953 (19.95%)
제2진료	전체	57,686 (100.0%)	4,859 (8.42%)	5,804 (10.06%)	8,074 (14.0%)	9,089 (15.76%)	9,491 (16.45%)	10,266 (17.8%)	10,103 (17.51%)
	남	28,846 (100.0%)	2,461 (8.53%)	2,976 (10.32%)	4,125 (14.3%)	4,697 (16.28%)	4,779 (16.57%)	5,168 (17.92%)	4,640 (16.09%)
	여	28,851 (100.0%)	2,407 (8.34%)	2,824 (9.79%)	3,952 (13.7%)	4,388 (15.21%)	4,727 (16.38%)	5,100 (17.68%)	5,453 (18.9%)

인구분석에서는 주거형태에 대한 통계자료도 살펴볼 수 있어 주거인구의 경제 수준이나 대단위 아파트에 대한 마케팅 우선순위 선정과 같은 자료로 활용할 수 있다.

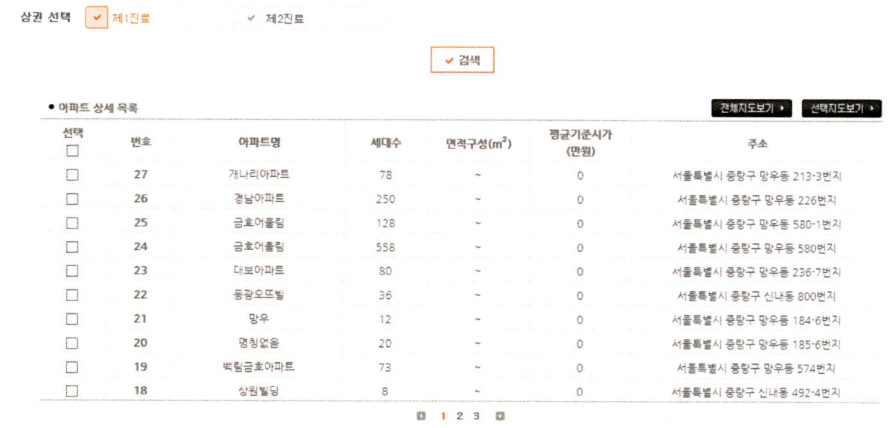

지역분석에서는 주요/접객시설, 학교시설, 교통시설, 주요기업 정보를 통하여 마케팅 전략 수립이나 전략적 제휴 방안을 수립할 수 있는 기초 정보를 얻을 수 있다.

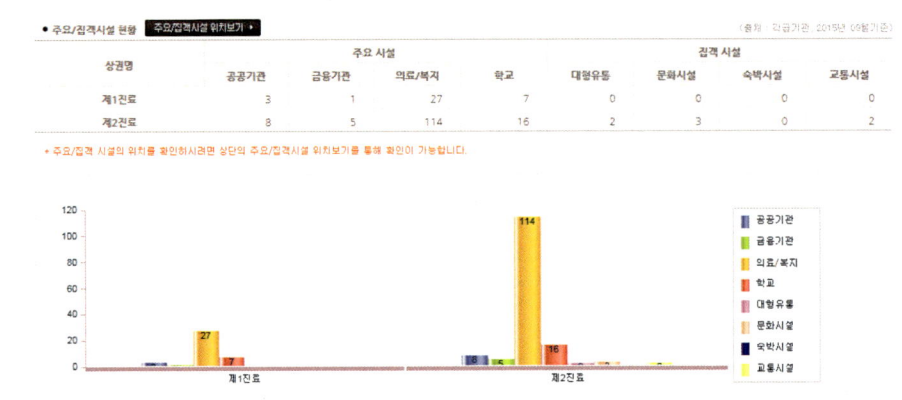

상권분석시스템은 분석된 내용을 하나의 보고서로 출력할 수 있는 서비스를 제공하는데 빠른 피드백이 필요한 경우나 추가적인 내용 없이 기초 정보를 제공하고자 한다면 활용하면 된다.

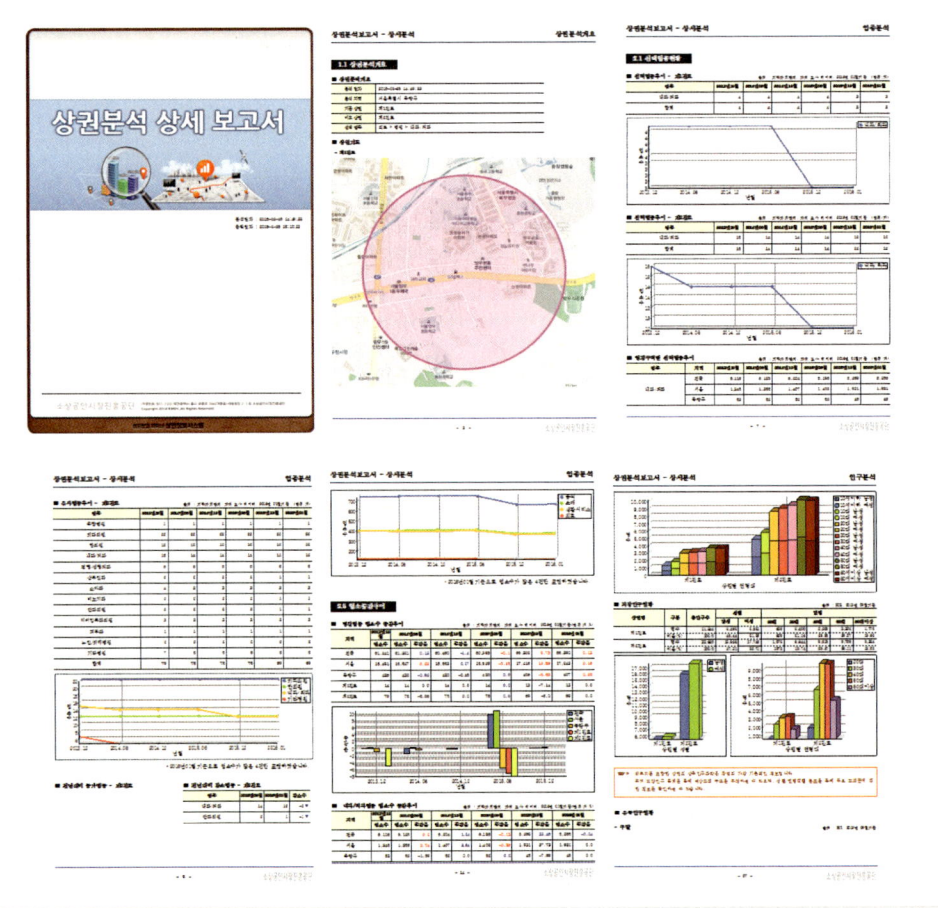

상권분석보고서는 상권분석시스템을 통하여 간단하게 작성할 수 있지만 추가적인 자료나 노력을 통하여 2차 보고서를 만들거나 통합 보고서 형태로 맞춤 제작한다면 보다 큰 감동을 줄 수 있다.

좀 더 완성된 보고서를 만들고 싶다면 우선 본인만의 보고서 프레임을 구성하여야 한다. 잘 짜여진 프레임은 노력을 더욱 돋보이는 역할을 수행하게 되므로 파워포인트나 이미지 파일로 준비하면 좋다.

보고서는 상권분석시스템의 자료만으로 이미지를 붙여놓고 해당 항목별 내용을 보강하여 기재하는 방식으로 제작할 수도 있고 2차적인 항목들(고객 설문조사, 경쟁병원 현황, 입지 내 입점 가능한 상가, 경쟁병원의 주요 클리닉 / 고객 선호 치료항목 등)을 보강하면 어느 컨설팅 업체 못지 않은 고객 맞춤형 보고서를 완성할 수 있다.

만일, 시간적 여유가 많지 않다면 입점 예상지 주변의 사진을 촬영하여 첨부하여도 좋다. 입점 예정지의 제1진료권역 내를 도보로 이동하면서 버스정류장, 지하철역, 도로 통행상황, 건물의 외관, 출입구, 주차장 등의 사진을 촬영하고 경쟁병원의 이미지를 추가하여 보고서의 완성도를 높일 수 있다.

설문조사의 경우 1차, 2차 진료권역 내 시민을 대상으로 의료기관 선호도, 선호이유, 신규 병원 탐색기준 등의 항목을 조사하여 덧붙이는 방식으로 진행하면 된다.

상권분석보고서는 꾸미기에 따라서 완성도를 높일 수 있을 뿐 아니라 금전적인 부분으로 표현할 수 없는 노력과 정성을 느끼도록 만드는 역할을 한다. 보고서에 첨부된 주변의 이미지 촬영을 위하여 투자한 노력만으로도 고객은 감동할 것이다.

생각자료 24. 병원 만족도를 올리는 설문지 작성법

지역 주민이나 내원환자에 대한 설문조사는 병원의 마케팅 방향을 설정하고 병원의 인지도를 올리는 긍정적인 행위이다. 설문조사를 행동으로 옮기는 순간부터 고객에게 보다 나은 서비스를 제공하기 위하여 노력하는 병원의 이미지를 심어줄 수 있어 조금의 수고로움만 감수할 수 있다면 가장 쉬운 홍보행위이자 정보수집 방법이다.

이렇게 긍정적인 설문조사도 설문의 내용이 부실하면 고객에게 의미 없는 행동으로 보여지고 오히려 부정적인 인식을 심어줄 수 있으므로 유의하여야 한다.

설문지를 만들 때에 고려하여야 할 몇 가지를 살펴보자.

1. 개인정보 수집은 최소화하여야 한다.

- 개인정보를 수집하는 경우에는 개인정보보호법에 따른 개인정보수집 동의를 받아야 하며 개인정보에 대한 요구로 인하여 고객의 참여도를 떨어뜨릴 수 있음을 고려하여야 한다. 가급적이면 개인을 특정화할 수 있는 개인정보수집은 하지 말고 성별, 연령대, 직업, 내원동기 정도만 수집할 수 있도록 하여야 한다.
- 설문에 따른 소정의 상품을 제공하고자 한다면 전화번호 정도만 추가로 수집하여야 하며 전화번호를 수집 시에는 설문지 상단이나 하단에 정보수집에 대한 목적을 밝히고 개인동의를 받아야만 한다.

2. 충분한 정보가 수집될 수 있도록 내용을 구분하고 항목을 설정하여야 한다.

- 병원의 진료 사이클을 고려하여 내용을 구분하는 것이 좋다.

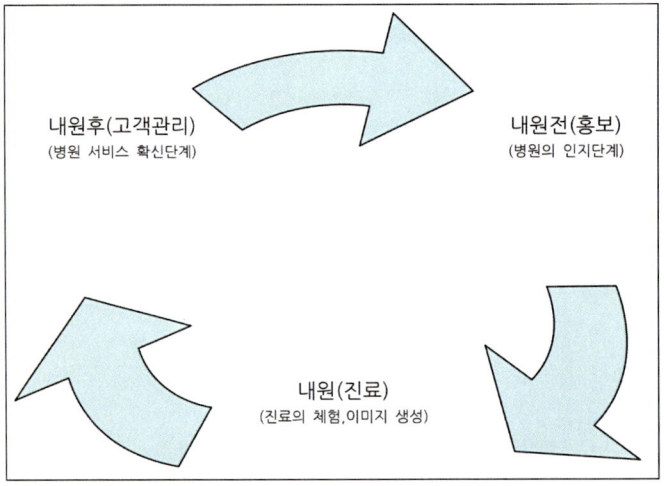

신규 환자건 기존 환자건 진료 사이클에 따라 매번 병원 내원을 할 때는 고민하고 진료를 받고 병원을 평가하는 과정을 거친다. 신규 환자가 기존 환자로 정착하는 과정에는 최초 내원 시 갖는 병원의 긍정적 이미지가 매우 중요한데 메라비언의 법칙이 병원에도 적용되는데 첫 내원 시 형성된 긍정적 이미지는 재내원 시 조금 부족한 인상을 받더라도 '한번 더'라는 고민을 가져와 내원 후 관리를 통하여 보완하고 극복할 기회를 얻을 수 있는 것이

다. 따라서, 초기 개원병원일수록 내원 후 고객이 서비스에 대한 확신을 가져올 수 있는 내원 후 고객관리 서비스에 투자하여야 한다.
- 내용의 구분은 내원 전(내원동기, 인지도, 주변의 반응, 병원의 인상)의 항목을 설정하고 내원 단계(진료서비스, 병원 직원서비스, 병원 내부환경, 병원 외부환경, 진료비)의 문항을 작성하면 된다. 내원 후 고객관리(재내원 의지, 필요한 고객서비스)에 대한 설문이나 기타 필요한 질문을 넣어 하나의 설문지를 완성하자.

 생각자료 25. 개원입지 선택 어떻게 할까요?

병원을 개원하고자 할 때 고민하는 것은 크게 두 가지이다. '어디에 개원을 할 것인가?'와 '누구랑 개원할 것인가' 하는 두 가지 사항은 개원 병원의 성공을 좌우하는 중요한 요소이다. 이 중에서도 병원 입지에 관한 문제는 비용이 발생하는 첫 단계이면서 일반적으로 병원에 가장 많은 투자비용을 발생시키는 부분이기도 하다.

당연한 얘기지만 개원 입지를 선택할 때 가장 좋은 곳은 모든 사람이 추천하는 곳이다. 하지만, 현실적으로 모든 요건을 만족시키는 입지를 찾기 쉽지 않고, 설령 그런 곳을 찾았다 하더라도 비싼 임대비용을 듣고 나면 포기할 수밖에 없다.

'좋은 입지'는 모든 진료과를 만족시키는 경우가 많으나 꼭 그렇지는 않기 때문에 다음의 두 가지를 고려해야 한다. 첫째 개원하고자 하는 진료과목을 찾는 고객이 누구인지, 둘째, 개원 후 하게 될 진료가 어떤 특성을 갖고 있는지 하는 것이다.

내과와 산부인과의 예를 들어보자. 내과를 개원하고자 하는 의사는 지속적으로 내원환자가 발생하는 입지조건을 생각할 수밖에 없는데, 산부인과의 경우는 이와 달리 정기적으로 내원하는 환자의 '편의'를 우선적으로 고려해야 한다. 내과를 찾는 환자 유형은 대표적으로 호흡기 질환자, 만성 질환자, 건강검진 대상자가 있다.

내과를 개원하고자 한다면 병원의 규모와 지역 내 인구를 연령대별 인구, 고정 및 유동인구로 구분하여 살펴볼 필요가 있다. 소규모로 단독 개원하는 내과라면 건강검진보다 호흡기질환, 만성질환에 초점을 맞춘 지역기반의 밀착형 의료서비스를 제공하게 될 것이므로, 기본적으로 인구수가 많고 도로변에 위치하여 병원을 찾기 용이한 위치에 입지를 선택하는 것이 좋다.

그러나 이런 환자는 반드시 교통수단을 이용하지는 않기 때문에, 비용에 대한 부담이 크다면 정류장이나 지하철역에서 다소 떨어진 곳이라도 무방하다. 다만, 유동인구가 많은 곳, 즉 사람들의 동선이 흐르는 곳을 고려해야 한다. 건강검진을 주력으로 하는 좀 더 규모 있는 병원을 개원한다면 소규모 내과보다는 교통 접근성과 주차환경을 고려해야 한다.

산부인과의 경우에는 산과진료를 위해 정기적으로 내원하는 산모를 위한 입지환경을 생각해야 한다. 산모는 대중교통보다 자차를 이용한 이동이 대부분으로 병원 단독으로 주차할 수 있는 입지가 좋다. 하지만 번잡한 상가 밀집지역이나 주차장 진입이 어려운 도로에 인접해 있다면 되도록 피해야 한다. 산모나 보호자의 경우 병원 선택 시 자신과 태아의 건강을 우선적으로 고려하기 때문이다.

예를 든 바와 같이 진료과마다 환자의 유형과 병원을 찾는 이유가 다르기 때문에 개원하고자 하는 의사는 환자의 입장에서 다각도로 고민하여 신중히 결정해야 한다. 입지선정에 어려움이 있다면 전문컨설팅의 도움을 받을 수 있으나 개원하고자 하는 의사가 먼저 고객과 진료에 대한 충분한 고민 후 의뢰해야 효과적인 컨설팅을 받을 수 있다.

병원만의 특별한 마케팅 방법을 고민하라

오프라인에서 고려하는 개원 홍보라 하면 전단광고, 아파트 내부 광고, 외벽 현수막과 같은 요소들이 대부분이고, 홍보비에 여유가 있다면 신문광고, 대중교통 수단 광고가 추가된다.

이러한 광고들은 효과는 있으나 개원의도 생각하고 있는 너무도 뻔한 방법이기에 컨설팅 요소로 활용하기에 적합하지 않다.

고객이 고마움을 느끼는 컨설팅 요소는 알고는 있지만 시간이나 인력의 문제로 인하여 실천하지 못하고 있거나 전혀 인지하지 못하던 요소 가운데 병원에 도움이 되는 항목이다. 고객이 고마움을 느낄 만한 컨설팅 요소를 찾아 실천하였을 때 가장 빛나는 가치를 얻을 수 있다.

과거 군 단위 지역에 병원급 기관을 개원할 때 지속적인 내원환자 증가와 지역응급의료기관 지정에 따른 응급환자 유치를 효과적으로 실천할 수 있는 방법이 무엇인가를 고민한 적이 있었다.

병원이 개원한 지역은 유명 관광지를 보유하고 대도시 인접지역인 관계로 먹거리가 발달되어 있었으며 지역민들은 여유가 있었다. 주요 고객 연령은 노인층이 많아 변화에 민감하지 않고 안정적인 생활을 유지하고자 하는 특징도 가지고 있었다.

지역이 갖고 있는 특징을 분석한 후 차별화된 마케팅 장소로 지역 내 점포들과 숙박기관들을 선택하였는데 지역 내 점포들은 주민들이 자주 찾는 공간이면서 수시로 지역민 사이에 커뮤니티가 형성되는 작은 공간이었다. 지역 내 위치한 점포들은 주요 연령층이 자주 찾는 공간이기에 광고를 노출할 수 있는 좋은 홍보 대상이었다. 또한, 관광지로 인하여 유입되는 외지인들은 지역 내 음식점과 숙박기관을 활용하는 빈도가 높았다.

지역 특성 분석을 완료한 후 개원초기 병원에 부담이 되지 않도록 비용을 크게 사용하지 않으면서 가장 큰 효과를 낼 수 있는 광고 방법은 무엇일까를 고민하였고 실행을 결정한 방법은 달력이었다. 지역 내 점포들은 상점 내부에 숫자판을 가진 달력을 부착하고 있었는데 달력에는 각종 거래에 대한 내역, 전화번호 등을 기재하기 때문에 상점주가 쉽게 다가갈 수 있는 곳이며 고객들 눈에도 잘 노출되는 위치에 부착되어 있었다. 광고 방법을 결정한 이후 지역 내 모든 상점의 달력을 병원 달력으로 교체하는 프로젝트를 시행하였다. 이미 다른 달력이 붙어 있는 곳은 교체하고 교체 시에 메모가 있는 경우에는 메모를 옮겨주는 서비스도 잊지 않았다. 교체와 메모 이전 작업 중에 상점주인과의 대화 시간은 병원에 대한 소중한 홍보 시간으로 활용되기도 하였다.

숙박기관의 경우에는 방마다 달력을 부착하고자 하여도 달력 수급의 문제를 가지고 있었다. 숙박기관이 보유한 객실 수만큼 달력을 제공하고 필요한 경우에는 직접 달아주기도 하였다.

점포와 숙박기관에 달력 배포를 선택한 가장 큰 이유는 한번 부착되면 해가 바뀌기 전까지 병원명칭이 기재된 달력이 교체되지 않는다는 점이었다. 흔히, 오프라인 광고 방법으로 많이 사용하는 현수막의 경우는 보통 보름 정도의 주기마다 허가를 받거나 매번 철거되지 않도록 단속을 피해 다녀야 하는 문제가 발생하였지만 달력은 허가나 단속의 위험이 없었다.

지역에 타깃화된 차별적 홍보방법은 큰 비용을 들이지 않고도 만족스러운 효과를 거두어 병원을 지역민에게 빠르게 알리는데 도움이 되었다.

예를 든 방법과 같이 다른 사람들이 하는 광고들만이 반드시 효과적이지도 않을 뿐

더러 동일한 품목을 고민하여도 적용하는 방법에 따라 결과는 차이를 나타낸다. 지역의 특성과 지역 구성원의 특징을 고민하고 찾아낸다면 반드시 좋은 아이디어를 도출할 수 있다. 도출된 아이디어는 반드시 실천하여 병원에 도움이 되도록 하고 개원의에게 피드백하여 노력과 성과를 강조하여야 한다.

만일, 아이디어가 생각나지 않고 좋은 방법이 없다면 병원이 시행하고 있는 홍보에 적극 동참하여 거리에서 전단지를 나누어줘도 좋다. 개원 초에는 작은 도움도 큰 힘이 된다.

물어보고 조사하여 시행착오를 줄여라

개원을 준비하다 보면 서류적으로도 준비하여야 할 부분이 많다. 의원급의 경우 병원급과 같은 허가제가 아닌 신고제이고 복잡한 준비가 필요 없다고 판단할 수 있으나 기존에 의료기관이 입점하여 있던 장소가 아니면 의외의 문제로 개원일정에 차질이 발생할 수 있기에 주의하여야 한다.

이런 일련의 과정들 속에서 바쁜 개원의를 대신하여 문의하고 조사하여 시행착오가 발생할 수 있는 단 하나의 여지도 남지 않도록 적극적으로 지원하자.

개원 초기 바쁜 개원의 편의를 위하여 행정적으로 도움을 줄 수 있는 내용과 관할 기관들은 다음과 같다.

■ 개원 대상 상가의 적합성

의료기관은 시설용도군 중에서 교육 및 복지시설군 내 의료시설 용도이거나 근린생활시설군 내 제1종 근린생활시설 용도 내에서 설립이 가능하다. 병원급의 경우에는 의료시설 용도여야 하며 의원급은 의료시설이거나 제1종 근린생활시설 용도여야 한다.

상가의 적합성은 관할 시군구청 지적과에서 건축물대장(도면 포함)을 확인하면 정확한 확인이 가능하다. 의원의 경우 보통 제1종 근린생활시설 용도의 상가에 입점함으로 인하여 문제가 되는 경우가 거의 없으나 서류 한 장의 작은 노력으로 개원의가 당연시하여 살펴보지 못한 항목에 대한 세심한 관심을 제공하는 만족 서비스를 제공할 수 있다.

■ 의료기관 개설신고/허가

병원급 이상 의료기관은 광역시청이나 도청의 보건한방과나 보건행정과와 같은 부서에서 관할하며 의원의 경우에는 시군구 보건소의 예방의약과에서 담당하는 것이 일반적이다. 개설일자에 맞추어 진료가 이루어지는데 문제가 없도록 담당부서에 개원예정을 알리고 준비사항을 놓치기 않도록 관리하면 좋다. 서류가 준비되지 않아 개설 신고는 불가하더라도 상담은 가능하고 지역마다 중요시하는 규정이 상이할 수도 있으니 사전에 문의한 후 개원의에게 피드백 하자.

이외에도 건강보험심사평가원, 산재요양기관 지정, 검진기관 신청, 위탁기관 지정, 집단급식시설 신고, 4대보험 신고, 특수의료장비 신고 등의 행정적 절차가 많이 있으나 개설 초기 이후에는 병원에서 채용한 사무장이나 행정 실과장들이 대부분의 업무를 수행하므로 크게 관여할 부분은 많지 않다.

병원의 사정에 의하여 실무담당자의 채용이 늦어지거나 개원의가 직접 업무를 수행하는 경우에는 앞의 두 가지 경우와 마찬가지로 적극적으로 문의하고 조사하여 시행착오를 줄일 수 있도록 도움을 주도록 하라.

서류적인 부분 외에도 개원에 필요한 물품을 구비하기 위하여 관련 업체를 찾는 과정에도 지원이 가능하다. 방문하는 병원들로부터 수집한 정보를 토대로 평가가 좋은 의료기기업체, 의료치료재료업체, 청소업체, 세탁업체, 수탁업체, OCS 업체 등을 추천하고 비교할 수 있는 자료를 제공하라. 병원 개설시 거래할 업체에 대한 충분한 자료가 없다 보면 개원의가 현재 근무하거나 근무하였던 병원의 거래처들을 그대로 사용하게 되는데 보다 좋은 업체를 선정할 수 있는 비교 기회를 갖지 못함으로 인하여 효율적 선택 방법이라 할 수 없다.

직접 취급할 수 있는 품목이라면 적극적으로 알리고 선택을 받아야겠지만 개원의가 정보를 바탕으로 선정하여야 하는 품목이라면 자료를 수집하고 정리하여 적극적으로 제공하라.

컨설팅은 수고로움을 동반하는 과정이 있어야 고객에게 만족을 줄 수 있음을 명심

하여야 한다. 다른 영업사원들과 차별화된 경쟁력을 갖는 과정은 쉽게 갖추어지는 것이 아니라 미리 준비하고 한발 더 뛰어야 얻을 수 있다. 무엇인가 물어보고 조사하는 것을 두려워하지 말고 도전한다면 본인에게 큰 지식이 되고 성과로 돌아오게 된다. 대부분 영업사원은 관할 지역을 크게 변경하는 경우가 많지 않기 때문에 한두 번만 수고하면 지속적으로 활용할 수 있는 좋은 자산이 된다.

안정적 병원 경영에 도움을 주는 컨설팅 요소

사회적으로 민감한 개인정보를 정복하라

최근 병원들로부터 가장 많은 질문을 받고 컨설팅을 제공하는 내용은 병원 경영이나 마케팅이 아닌 개인정보보호에 관한 것이다. 민감한 환자 정보를 다루고 있지만 진료와 관련된 과정 중에 자연스럽게 발생하는 정보이기 때문에 개인정보관리에 다소 소홀한 병원이 있다.

병원은 수집된 개인정보에 대한 활용뿐 아니라 관리에 대한 책임이 크고, 민감한 내용을 수집하기 때문에 허점이 없도록 철저하게 관리해야 하는데 개인정보라 하면, 개인을 알아볼 수 있는 정보를 말하며 단일정보가 아니더라도 두 개 이상의 정보를 결합하여 정보주체인 개인을 특정할 수 있는 경우를 포함한다. 예를 들어 성명만으로는 특정 개인을 알아볼 수 없지만 성명과 연락처가 결합할 경우 특정 개인을 알아볼 수 있기 때문에 개인정보가 된다.

개인을 알아볼 수 있는 정보는 문자에만 국한되는 것이 아니라 문자, 음성, 부호, 영상 등 정보의 종류나 형태의 제한이 없기 때문에 단순히 서류보완만으로 해결되지 않는다.

◆ 용어정의

정보주체: 살아있는 개인, 개인정보의 결정권을 보유하고 있는 주체.

개인정보: 개인을 알아볼 수 있는 정보, 단일 정보로는 알 수 없으나 다른 정보와 결합하여 특정할 수 있는 경우를 포함.

병원에서 취급하는 개인의 정보는 일반적으로 생각하는 개인정보들(주민등록번호, 이름, 전화번호, 주소) 외에 진료정보(내원이력, 처방정보, 검사이력, 상병정보,

수술이력)가 포함된다. 병원에서 취급하는 특수한 진료정보들은 개인들이 알리고 싶지 않은 정보들로 민감정보라 칭한다. 병원의 진료정보는 위에서 언급한 정보 주체의 정의와 다소 차이를 보이는데 일반적인 정보주체가 살아있는 개인을 특정하지만 병원에서 보호하여야 하는 민감정보에는 사망한 사람의 정보까지 포함되므로 유의하여야 한다.

병원에서는 개인정보와 진료정보를 구분할 줄 알아야 효율적인 관리와 경영을 할 수 있는데 개인정보와 진료정보는 법적 구분이 달라 규정이 다르기 때문이다. 개인정보가 개인정보보호법에 따라 취급하여야 하는 정보인 반면에 진료정보는 의료법에 따라 처리하여야 한다. 개인정보보호법은 일반법의 특성을 가지고 있어 특별법인 의료법보다 하위 법률로 취급되기에 의료법 규정에 따라 우선 처리하고 의료법에 규정되지 않는 사안들은 개인정보보호법에 따라 구분하여 관리하여야 한다.

개인정보보호는 갑자기 발등에 떨어진 불이 아니다. 개인정보보호법은 2011년부터 전면 시행되어 구체화되었다. 법 제정 전에도 많은 병원들이 환자의 소중한 정보를 보호하기 위해 노력해왔으나, 법적으로 구체적 처리방법과 제재가 틀을 갖추기 시작하면서 효과적인 정보관리의 토대가 형성된 것이다.

처음 개인정보보호가 사회적 이슈화된 것은 카드사를 통한 정보의 유출과 대형 온라인 쇼핑몰을 통한 고객정보 유출이 알려지고 보이스피싱, 명의도용과 같은 실제적인 피해가 발생하면서부터이다. 이러한 문제들로 인하여 2011년 9월 30일 개인정보보호법이 제정되게 되었고 당사자의 동의 없이는 임의로 개인정보 수집 및 활용을 하지 못하도록 규정하였다. 당사자의 동의에 의하여 수집된 정보라 하더라도 제3자가 이용하거나 제공받기 위하여는 추가적인 제3자 동의를 하도록 하여 개인의 정보는 당사자의 동의가 이루어지지 않으면 철저하게 관리되고 임의 사용되지 않도록 금지하고 있다. 2011년 첫 제정 이후 몇 년에 걸친 보완작업을 거쳐 현재에는 보다 체계적이고 구체화된 관리 환경에 이르게 되었다.

병원의 개인정보보호가 문제화된 것은 환자 개인정보 유출 사건이 발생한 2015년에 이르러 구체화되었고 행정자치부에서 요양기관에 대한 개인정보 가이드라인을 정의하고 점검을 시행하기에 이르렀다. 의료기관의 특성을 고려하여 주관부서로 건강보험심사평가원이 선정되고 2016년 실질적인 현장 점검 단계에 이르렀다.

개인정보는 사람의 삶과 같이 라이프 사이클을 가지고 있다. 수집 및 이용의 첫 번째 단계, 저장 및 관리의 두 번째 단계, 위탁 및 제공의 세 번째 단계, 파기의 네 번째 단계로 크게 이뤄진다.

라이프 사이클 단계에 따라 의료기관에서는 지켜야 할 사항들이 있기 때문에 건강보험심사평가원은 라이프 사이클을 기준으로 병원의 개인정보 관리실태를 점검하고 등급을 부여한다. 이 과정에서 문제점이 발생되면 개선요청을 받거나 현지조사를 받게 된다.

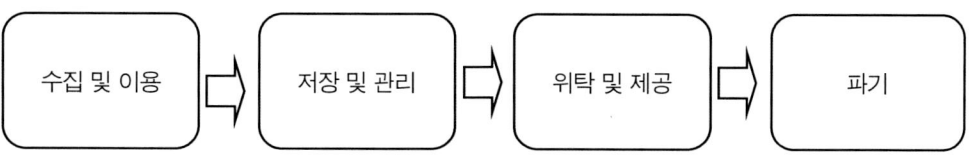

건강보험심사평가원에서는 병원에서 점검할 가이드로 총 59개의 문항을 제시하였는데 규모가 작은 의원급의 경우에는 46개의 항목만 준수하면 개인정보를 효과적으로 관리하고 있다고 판단할 수 있다. 병원에서 준수할 59개 항목에 대한 정보는 건강보험심사평가원 요양기관 포털 홈페이지(http://biz.hira.or.kr)에서 확인이 가능하다.

의료기관에서 취급하는 개인정보를 효율적으로 관리하고 개인정보 실태점검에서 좋은 등급을 받으려면 다음과 같이 실천하는 것이 중요하다.

첫 번째, 병원에서 개인정보가 수집되는 채널별로 문제가 없는지 살펴보라. 병원에서 처리해야 하는 개인정보는 크게 온라인과 오프라인 두 채널에서 수집된다. 오프라인의 경우, 진료를 위해 초진 접수증을 받는 순간부터 정보보호의 의무가 발생하는데 진료를 위한 필수과정으로 인식하고 대수롭지 않게 생각하여 개인정보라는 인식이 부재한 경우마저 존재한다.

병원이 취급하는 개인정보는 수집 이후 필요 없는 순간 즉시 파기해야 하며, 보관이 필요할 경우에는 물리적으로 분리된 공간에 잠금 장치를 하여 보관하여야 한다. PC를 활용하여 취급하는 경우에는 수집된 정보를 암호화해야 하며, 수집목적과 기간이 경과한 경우엔 파기해야 한다. 다만, 환자의 진료기록에 대한 활용과 보관은 의료법 우선에 따라서 의료법에서 정한 기준으로 처리해야 한다. 병원의 개인정보는 주로

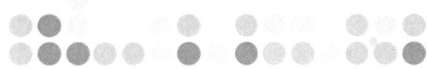

OCS/EMR/PACS를 통해 수집 및 보관되는 정보이므로 프로그램과 관련된 관리방법은 해당 업체에 문의하여 문제가 없도록 유의해야 한다.

온라인을 통한 정보수집은 대부분 홈페이지를 통해 이루어지므로 병원 홈페이지 사이트를 운영하는 병원에서는 개인정보처리방침, 보안서버, 주민등록번호 수집유무, 게시물을 통한 정보 유출 등을 잘 살펴봐야 한다.

개인정보처리방침에는 수집하는 정보의 항목, 방법, 이용목적, 보유기간, 파기방법 등 개인정보 라이프 사이클에 따른 항목들이 표기되어야 하며, 개인정보보호 책임자가 명시되어야 하고, 홈페이지 관련 내용을 위탁하여 처리하는 경우에는 대행사가 문제 없이 처리하도록 관리 감독하여야 한다.

두 번째, 별도의 개인정보 수집채널이 있는지 확인해야 한다. 개인정보 수집에서 놓치기 쉬운 채널이 영상정보인 CCTV이다. 개인정보는 문자만으로 기록되는 것이 아니라 개인을 식별할 수 있는 영상도 대상이 되기 때문에 적법한 관리체계에 따라 운영해야 하며 고객이 인지할 수 있어야 한다.

특히 진료실에 CCTV를 설치하여 운영하는 경우에는 영상업체에서 제공하는 영상정보수집에 대한 고지 외에 별도의 고객동의를 받아야 한다.

세 번째, 개인정보 라이프 사이클 단계별로 해야 할 일을 규정하고 문서화된 관리를 통하여 매뉴얼화하여야 한다.

개인정보 수집에 따른 수집 및 활용동의서, 처리방침, 개인정보 관리대장, 개인정보관리계획 등이 수립되어야 하며 내부 구성원들은 개인정보보호 교육 이수 및 정보보안 각서를 작성하는 것이 일련의 프로세스이다.

병원의 정보는 소중하고 민감한 개인적인 정보이기에 철저하게 관리하여야 한다고 수없이 강조하여도 부족하다. 병원에서 실천해야 하는 개인정보보호에 관한 자세한 사항은 정부에서 운영하는 개인정보보호 종합포털(http://privacy.go.kr)에서 정보를 얻고, 도움을 받을 수 있으므로 이를 활용하는 것도 좋은 방법이다.

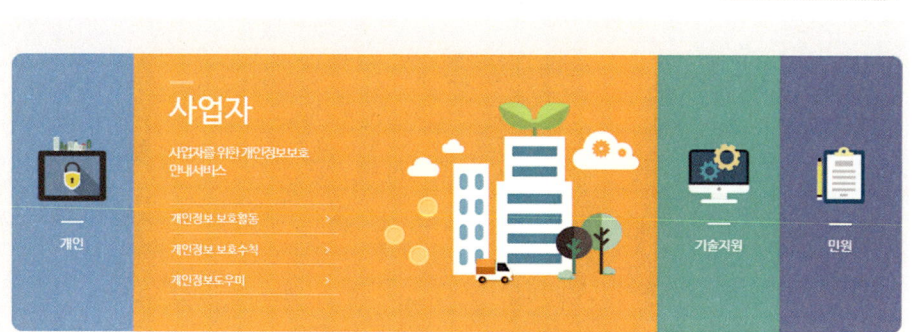

〈개인정보보호 종합포털 홈페이지〉

개인정보보호에 관한 사항은 향후 지속적으로 법령 보안을 통하여 규제가 진행될 것으로 예상되어 미리 매뉴얼화하고 변화되는 상황에 맞추어 보완해 나가야만 한다. 2016년 개정 법률에 따르면 공개된 웹사이트에 대한 개인정보 삭제 요청에 대한 권한 강화와 서비스 제공자에 대한 배상 강화, 개인정보 활용에 따른 이익 환수를 위한 몰수 및 추징제도가 포함되며 기업 대표나 임원도 징계가 가능해진다.

 생각자료 26. 개인정보보호를 위한 병원 컨설팅 요소

개인정보보호법 관련 병원의 준비사항을 점검하고 병원에 알려줄 수 있는 컨설팅 요소들을 살펴보자.

1. 고객 접점에 준비되어야 하는 개인정보처리방침

- 환자가 개인정보를 처음 알려주게 되는 접수실에는 개인정보처리방침이 비치되어 있어야 한다. 개인정보처리방침은 스탠드형 이젤과 같은 시각적인 도구를 사용하면 좋고 만일 이젤과 같은 도구를 사용할 공간이 부족할 경우 고객의 시선이 머무는 접수 데스크 상단이나 데스크 전면에 출력하여 부착하여야 한다.

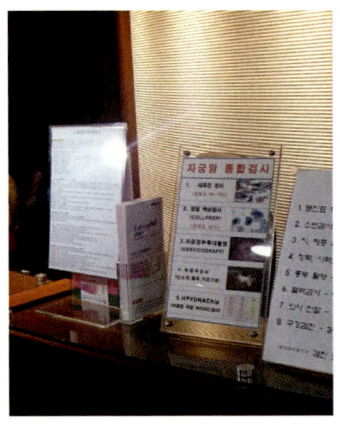
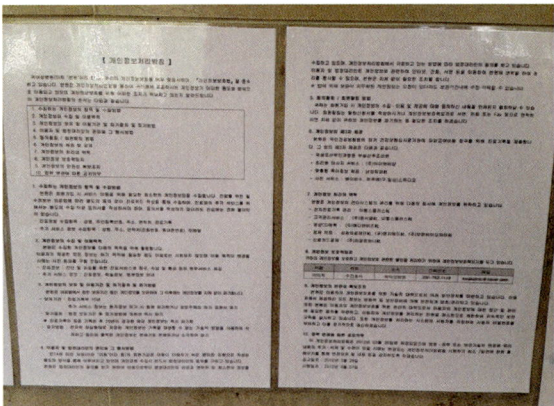

- 홈페이지를 운영하고 있는 병원에서는 홈페이지에도 개인정보처리방침을 확인할 수 있도록 비치하여야 하는데 홈페이지 하단 푸터 영역에 바로가기 버튼을 통하여 고객이 확인할 수 있도록 준비하면 된다.
- 개인정보처리방침은 의료기관포털 내 자료실에서 다운받을 수 있는데 양식과 더불어 내용에 문제가 없도록 확인하여야 한다. 내용에는 수집하는 개인정보의 항목 및 수집방법, 개인정보의 수집 및 이용목적, 파기, 개인정보처리 담당자 등에 대한 내용이 빠짐없이 기입되어 있어야 한다.

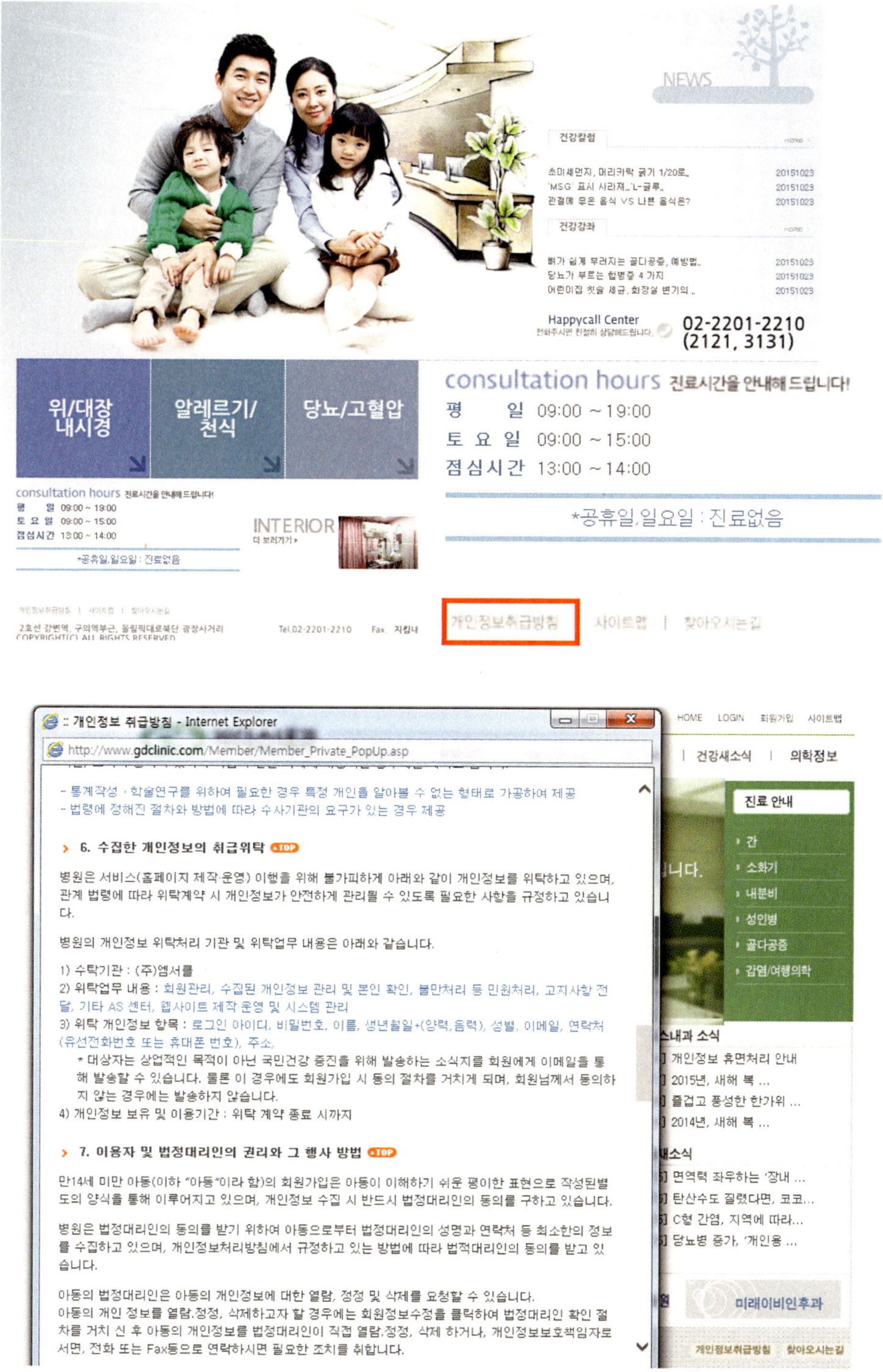

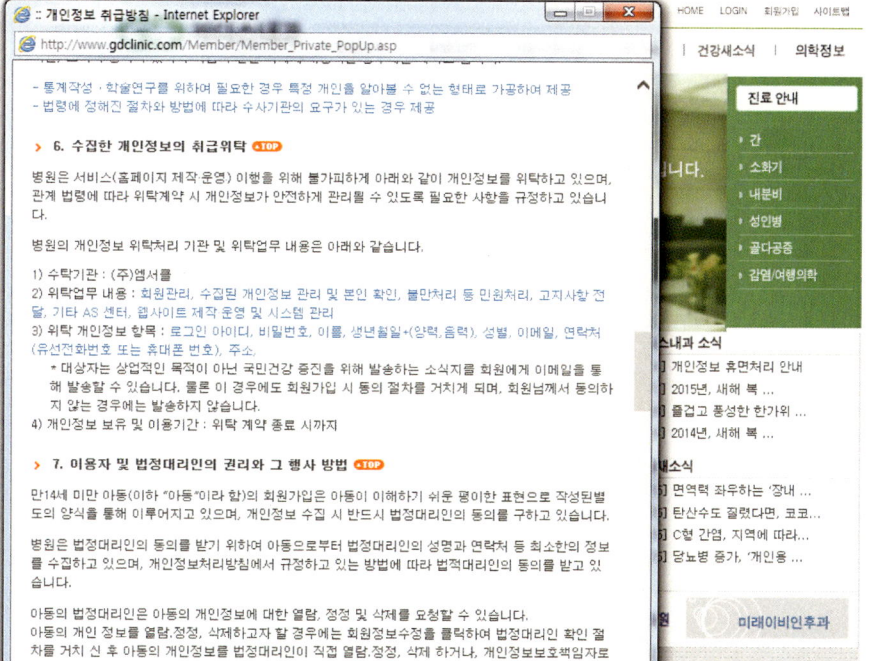

〈홈페이지를 통한 개인정보처리방침 공개〉

Chapter 03 병원 경영에 도움을 주는 컨설팅 경험

2. 영상도 정보수집 매체이다.

- 문자뿐 아니라 영상도 정보의 수집 매체인데 대부분의 병원이 운영하는 CCTV가 대상이 된다. CCTV를 운영하기 위하여는 영상정보처리기기 설치 안내판을 설치 운영하여야 하며 영상정보처리기기 운영 관리 방침을 수립하여야 한다.

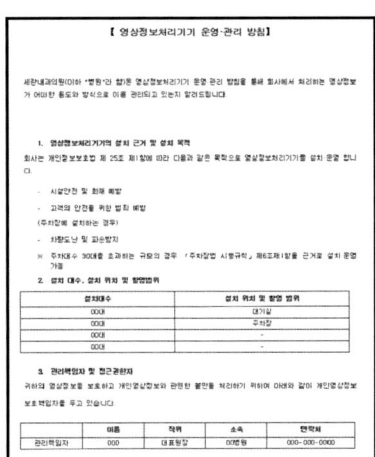

- 많은 병원들이 영상정보처리기기 설치 안내문은 CCTV업체를 통하여 제공받은 안내문을 활용하여 고지하고 있으나 운영 관리 방침을 수립하여 보관하는 경우는 많지 않다.
또한, 안내문의 경우도 화분으로 가려져 있거나 잘 보이지 않는 구석에 부착되어 환자들이 인지하지 못하고 있는 경우가 많아 안내가 필요하다.
- 앞에서 설명한 바와 같이 CCTV가 진료실 내부에 설치되어 있는 경우에는 별도의 환자 동의 절차가 필요하다. 진료실에 설치된 CCTV는 환자의 민감한 진료정보를 침해하는 요소이기 때문에 개인정보처리법상의 안내문과 운영 관리 지침만으로 요건을 갖추지 못하고 반드시 환자에게 고지하고 정보동의를 받아야 하는 사항이다. 만일, 진료실에 CCTV가 있는 병원이라면 문제가 될 수 있으니 안내하고 기설치된 CCTV는 운영되지 않거나 철거하여야 한다.

3. 진료 외 주민등록번호 수집은 절대 불가

- 진료의 목적으로 수집되는 주민등록번호를 다른 용도로 사용하거나 보관하면 안 된다.
- 아직까지 많은 의료기관 홈페이지들이 주민등록번호를 수집하고 있는데 주민등록번호 이외에 개인을 특정하여 서비스를 사용하는데 문제가 없도록 홈페이지를 개선하여야 하

며 회원 가입시에는 최소한의 정보만을 수집하여야 한다.

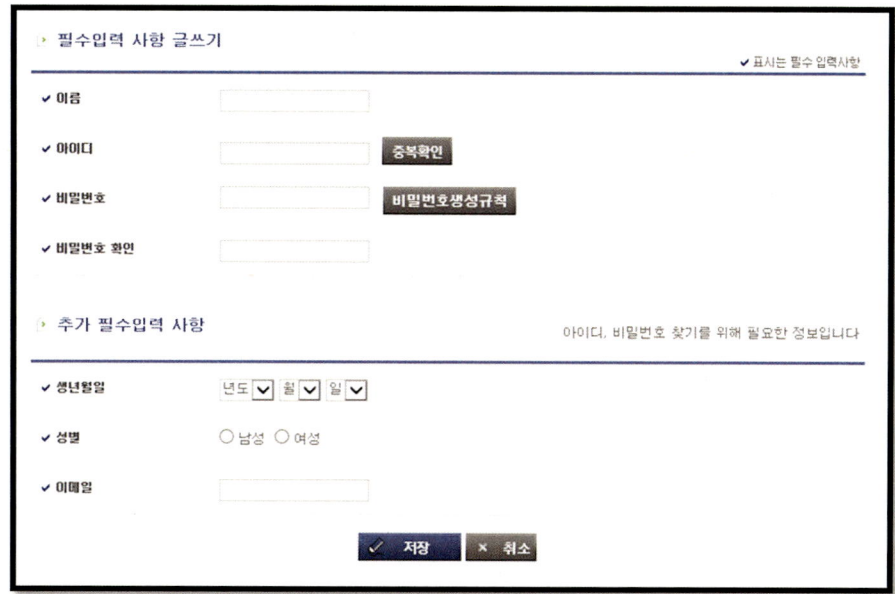

〈최소한의 정보를 통한 홈페이지 가입〉

〈보호자 동의가 필요한 회원에 대한 구분〉

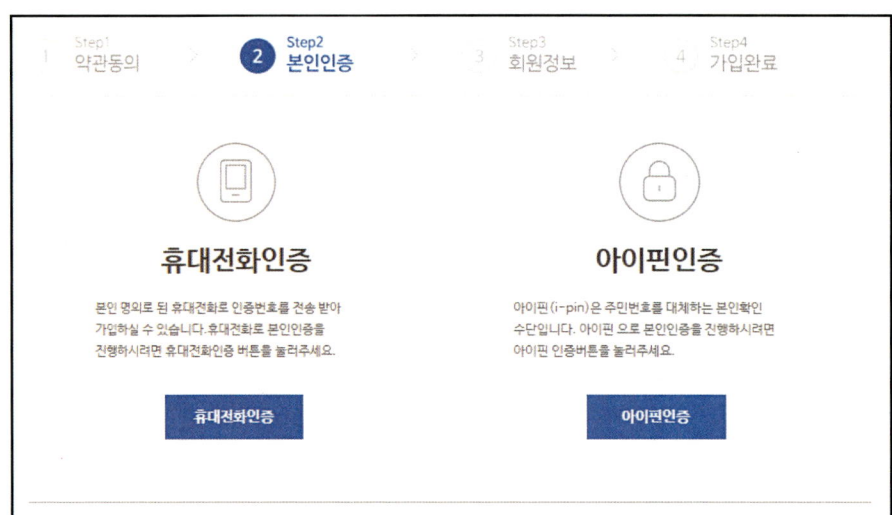

〈휴대전화, 아이핀을 이용한 개인 인증〉

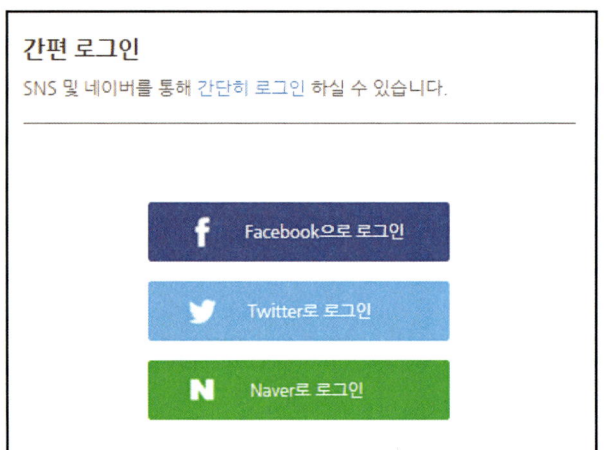

〈포털사이트와 소셜 매체를 활용한 간편 로그인〉

4. 문서화된 개인정보는 물리적으로 분리된 공간에 잠금 장치 필수

- 문서화된 개인정보 산출물(진료차트, 검사기록지 등)은 물리적으로 분리된 공간에 저장되어야 한다. 오래된 병원일수록 별도의 공간 없이 오픈된 장소에 비치된 경우가 많은데 특히, 누구나 접근이 가능한 통로 등에 설치된 보관장소는 심각한 위험요인이다.
- 장소를 옮겨서 보관할 만한 여유가 없는 경우에는 물리적으로 분리가 가능한 시설을 설치하여 빠르게 조치하고 가급적이면 별도 공간을 두어 통제구역으로 관리하는 것이 좋다.

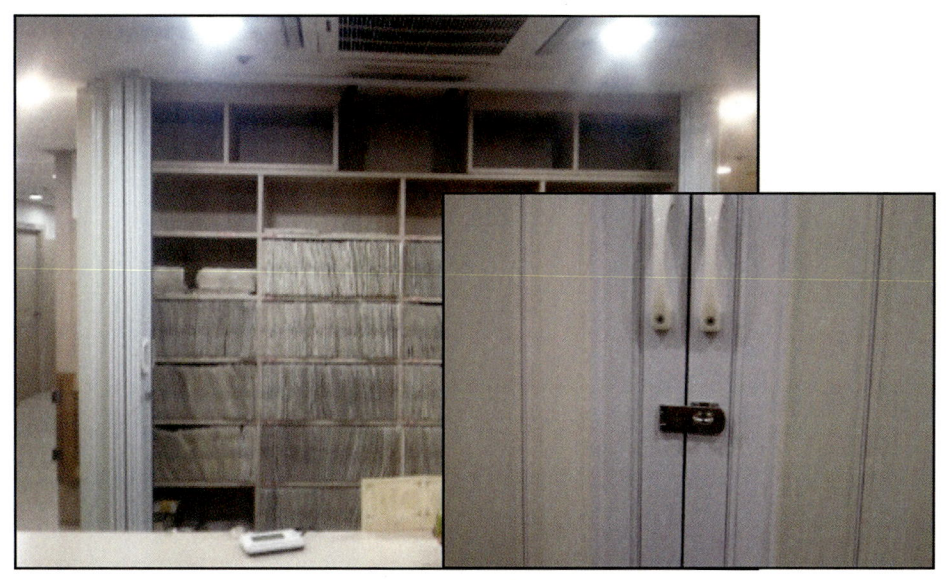

〈물리적으로 분리된 공간과 잠금 장치 확보〉

5. 개인정보보호를 위한 개인정보보호 교육 필수

- 개인정보보호를 위하여 개인정보를 다루는 취급자들은 개인정보보호 교육을 이수하여야 한다. 일부 개인정보보호 교육을 시행하는 업체들이 유선을 통하여 과장된 안내와 본인들의 교육만이 인증교육인 것처럼 포장하는 경우가 있다.
- 개인정보보호 교육은 국가에서 제공하는 개인정보보호 종합포털(http://privacy.go.kr)을 통하여 이수가 가능하며 온라인을 통하여 수료증의 발급도 가능하다.
- 병원과 위수탁 업무를 수행하는 업체들의 경우에도 개인정보보호 교육을 받아야 하며 병원에서는 해당 업체들이 교육을 이수하였는지 수료증 사본을 받아 확인하고 개인정보처리 현황을 지속적으로 관리 감독하여야 한다.

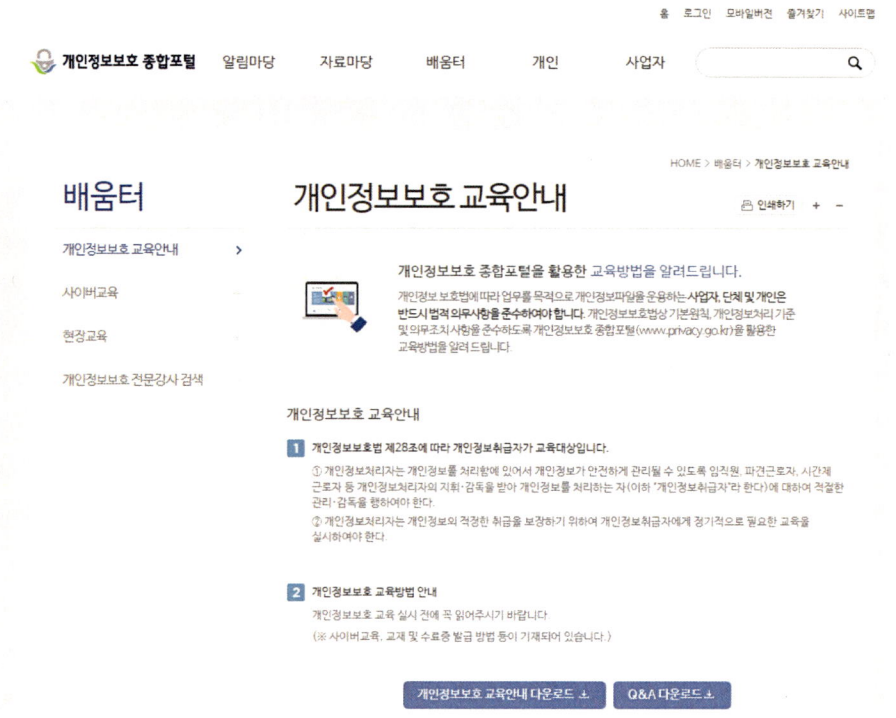

〈개인정보보호 종합포털에서 제공하는 개인정보보호 교육〉

6. 수집보다 중요한 개인정보의 파기와 휴면처리

- 개인정보는 병원의 필요에 따라 임의로 파기해서는 안 되며 파기 시에는 파기절차에 따르며 파기대장을 기재하여 근거를 남겨야 한다.
- 오프라인에서 개인정보가 들어있는 문서를 파기할 경우에는 세절기와 같은 장비를 사용하여 안전하게 파기하고 대장에 파기일자와 부수, 파기한 사람을 기재하여 문제가 없도록 관리하여야 한다. 영상의 경우는 주기적으로 삭제될 수 있도록 설정하여 두어 매번 신경 쓰지 않고 처리할 수 있도록 하고 영상처리기기 운영방침에 따라 정기적으로 점검하여야 한다. 만일, 환자가 의료사고와 같은 필요에 따라 영상을 요구할 경우 관련 처리 규정이 없다면 곤란한 상황이 발생할 수 있다.

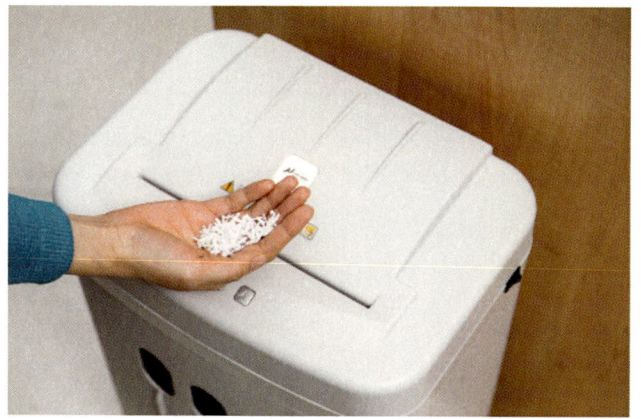

〈세절기를 통한 개인정보문서의 파기〉

- 온라인상의 개인정보의 경우에는 개인정보보호법 시행령에 따라 1년을 주기로 휴면고객에 대한 처리절차를 시행하여야 한다. 휴면고객은 별도로 저장관리하고 규정에 따라 휴면처리 후 파기되어야 한다.

〈개인정보 휴면처리 안내문〉

7. 개인정보보호와 증빙서류 발급

- 개인정보보호법 시행으로 인하여 증빙서류 발급 과정에 대한 처리는 어떻게 되느냐고 문의하는 경우가 많다. 앞서 설명한 바와 같이 개인정보보호법은 일반법으로 특별법인 의료법의 하위법령이다. 따라서, 의료법에 의하여 발급되는 증빙서류는 의료법 규정에 입각하여 발급하여야 하므로 현재 발급절차만 준수하면 된다.

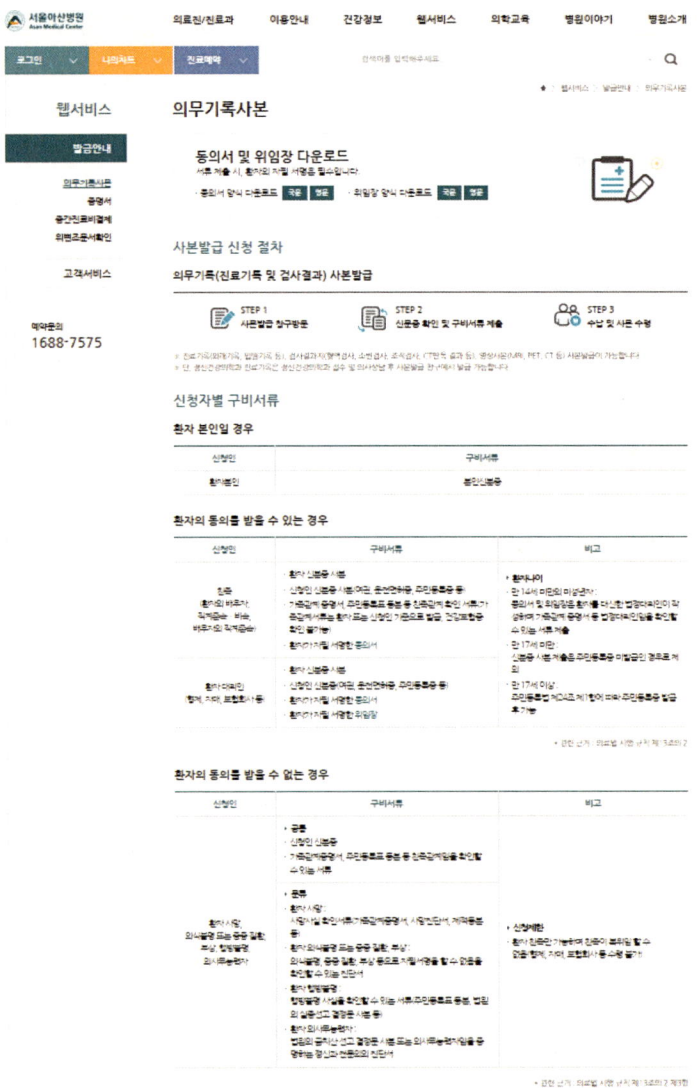

〈아산병원 홈페이지의 증빙서류 발급 안내〉

출처: 아산병원 홈페이지

생각자료 27. 병원 직원들이 받아야 할 4대 교육

기업에 근무하는 근로자들은 4가지의 교육을 필수적으로 받아야 하는데 병원이라 하여 예외가 되지 않는다. 4대 교육이라 하면 다소 의아하게 생각하는 사람이 있을 것이다. 과거 기업체에서는 3가지 교육을 필수로 이수하도록 하였는데 3대 교육은 '성희롱 예방교육', '개인정보보호 교육', '산업안전보건 교육'이다. 최근 들어 3대 교육에 추가로 퇴직연금제도 시행에 따라 퇴직연금 교육이 추가되어 4대 교육이 되었다.

또한, 의료기관에서는 일반 기업체와 달리 병원 인증 취득을 통하여 병원 진료와 경영 개선을 위한 노력을 시행하고 있어 외부 병원 인증 취득을 위하여 추가적으로 5가지의 필수적인 교육을 시행하여 인증자격을 획득하고 있다.

병원 인증제도에 따른 추가 교육은 '감염관리 교육', '소방안전 교육', '심폐소생술 교육', '질 향상과 환자안전 교육', '환자의 권리와 책임 교육'이며 병원 인증제도를 도입하지 않는 의료기관에서는 병원을 관리 운영하기 위하여 필요한 항목들이지만 반드시 필수적이지는 않다.

■ **병원 직원들이 받아야 하는 4대 교육 내용 정리**

1. 성희롱 예방 교육

1) 시행횟수: 연 1회 / 60분
2) 교육방법: 근로자 10인을 기준으로 방법이 상이하다.
   - 10인 미만: 홍보물 게시 및 배포로도 가능
   - 10인 이상: 강의형식 집단 교육 시행하며 자격증 미소지자의 자체 교육 가능.
3) 교육증빙: 교육자료, 참석자 명단(서명필수), 교육 현장사진
4) 보관기간: 3년
5) 미실시에 따른 처벌
   - 300만원 이하의 과태료
6) 교육자료
   - 여성가족부 홈페이지(http://www.mogef.go.kr)에서 다운로드하여 활용
     : 정책안내〉인권보호〉성희롱예방 메뉴에서 동영상 및 간행물을 다운로드 받아 교육이 가능하며 표준 교재가 제공되므로 외부기관의 도움 없이 가능하다.

2. 산업안전보건 교육

1) 시행횟수: 횟수 무관, 1년에 16시간 이상

- 최초 작업 종사 전에 4시간 이상 시행하여야 하며 12시간은 3개월 이내 분할하여 실시하여야 한다.

2) 교육방법: 관리감독자가 교육
   - 교육자인 관리감독자는 산업안전교육 16시간을 필수 이수하여야 한다.
3) 교육증빙: 교육자료, 참석자 명단(서명필수), 교육 현장사진
4) 미실시에 따른 처벌
5) 근로자 1명당 3만원에서 최대 15만원이 과태료(최대 500만원 이하)
6) 관리감독자 교육 이수
   - 안전보험공단(http://www.kosha.or.kr) 홈페이지에서 교육 신청

3. 개인정보보호 교육

1) 시행횟수: 연 1회 또는 2회 이상
   - 정보통신망을 통하여 개인정보의 송수신이 이루어지는 경우 연 2회 이상
2) 교육방법: 자체교육, 사이버교육, 위탁교육, 외부강사 초빙 교육 등
3) 교육증빙
   - 자체교육: 교육결과 보고서(별도 서식 없음.)
   - 사이버교육: 수료증 소지
   - 외부강사교육: 이수증 소지
   - 현장교육: 수료증 소지
4) 미실시에 따른 처벌
   - 과태료나 징계사항 없음.
   - 개인정보 관리 소홀로 사고 발생 시 최대 5년 이하의 징역 또는 5천만원 이하의 벌금 / 최대 5억원의 과징금과 대표자 징계 권고
5) 교육자료
   - 개인정보보호 종합포털(http://www.privacy.go.kr) 홈페이지 내 배움터
   - 현장교육 및 사이버 교육을 통하여 교육 이수 가능

4. 퇴직연금 교육

1) 시행횟수: 연 1회 또는 2회 이상
2) 교육방법: 자체교육, 사이버교육, 위탁교육, 외부강사 초빙 교육 등
3) 교육증빙

- 퇴직연금 교육의 경우 별도의 교육과정 없이 교육자료의 배포만으로도 갈음할 수 있다.

4) 참고사항
- 가입하는 금융기관을 통하여 자료를 제공받을 수 있으며 요청 시 금융기관 직원을 통하여 방문교육도 시행하여 준다.
- 퇴직연금 교육자료를 확인할 수 있는 사이트
  · 우리은행 퇴직연금: http://www.woorirps.com
  · 국민은행 퇴직연금: https://okbfex.kbstar.com
  · 하나은행 퇴직연금: http://pension.hanabank.com
  · 산업은행 퇴직연금: http://pension.kdb.co.kr
  · 농협 퇴직연금: https://pension.nonghyup.com
- 고용노동부에서 퇴직연금제도에 대하여 관리자 및 담당자를 위한 무료 교육을 지속적으로 시행 중으로 고용노동부 퇴직연금 홈페이지를 통하여 추가적인 정보와 현장 교육을 신청하여 정확한 안내를 받을 수 있다.
  · 고용노동부 퇴직연금: http://www.moel.go.kr/pension

병원의 성장에 도움을 주는 제휴 파트너를 찾아라

제휴파트너를 통한 고객유치 방법은 널리 사용되는 방법 중 하나로 누군가와 또는 다른 업체와 제휴를 통하여 고객 추천을 받는 방법이다. 병원의 경우 비영리 의료기관이고 의료법상의 환자유인행위 위반의 위험성으로 인하여 추천에 의한 고객유치를 적극적으로 하지 못하는 경우가 많다.

방문하는 병원이 급여에만 한정되어 있는 의료기관이라면 위법성으로 인하여 가능성이 낮아지겠지만 최근 병원들은 급여 진료 이외에 다양한 비급여 영역을 통하여 수익을 창출하고 환자를 유치하고 있다. 비급여 항목들은 급여와 달리 병원에서 진료비용을 결정하고 할인율을 적용할 수 있기 때문에 병원마다의 특성을 살린 적절한 파트너를 찾아 제휴함으로써 병원 경영에 도움을 줄 수 있다.

제휴를 통하여 영업을 수행하는 의료기관들은 주로 건강검진을 수행하거나 피부과, 성형외과, 안과, 치과 진료를 수행하는 경우가 많다. 관계하고 있는 병원에서 해당 진료영역에 비급여 진료를 수행하고 있다면 병원을 대신하여 적극적으로 제휴 파트너를 찾아보라.

진료업무로 바쁜 병원을 대신하여 적극적인 제휴를 모색하는 것은 의사에게 큰 힘이 된다.

산부인과 병원의 제휴를 예로 들어보자. 산부인과의 경우 산모가 될 가능성이 높은 사람에 대하여 임신 전 단계에서부터 병원을 알리고 긍정적인 이미지를 심어준다면 임신을 하는 순간 방문할 병원으로 결정할 가능성이 높다. 그렇다면, 산모가 될 가능성이 높은 사람을 고객으로 보유하고 있는 곳은 어디가 있을까를 찾아보아야 하는데 웨딩업을 수행하는 컨설팅업체나 예식장이 가장 적합한 파트너일 것이다.

웨딩업체와의 제휴는 결혼을 앞둔 예비 신부와 신랑을 대상으로 한 결혼 전 건강검진부터 가능하다. 서로의 건강을 점검하는 요즘 세대들에게 적합한 검진일뿐더러 추후 태어날 아이에 대한 준비 과정을 더한다면 좋은 상품의 구성이 가능한데 웨딩업체와의 협의를 통하여 일정 할인율을 제공하면 서로에게 득이 되는 제휴를 맺을 수 있다. 또한, 피부진료까지 병행하고 있다면 검진에서 피부관리까지의 결혼 전 프로그램을 제공하고 결혼 후 임신시에 기념품이나 산후조리원 할인쿠폰과 같은 서비스를 통하여 지속적인 고객관리가 가능하다.

공익적인 목적의 기획을 통하여 공공기관의 참여를 유도하는 형태의 제휴도 고려하여야 한다.

공공기관의 참여를 받기 위하여는 지역민들에게 도움이 되고 공익적인 목적인 뚜렷하여야 한다. 산부인과의 경우 대구지역의 유명 여성병원에서 오래 전부터 시행하고 있는 모유 캠페인이 좋은 사례라고 하겠다. 아기의 건강을 위한 모유 수유 증대라는 공익적인 목표와 모유 수유를 널리 알리는 홍보를 통하여 병원이 추구하는 의료서비스에 긍정적인 메시지를 전달하는 효과가 있고 임신한 고객의 병원 선택시 고려요인이 되는 홍보 효과를 더했다.

제8회 모유수유 사진공모전

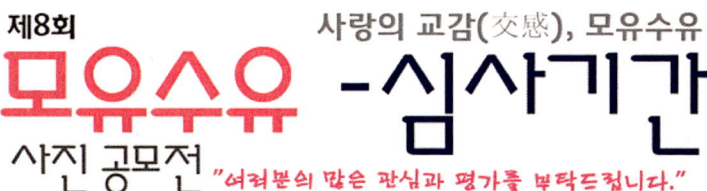

〈모유수유 사진공모전〉

출처: 효성병원 홈페이지

    예로 든 산부인과뿐 아니라 모든 진료과에서는 진료 특성에 맞는 타 산업체와의 제휴파트너를 적극적으로 고려하여 협업하고 제안하여 나가야 한다. 제휴파트너를 확보할 때 병원에서는 사전에 제휴 프로그램을 기획하고 병원과 파트너의 이익을 명확하게 정리하여야 성공적인 제휴 모델을 정립할 수 있다.

    제휴는 상호간의 신뢰를 바탕으로 성립되며 어느 한쪽이 일방적으로 제휴관계를 쉽게 무너트리지 않도록 유의하여야 한다. 특히, 병원의 제휴는 제휴 파트너에 비하여 이미지 손상이 상대적으로 크게 다가오기 때문에 처음부터 전략적으로 접근하여야 한다.

    제휴 파트너와 프로모션을 할 경우에는 단기 3개월 이내로 프로모션 계획을 수립하여 고객에게 특별한 혜택이 되도록 기획하여 추진하는 것이 좋으며 의료법의 규정상 비급여라 할지라도 원칙적으로 3개월 이하로 이벤트를 시행하여야 하는 규정을 준수하여야 한다.

생각자료 28. 시술, 수술에 대한 공동구매

생활 속에 파고든 소셜커머스는 의료기관들의 마케팅에도 영향을 주어 인터넷 카페나 쇼핑몰 등을 통하여 커머스형 홍보를 시행하는 병원들이 증가하고 있다. 커머스형 홍보를 시행하는 병원들은 주로 단체나 기업에 대한 구성원에게 공동구매 형태의 할인을 적용하거나 할인쿠폰을 제공하는 경우가 많으며 마일리지 카드를 통하여 적립서비스를 제공하는 곳도 있다.

하지만, 의료서비스는 본질적으로 비영리를 추구하여 일반 상품과 달리 커머스형 판매방식은 위법성 문제가 발생한다.

커머스형 홍보는 주로 피부과나 성형외과, 안과, 치과와 같은 비급여 진료를 시행하는 병원들이 주도하는데 원칙적으로 단체 할인, 공동구매 형태로 의료서비스를 상품처럼 판매하는 것은 의료법에서 금지시키는 환자 유인행위에 해당되는 것으로 판단한다는 것이 보건복지부의 유권해석이다.

의료기관이 의료행위를 상품으로 판매하거나 할인쿠폰과 같은 방법을 제공하는 것은 의료행위가 상담과 진료를 거쳐 치료에 이르러야 하는 본질적인 문제를 무시한 절차와 안전의 문제를 해할 수 있어 적합하지 않고 지나친 환자 유인행위라는 문제와 의료서비스의 상품화 유통이라는 시선으로 인하여 의료시장 질서를 해할 수 있다.

따라서, 공동구매나 쿠폰형태의 서비스를 제공할 때에는 시장을 해칠 만한 과도한 유인행위나 가격이 수립되지 않도록 주의하여야 하며 비급여항목에 국한하여 최소화하여야 한다.

사은품의 제공을 통한 홍보를 시행할 경우에는 고객을 현혹시키는 고가의 상품은 불가하며 물티슈, 수건과 같은 소액의 홍보물을 사용하여 병원의 이벤트나 안내 수준이 되어야 하며 고객이 병원을 선택하는 기준에 있어서 사은품 취득을 위하여 내원하는 문제가 발생하지 않아야 한다.

병원에서 비급여 고객들에게 내원 시 마일리지를 지급하는 것은 의료법상으로 환자 유인행위로 원칙적으로 불가한 행위이며 문제시 자격정지 및 고발의 문제로 이어질 수 있으니 주의하여야 한다.

생각자료 29. 병원의 의료비 결정

　병원이 환자에게서 수납하는 의료비는 고객이 의료기관을 선택하는 중요 요인으로 작용하는데 급여항목의 의료비는 법적으로 규정된 금액으로 수납하여야 한다. 일부 의료기관에서는 급여항목의 경우에도 임의로 의료비 할인이나 비급여로의 전용을 통하여 환자에게 편의나 불이익을 제공하는 경우가 있는데 의료법에 의한 심각한 문제를 야기할 수 있다. 의료비의 할인은 원칙적으로 내부직원에게도 해당되지 않으나 사회 통념적인 수준에서 묵인되고 있다.

　비급여 의료비의 경우에는 급여에 비하여 상대적으로 자유로워 병원에서 임의로 결정하는데 결정과정에서 경쟁업체의 의료비 수준만을 고려하여 쉽게 결정할 것이 아니라 여러 측면에서 검토하여 병원만의 의료비를 책정하여야 한다.

　의료비의 책정을 위하여는 이윤, 환자서비스, 타깃 고객, 경쟁병원 등의 대내외 환경요인을 고려하여야 하며 원가를 기준으로 산정할지 수요를 고려할지, 경쟁을 고려할지 요소들을 검토하여 병원 경영에 도움이 되는 장기 목적과 부합하게 책정하여야 한다.

　의료비는 한번 결정되면 폐업이전까지 수정이 어렵고 가격 변경으로 인하여 환자의 불만을 불러일으킬 위험이 높기 때문에 신중하게 결정하여야 한다.

　의료비는 고가, 중가, 저가를 구분하여 병원이 추구하는 포지션적 요소를 고려하여야 한다 고가의 의료비를 고려할 수 있는 환경은 소득수준이 높아 동일한 진료일지라도 서비스 요인과 병원에서 제공하는 의료의 질, 브랜드 가치만큼의 선택이 가능하여야 한다. 중가의 의료비는 많은 의료기관이 흔히 책정하는 타 병원 수준이 대부분이며 이러한 가격은 경쟁병원과의 차별화가 어려워 치열한 경쟁환경에 놓여질 가능성이 있다. 저가의 의료비는 단기적으로 고객의 선택을 받을 수 있으나 장기적으로 병원의 브랜드 가치 하락 문제를 야기한다. 병원의 브랜드 가치는 한번 하락하면 새로운 의료서비스 도입 시에도 차별화된 가격정책이나 프로그램을 설계하기 어렵고 구성원들의 사기저하 및 우수한 인력 확보에도 어려움을 겪을 수 있다.

　의료비를 책정할 때에는 반드시 고정된 가격으로 결정하지 않아도 되는데 고객에 따라 동일 진료라 하더라도 프로그램의 설계를 구분하여 고가, 중가, 저가의 상품군을 구성할 수 있다. 또, 시간에 따라서 가격을 차별화하는 정책을 통하여 내원환자가 감소하는 요일이나 시간대에 환자를 분산하고 수요를 창출하는 것도 좋다.

　언급한 의료비는 반드시 의료법에 문제가 없는 항목과 수준이어야 함을 명심하여야 하는데 즉, 비급여(법정 비급여)항목으로 의료 시장에 심각한 영향을 끼쳐 물의를 일으키지 않을 수준의 가격으로 정하여야 한다.

　실제로 보건복지부 유권해석에 의하면 임플란트 치료시 불특정 다수에게 소액의 상품증정과 스케일링 및 구강검진 무료와 더불어 할인된 임플란트 가격을 언급한 행위에 대하여 의료

기관이 스스로 비급여 할인을 하는 것은 가능하나 원가(인건비, 장비비, 임대비, 치료재료비)를 고려할 때 원가에 미치지 못하거나 유인행위가 과도하다고 판단된 행위에 대하여 의료법에 저촉된다고 해석하였다.

병원의 첫 번째 마케터, 기존 고객을 관리하라

'1:5'의 법칙이 있다. 병원이 기존고객을 유지하는 데 들어가는 노력보다 신규고객을 유치하기 위한 노력이 5배 이상 더 든다는 것이다.

하지만 한번 우리 병원에 방문한 적이 있는 기존 고객들의 이름을 기억한다든가, 문자 메시지를 보낸다든가 하는 작은 정성만 있어도 재방문으로 이어질 수 있다. 고객을 잃는 가장 큰 이유는 필요한 정보 및 정보 제공자로서의 고객과의 연결고리를 유지하기 위한 전략적 접근방법이 없기 때문이다. 기존 고객에 대한 가장 효과적인 관리 방법은 병원만이 고객에게 제공할 수 있는 의료적 가치가 결합된 정성 어린 정보를 제공하고 활용하는 것이다.

특히 요즘과 같은 불황에는 신규고객을 창출하는 것보다 기존고객 관리를 잘해 재방문율을 높이는 것이 효율적이고 효과적인 마케팅 활동이다.

국내의 CRM을 활용하는 100여처의 내원환자 유형을 조사한 결과에 따르면 내원환자의 비율은 신규 25%, 재진 75%로 구성된다. 병원 수익의 75%는 재진환자에게서 발생한다. 또한 신규환자 25%도 내원 이유를 살펴보면 20%는 기존환자의 소개 또는 경험 정보에 의해 병원을 선택하게 된다.

즉, 재진환자가 내원 고객의 95%를 결정하게 되는 것이다. 재방문율을 높이는 것이 병원경영의 관건이란 말이 나오는 것도 이런 맥락에서다.

고객의 재방문율을 높이기 위해 지금 당장 병원이 실천할 수 있는 방법은 몇 가지가 있다.

첫째, 진료 시 신뢰감을 줄 수 있는 미소와 자신감 있는 말투를 사용한다. 환자는 의사의 생김새나 진료 내용보다 친절한 미소와 자신감 있는 말투에서 오는 긍정적인 이미지를 기억한다. 자신감이 없거나 위압적이거나 중얼거리는 말투는 부정적인 이미지를 만든다.

둘째, 환자를 기억하는 데 관심을 가져야 한다. 환자를 기억하고 관심을 가져주는 의사보다 고객을 더 감동시키는 의사는 없다. 진료 시에 환자가 하는 말 중에서 특징적인 내용은 차트에 메모했다가 다음 번 내원 시 먼저 말을 꺼내주고 관심을 표현하면 환자가 자상한 의사로 기억할 것이다. 이 같은 관심 갖기는 고객과 첫 접촉을 갖는 접수실부터 실천하면 효과가 더욱 극대화된다는 것도 알아두자.

셋째, 진료에 대한 추가관리를 하는 것이다. 진료 내용에 따라 환자에게 피드백을 하면 환자의 만족도는 올라간다. 가장 좋은 방법은 환자 개인에게 유선으로 안내하는 것이다. 예를 들어 검사 후 결과를 기다리는 고객에게 결과 안내를 하거나, 재내원 시점을 알려주거나, 진료와 연계된 건강관리 방법을 설명하면 고객 만족도를 높여 충성고객이 될 확률이 높아진다. 많은 고객에 대한 관리를 일일이 챙기기 어렵다면 IT시스템을 활용하는 것도 좋은 방법이다.

진료한 상병이나 처방에 따라서 지정된 일자에 관리 방법, 처방에 대한 유의사항들을 자동으로 전달하는 CRM 시스템이 그것이다. 이 CRM은 잘만 활용하면 병원의 수고를 덜어주고, 고객에게는 필요한 정보를 전달하는 훌륭한 무기가 될 수 있다.

첫째와 둘째 방법은 병원에 소속된 구성원만이 수행할 수 있다. 하지만, 셋째 방법은 병원에서도 도움을 필요로 한다. CRM은 세분화된 마케팅을 제공하여야 하는데 환자 개인에게 맞춤형 안내를 서비스하려면 환자별 특성, 질환별 특성, 처방약품의 특성에 따라 적절한 고객 안내방법을 찾아내는 데이터화가 필수적이다.

CRM은 데이터화를 위한 노력이 필수인 관계로 영업사원 입장에서는 병원을 위하여 함께 고민하고 구체화하는 계기를 만들 수 있고 방문하는 병원에 대하여 보다 깊게 생각하는 기회가 된다.

병원에서 가장 많이 활용하는 시스템적 CRM 방법은 흔히, 문자메시지라고 표현하는 SMS를 활용하는 것이다. 시중에 많은 CRM 프로그램들이 존재하는데 고객에 대한 관리방법으로 SMS(단문 메시지), LMS(장문 메시지), MMS(멀티미디어 메시지)를 활용하며 E-Mail 발송기능을 추가적으로 갖추고 있는 수준의 서비스를 제공한다.

CRM 프로그램을 활용하여 고객 관리를 효과적으로 수행하는 병원들은 OCS나

EMR에서 제공하는 CRM 기능이 아닌 별도의 CRM 전문 프로그램을 사용하고 있다. OCS나 EMR에서 설계하지 못하는 데이터 기반의 체계적인 프로세스를 갖추고 주기적 관리 매뉴얼을 제공하는 까닭이며 관리필요 항목에 대한 병원의 설계 역량 부족과 고객에게 제공할 콘텐츠의 부재로 인한 보완이 가능한 전문 컨설팅을 필요로 하기 때문이다. 전문업체의 CRM 프로그램을 도입하면 분명한 효과가 발생하지만 모든 병원들이 별도의 CRM 프로그램을 도입하여 활용할 만큼 비용대비 효과를 거둘 것인지는 공감하지 못하고 있다.

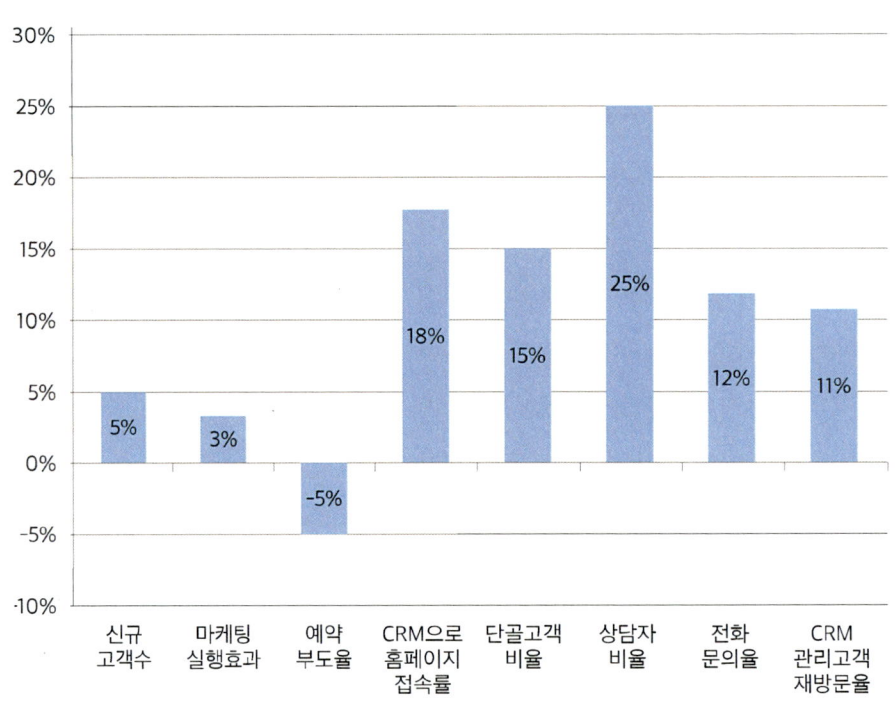

〈의료기관 CRM 프로그램 도입에 따른 기대효과〉

전문업체에서 체계적인 CRM을 위하여 수행하는 관리 항목에 대한 데이터화와 콘텐츠를 제시할 수 있다면 병원에 큰 도움이 되는 컨설팅 요소로 활용할 수 있는데 아직 CRM을 활용하지 못하고 있는 병원이나 비용에 부담이 되는 병원이라면 보유하고 있는 OCS/EMR 탑재 CRM부터 활용하여 고객서비스를 제공하도록 유도하여 보라.

CRM 사용을 제안하기 위하여 쉽게 기획하고 실천할 수 있는 주제와 콘텐츠를 설계하여 보자. 가장 먼저 생각할 수 있는 주제와 콘텐츠는 월 단위 특성에 따른 공통안내 요소이다.

1월부터 12월까지 매월 고객들에게 병원의 특성을 살린 정보메시지를 제공한다면 고객들은 감사한 마음을 가질 것이다. 매월 정기메시지의 예를 들면 다음과 같다.

1월 - 건강 가득한 한 해 되시길 바랍니다. OOO병원은 올 한 해도 최선을 다하겠습니다.
2월 - 즐거운 명절, 가족과 함께 행복한 시간 되세요.
3월 - 큰 일교차로 인하여 독감환자가 증가하고 있습니다. 환절기 건강관리에 유의하세요.
4월 - 건강검진이 시작되었습니다. 건강을 지키는 첫 번째 검진 잊지 마세요.
5월 - 유행성 출혈을 예방하기 위해 잔디에 눕거나 맨발로 다니지 마세요.
6월 - 미세먼지로 인하여 호흡기질환 및 눈병에 주의하세요.
7월 - 장마철 일교차가 심하고 습도가 높아 면역력이 떨어집니다. 건강에 유의하세요.
8월 - 휴가기간 중에는 장시간 태양에 피부가 노출되지 않도록 유의하세요.
9월 - 독감 접종시기입니다. 가족의 건강을 위해 꼭 챙겨주세요.
10월 - 야외에서 다친 상처는 파상풍 감염의 위험이 있습니다. 깨끗한 물로 씻고 소독하세요.
11월 - 감기에 걸리면 안정을 취하고 몸은 따뜻하게 습도는 충분하게 유지하세요.
12월 - 한 해의 마지막 건강관리에 유의하시기 바랍니다.

월별 메시지는 단순한 정보제공이지만 방문하는 병원에 재내원 확률을 높이는 감성적인 작용을 한다. 실제로 노령층의 환자들은 작은 메시지에도 감동하여 내원 시 의료진에게 메시지를 보여주고 고맙다는 인사를 하는 경우가 적지 않으니 활용해보길 권한다.

단순한 메시지보다 좀더 전략적 기획을 고려한다면 월별 메시지 항목들을 다양하게 설계하고 설계된 메시지에 따라서 발송인원과 시기를 조절하면 보다 고객 맞춤형 설계가 가능하다.

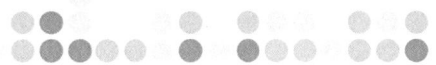

독감예방접종에 대한 안내 메시지를 활용한 사례를 살펴보자. 월별 메시지 설계에 따라 9월에 독감 주의 안내와 더불어 독감접종 대상이 되는 고객을 추출하여 독감접종 시기에 따른 안내를 3회에 걸쳐 추가 발송하여 투입비용 대비 큰 효과를 얻은 사례이다.

주제: 9월 월별 메시지, 독감접종 시기에 따른 안내(2013년 서울 A내과)
발송인원: 7023명
실행방법: 월별 메시지 1회 발송후 추가 3회에 걸쳐 SMS 발송
투입비용: 210,690원(SMS 건당 30원 기준)

	월별메시지	1개월	2개월	3개월	합계	%
내원환자수		748	571	683	2002	28.5%
발송건수	1632	1776	1449	1852	6709	

예상매출: 60,060,000원(2002명 X 30,000원)

각 진료과들은 각각 다양한 메시지 조합을 만들어 낼 수 있는데 예를 들어 산부인과라면 임신 주차마다의 콘텐츠를 매주 발송하여 주면 산모에게 도움을 줄 수 있다. 발송되는 콘텐츠는 성장하는 아이의 발달상황, 산모에게 좋은 운동, 식이요법과 같은 내용으로 다양하게 구성할 수 있다.

만성질환자가 많은 내과와 같은 진료과는 복약지도가 효과적이다. 월 1~2회 진료를 통하여 약을 투약하는 환자들에게 내원일을 기준으로 다음 내원일자를 주기적으로 알려주고 주의사항이나 운동, 식이요법을 알려주면 부족한 진료시간을 보완하고 환자에게 필요한 정보를 제공하는 역할을 수행할 수 있다.

물론, 가장 좋은 CRM 방법은 고객에게 직접 안내하는 것으로 여유가 있다면 전화를 걸어 유선으로 안내하거나 방문 안내하는 것이 최상의 방법이다. 현실적으로 다양한 경우의 수에 따른 유선이나 방문 고객관리는 실천할 수 없기에 문자나 메일의 형태를 활용하는 게 적절하다.

IT 기술의 발전은 과거 SMS에 머물던 문자의 수준을 LMS, MMS로 변화시켜 스마트폰의 기능을 활용하여 전송된 메시지 내 URL, QR코드 등은 추가적인 이미지나 영상 정보를 제공할 수 있게 되었다. 의료기관의 주요 고객층인 노령 고객의 경우에도 스

마트폰 보급률이 높고 정보화 교육을 통한 이해도가 증가하여 다양한 조합의 콘텐츠 설계가 가능하게 되었다.

이러한 CRM 프로그램의 활용은 기존 고객을 관리하는 가장 효율적인 방법인데 만족한 기존 고객뿐 아니라 불만족한 고객의 마음도 누그러뜨려 병원의 안정 경영에 도움이 된다.

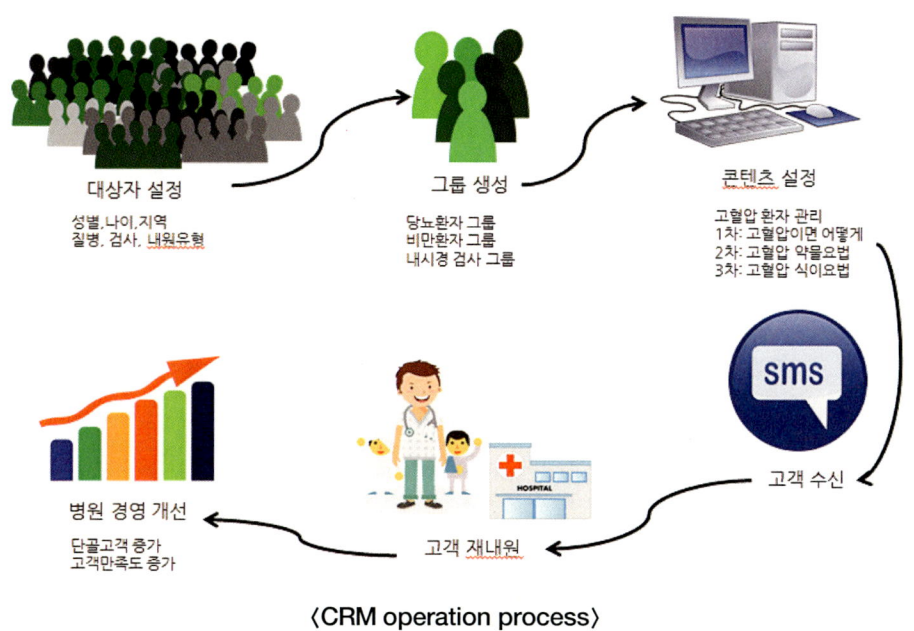

⟨CRM operation process⟩

CRM은 전략적인 설계의 과정이 필요하다.

CRM은 고객과의 관계를 형성하는 전략이기에 고객을 확보하고 데이터화하여 고객들을 세분화하는 과정이 필요하다. 세분화한 고객들은 목표한 바에 따라 등급을 나누어 구분하여 상황에 따라 집중할 수 있는 효율적인 방법을 찾을 수 있어야 한다. 또한, 마케팅을 수행하였을 경우에는 고객의 반응에 집중하여 성과를 분석하고 개선방향, 추가 마케팅 계획 등의 피드백을 통해 연속적인 전략을 이어나가야 한다.

```
┌─────────────────────────────────────┐
│ 고객관리 전략 수립(고객확보, 유지, DB화) │
└─────────────────────────────────────┘
┌─────────────────────────────────────┐
│ 고객설정과 분류, 세분화(목표고객, 고객등급) │
└─────────────────────────────────────┘
┌─────────────────────────────────────┐
│     고객행동 분석(RFM, DB 모델화)        │
└─────────────────────────────────────┘
┌─────────────────────────────────────┐
│    마케팅 프로모션(반응 및 성과 분석)      │
└─────────────────────────────────────┘
┌─────────────────────────────────────┐
│         고객관리 평가 및 수정           │
└─────────────────────────────────────┘
```

〈고객관리 전략 프로세스〉

CRM은 프로그램을 활용하는 방법 외에 오프라인의 접점에서 고객만족 요인들을 찾아 시행할 수 있는데 앞서 예를 든 월별 계획을 오프라인에서도 함께 시행하여야 보다 효과적인 결과를 얻을 수 있다.

예를 들어 설 연휴기간에 방문하는 고객에게 떡을 선물하거나 정월대보름에는 견과류를 제공하여 고객과 함께 소통하면 좋고 발렌타인데이나 화이트데이와 같은 이벤트 날에는 초콜릿이나 사탕을 비치하여 두는 것이다.

초진환자에 대하여는 진료과별로 작은 이벤트들을 기획할 수 있는데 산부인과라면 임신으로 첫 방문한 고객에게 의료진이 함께 축하하고 기념사진을 찍을 수 있고 치과라면 아이들이 발치할 때마다 기념 사진을 찍어 성장앨범과 같은 기록을 남겨두거나 작은 선물을 제공하여 아이들에게 치과가 즐거운 곳이라는 이미지를 심어주는 것이다.

우천시에는 비닐우산을 비치하여 우산을 준비하지 못한 고객들이 활용하도록 하며 내원 연령층이 높은 의료기관은 안마의자와 같은 시설을 비치하여 대기시간에도 건강을 챙길 수 있도록 배려하는 것도 좋은 방법이다.

기존 고객의 중요성에 대하여 마케팅 이론에서는 이렇게 말한다. 마케팅 적으로 만족한 고객 한 명은 주변의 3명에게 이야기할 뿐이지만, 불만족한 고객은 3000명에게 이야기한다. 만일, CRM으로 위험 요인을 최소화할 수 있다면 이보다 경영에 도움이 되는 컨설팅 요소가 없다. 기존 고객의 관리는 가장 효율적인 마케팅 방법이며, 효과적인 병원 경영의 첫 번째라는 사실을 명심해야 한다.

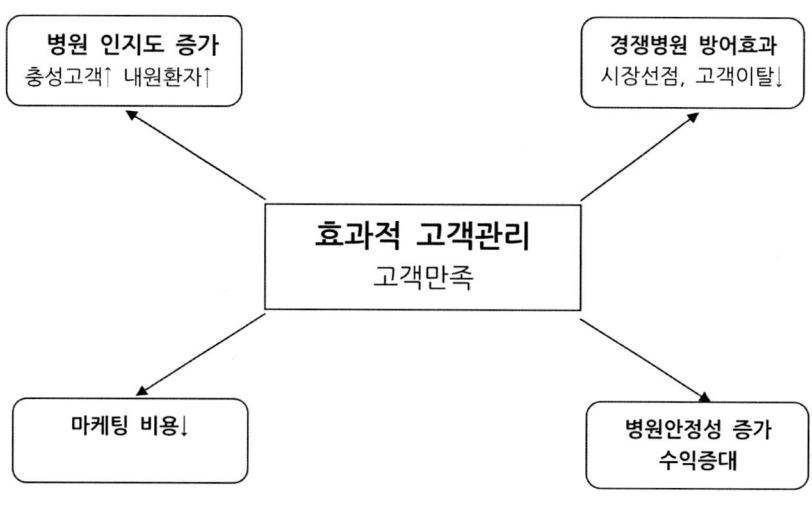

〈효과적 고객관리에 따른 효과〉

생각자료 30. 한 글자라도 아쉬운 SMS, URL을 줄여라

홈페이지나 블로그, 카페, 페이스북과 같은 사이트를 운영하는 병원들은 SMS, LMS 내에 사이트 주소나 내용과 연관 있는 정보페이지로의 이동을 위하여 URL 코드를 삽입한다. 보다 많은 정보를 제공하기 위하여 글을 작성하다 보면 단 1byte가 아쉬울 때가 있는데 사이트나 페이지로 연결되는 URL만 줄여도 좀 더 많은 글자를 사용할 수 있다.

URL을 줄이는 서비스는 포털사이트와 여러 사이트에서 제공하는데 쉽게 활용할 수 있는 공신력 있는 네이버나 구글의 단축 URL 서비스를 활용하는 것이 효과적이다.

1. 네이버 me2.do 단축 URL (http://me2.do)

네이버에서 제공하는 단축 URL을 생성하는 서비스로 단축 URL은 'http://me2.do/xxx'의 형태로 만들어진다.

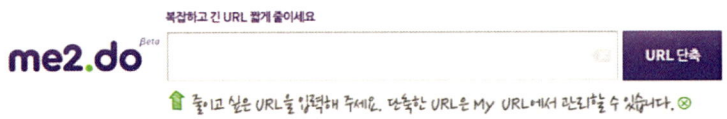

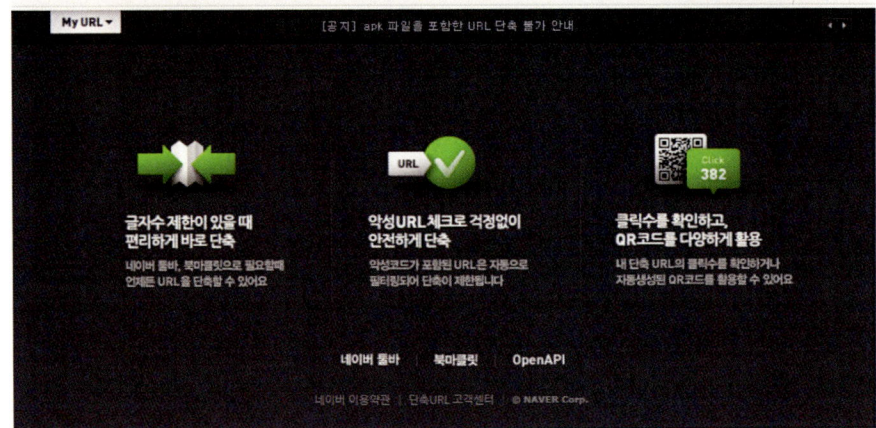

보건신문에 연재되는 병원컨설팅 컬럼 콘텐츠 주소를 활용하여 단축 URL을 생성하여 보겠다.

병원 개인정보보호 실태점검, 이렇게 준비하자

해당 콘텐츠의 주소는 'http://www.bokuennews.com/news/article.html?no=118491' 로 문자발송을 통하여 고객에게 정보를 제공하기에는 지나치게 길다. 네이버의 me2.do 서비스에 URL을 복사하고 URL 단축 버튼을 클릭하면 단축 URL 정보를 생성할 수 있다.

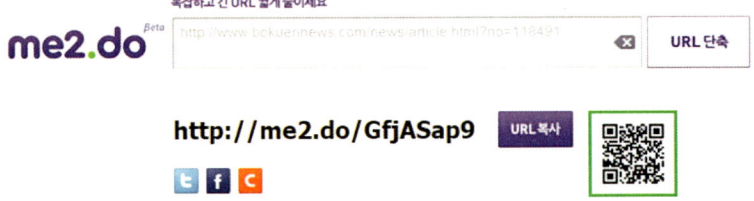

네이버에서는 QR 코드도 함께 생성하여 주기 때문에 MMS를 사용할 경우에 활용할 수 있다.

2. 구글 URL shortener (https://goo.gl)

구글에서 제공하는 단축 URL을 생성하는 서비스로 단축 URL은 'http://goo.go/xxx'의 형태로 만들어진다.

네이버와 마찬가지로 단축시키고자 하는 주소를 복사하고 Shorten URL 버튼을 클릭하면 단축 URL 정보를 생성할 수 있다. 네이버와 달리 구글은 로봇에 의한 무한 생성을 방지하기 위하여 그림퀴즈를 선택하여야만 정상적인 단축 URL 생성이 가능하다.

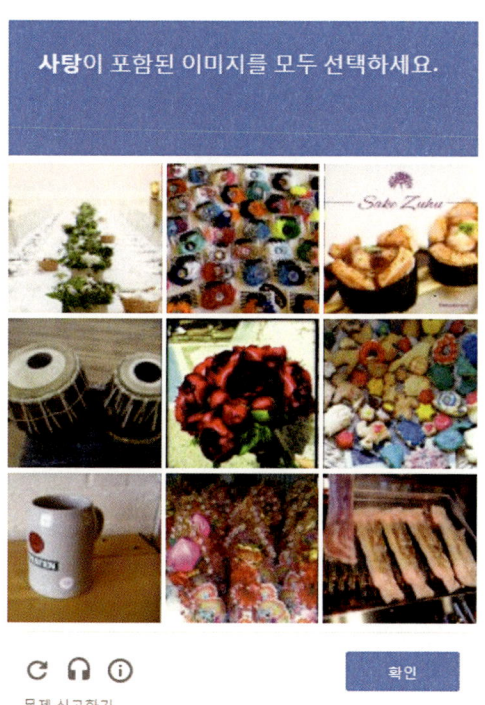

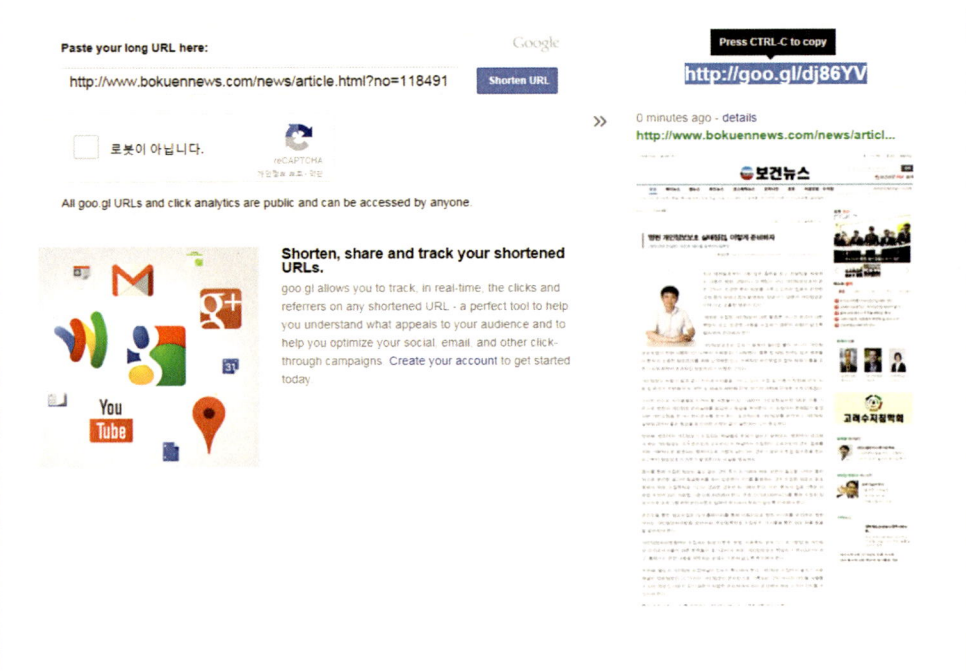

구글에서는 생성된 단축 URL은 표시하는 원래의 URL이 가지고 있는 화면을 볼 수 있는 기능을 제공하여 미리 생성된 QR코드의 정상 제작유무를 확인할 수 있다.

매뉴얼과 프로세스로 병원을 성장시켜라

병원의 가장 큰 고민 중 하나는 잦은 직원의 이탈로 인한 의료의 질 관리이다.

단순히 이탈한 직원을 대체할 새로운 직원을 채용하는 것도 문제이지만 함께 손발을 맞추고 시스템적으로 운영되어야 하는 의료서비스가 새로운 직원으로 인하여 일정 기간 동안 일시적인 질적 저하의 문제를 갖게 되는 것은 큰 손실이 된다.

의료 서비스의 질적 관리는 병원의 연속성을 부여하는 중요한 요소로 병원만의 프로세스를 명문화하고 프로세스마다 수행업무를 매뉴얼화하여 직원의 이탈로 인하여 발생할 수 있는 위험요인을 최소화할 수 있다. 또한, 혹시 모를 다양한 상황들에 대하여도 대처 매뉴얼을 정리하여 두면 혼란 없이 처리할 수 있는 힘을 얻을 수 있다.

병원 의료 서비스의 매뉴얼화는 병원의 가치를 높이고 구성원들을 성장시키며 잘 짜여진 프로세스와 매뉴얼은 고객에게 안정감과 신뢰를 주어 병원을 성장시킬 수 있다.

병원 서비스의 매뉴얼을 작성하는 첫 번째 단계는 현재 하고 있는 업무들을 정리하는 것에서 시작한다. 업무를 정리하다 보면 큰 업무를 구분하고 작은 업무를 정리하여 가는 경우가 많은데 시간을 단축하고 효과적으로 보일 수 있으나 디테일한 업무를 놓칠 수 있는 위험요인이 있다.

좀 더 시간이 걸리고 힘들지라도 현재 병원에서 하는 업무를 작은 것 하나까지도 리스트를 작성하여 보고 업무의 특성을 구분하여 소그룹으로 묶고 다시 중그룹, 대그룹화하는 역설계를 진행하는 것이 놓치지 않고 매뉴얼화하는 방법이다.

이러한 작업을 수행함에 있어 병원 구성원들만으로는 어려움이 있는데 시간적으로 진료 외 추가적 여유를 갖기 어려울 뿐만 아니라 옛말에 "등잔 밑이 어둡다"는 이야기처럼 스스로 정리하지 못하고 놓치는 요소들이 발생한다.

병원의 서비스 매뉴얼 정리 과정에 객관적인 관찰자가 되어 동참하여 보라.

병원 구성원이 업무를 수행하는 순간들을 영상, 사진, 글로 기록하여 구성원들과 함께 이야기하고 리스트화하는 작업을 함께 하다 보면 병원에 대한 이해와 관계가 급성장할 수 있다.

매뉴얼을 작성할 때는 가급적이면 최대한 디테일하게 정리하여 어느 누가 보아도 업무를 수행할 수 있을 만큼 정교하여야 한다. '이미 알고 있다'거나 '기초라서 필요 없다'는 생각으로 기본자료를 소홀히 해서는 안된다.

업무의 매뉴얼화를 정교하게 설계하고 효과적으로 운영하는 기업의 사례로 패스트푸드점을 들 수 있다. 패스트푸드점은 아르바이트 직원을 중심으로 업무를 수행하여 직원의 잦은 교체에도 문제가 발생하지 않도록 업무의 작은 요소 하나까지도 프로세스가 정해져 있고 매뉴얼에 기반하여 철저하게 통제한다.

예를 들어 치즈 햄버거 하나를 제조할 경우의 매뉴얼은 다음과 같다.

빵 두께는 3인치를 사용하고 빵의 밑면에 머스타드 소스를 5g 넓게 펴서 바르고 패티는 돼지고기 패티를 사용하여 그릴에서 1분 30초간 구워 빵의 밑면에 올리고 치즈는 1장을 사용한다. 치즈 위에는 피클 3개를 얹고 빵의 윗면을 덮어 버거를 완성하며 랩에 포장하여 고객에게 제공한다. 제작된 햄버거는 30분 이상 경과할 경우 고객에게 제공되지 않고 폐기하여야 한다.

　병원의 서비스도 타 기업들처럼 매뉴얼화하여야 고객들에게 동일한 서비스를 제공할 수 있다면 병원 경영에 도움이 된다. 단, 병원 서비스는 생명을 다루는 특수성을 가지고 있는 서비스이기에 예외적인 상황에서도 대처 가능한 프로세스와 내용을 기재하여 매뉴얼화로 인한 비인간적인 상황이나 서비스가 이루어지지 않도록 보완하여야 한다.

기억해두면 도움이 되는 소소한 정보들

 의료인 면허신고제

의료인 면허신고제란 의료인(의사, 치과의사, 간호사, 한의사, 조산사) 및 의료기사(임상병리사, 방사선사, 물리치료사, 작업치료사, 치과위생사, 치과기공사, 의무기록사, 안경사)는 최초로 면허를 받은 후에 3년마다 실태와 취업상황 등을 보건복지부 장관에게 신고하도록 하는 제도(의료법 제28조)이다.

만일, 면허신고를 하지 않을 경우에는 면허의 효력이 정지될 수 있어서 기한 내에 반드시 면허신고를 하여야 한다. 면허신고를 하기 위하여는 연간 8시간의 보수교육을 이수하여야 하는데 각 의료인협회 및 의료기사협회를 통하여 보수교육에 대한 이수 및 면제/유예사항을 확인하여야 한다.

면허신고의 유예가 되는 사유들은 관련 업무를 6개월 이상 하지 않는 경우나 대학원에 재학하는 경우와 같은 사유들로 구체적인 내용은 다음과 같다.

구분	면제 및 유예 사유(근거: 의료법 시행규칙 제 20조)
면제	1. 전공의 2. 대학원 재학생(의과대학, 치과대학, 한의과대학, 간호대학) 3. 신규 면허취득자 4. 보건복지부장관이 보수교육을 받을 필요가 없다고 인정하는 자
유예	1. 해당 연도에 6개월 이상 환자진료 업무에 종사하지 아니한 자 2. 보건복지부장관이 보수교육을 받기에 곤란하다고 인정한 자

병원급 의료기관의 경우 행정부나 간호부를 통하여 면허신고와 보수교육에 대한 안내가 대부분 이루어지고 관리되어 문제가 없으나 일부 병원과 의원급 기관의 경우에는 바쁜 일과 중에 놓치는 경우나 절차를 잘 몰라 어려움을 겪는 경우가 있다.

의사와 간호사의 면허신고에 대한 방법을 기억하여 두면 병원에 도움을 줄 수 있으니 살펴보자.

의사 면허신고는 대한의사협회에서 제공하는 KMA 면허신고센터(http://doc-lic.kma.org)를 통하여 의사면허 신고에 대한 정보를 확인할 수 있다. KMA 면허신고센터에서는 연수교육 이수/면제 여부에 대한 확인이나 면허신고 내역을 확인할 수 있으며 교육에 대한 면제, 유예방법도 확인할 수 있다.

의사면허에 대한 신고는 KMA 면허센터를 통하여 온라인 신고가 가능한데 근무자/휴직자/군의관/공보의/비의료종사자에 따라 신고방법에 차이가 있으니 의사의 현재 상황에 따라 적합한 신고를 시행하여야 하며 해외 체류시에는 KMA 면허신고센터에 문의하여 불이익이 없도록 하여야 한다. 의사면허의 신규대상은 2012년 4월 29일 이전 면허 취득자 중 미신고자나 면허취득 후 3년이 도래한 자, 면허신고 후 3년이 도래한 자가 대상이 된다.

근무중인 의사의 경우 KMA 면허신고센터에서 근무처의 시도지부 의사회에 접속하여 신고하는데 의사회와 신고서에 입력한 근무기관, 거주지역 주소가 동일지역이 아닐 경우에는 신고가 불가하다. 면허신고시에 연수교육은 필수사항으로 미이수시에는 신고가 불가하니 시스템 내에서 반드시 확인하고 부족한 연수교육은 보충하여야 한다.

대한의사협회에서는 KMA교육센터(http://edu.kma.org)를 통하여 연수교육일정 및 사이버연수교육에 대한 정보를 제공하고 있으니 연수교육에 대한 고민이 있는 의사를 만나면 사전에 정보를 확인하여 제공하면 된다.

간호사 면허의 신고의 경우도 대한의사협회와 마찬가지로 대한간호협회에서 운영하는 KNA 면허신고센터(https://lic.koreanurse.or.kr)를 활용하면 면허신고에 대한 정보와 더불어 신고, 면제신청, 보수교육에 대한 유예신청이 가능하다.

보수교육이 부족할 경우에는 KNA에듀센터(https://lic.koreanurse.or.kr)를 통하여 8시간 이상의 교육을 이수한 후 면허신고가 가능하니 참고하면 된다.

의료기사의 경우에도 각 협회를 통하여 정보를 확인하고 면허신고에 문제가 없도록 지원할 수 있도록 하자.

친절교육도 무료로 받을 수 있다

많은 병원들이 가장 많이 찾는 외부 강의는 친절교육이다.

과거에는 친절이라고 하면 인사 잘하기 정도로 생각하였으나 최근에 개원하는 병원들은 개원을 위한 필수적인 교육프로그램으로 고려할 정도로 인식이 변화하였으며 기존 병원들의 경우에도 내부 직원에게 친절교육을 이수하게 하거나 서비스 코디네이터를 채용하는 방법으로 고객에 대한 서비스 요소로 중요하게 생각하고 있다.

다만, 친절교육을 시행함에 있어서는 자체인력이 확보되지 않는 경우는 외부교육으로 인한 지출이 발생하여 시행하지 못하는 경우가 있다. 최소한 연 1회라도 정기적인 친절교육을 통하여 고객에 대한 서비스를 점검하고 구성원들이 노력하는 모습을 보여주는 것이 좋기 때문에 병원에서 비용을 고민하지 않고 친절교육을 받을 수 있는 무료 교육기관을 통하여 병원의 요구를 충족시켜 보라.

단, 무료 친절교육을 수행하는 기관들은 강의 전후에 재테크 강의와 같은 이벤트 교육이 일정시간 추가(20~30분)되니 사전에 병원에 안내하여 문제가 없도록 하여야 한다.

서비스를 제공하는 기관은 한국기업교육연수원(http://www.freeeducation.co.kr)이나 한국미래교육센터(http://www.한국미래교육센터.com)와 같은 곳이 있으며 해당 기관들은 친절교육 외에도 필요한 교육을 무료로 제공하고 있으니 알아두면 도움이 된다.

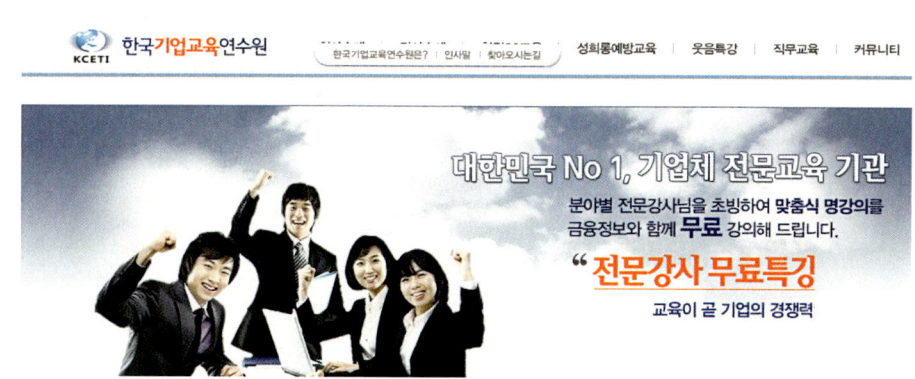

〈한국기업교육연수원 홈페이지〉

소방 안전에 대한 대비, 소화기 설치

소방에 대한 규정 준수는 개원시에만 중요한 것이 아니라 평상시에도 원칙에 따라 준수하여야 하는데 미관상의 이유로 소홀히 하거나 규정을 잘 알지 못하여 기본적인 소방장비인 소화기 비치를 하지 못하는 경우가 있다.

소방에 대한 규정은 만에 하나 발생할 수 있는 화재의 위험을 최소화할 수 있기에 기억하여 두면 좋다.

소화기 비치에 대한 규정은 연면적 33㎡이상인 경우에 1개 이상 구비하여야 하는데 복도는 25m마다 1개씩 비치하여야 한다. 단, 계단은 별도로 설치하지 않아도 된다.

소화기는 교체나 점검 시기를 따로 규정하지 않으나 소화기 압력계의 눈금이 녹색에 위치할 경우에만 정상이며 노랑색일 경우에는 교체하여야 한다.

의료기기 폐기는 어떻게 해야 하나?

의료기기를 신규로 구매할 경우에는 업체로부터 신고에서 활용방법까지 자세한 설명을 듣지만 의료기기가 사용연한이 다 되었을 경우에는 수거되지 않거나 교체 장비가 없어 처분하여야 하는 경우가 있다.

의료기기를 폐기할 때는 방사선이 발생하는 의료기기인지의 여부에 따라 처리방법이 달라진다.

방사선이 발생하는 진단용 방사선 발생장치의 경우에는 보건소 신고를 하여야 하는데 신고 전에 고물상과 폐기처분 계약을 하고 폐기처분 계약서류를 첨부하여 보건소에 신고하여야 한다. 신고서에는 기기를 구성하는 구성품의 모델과 제조번호를 폐기 신고서 장치의 내역란에 기재하여야 하며 보건소 신고를 통하여 폐기신고필증을 발급받아 건강보험심사평가원에 제출하여야 한다.

건강보험심사평가원에 신고는 온라인으로 폐기등록 및 서류제출이 가능하므로 직접 방문하지 않아도 된다.

일반 의료기기의 경우에는 별도의 보건소 신고를 하지 않아도 되며 건강보험심사평가원에 폐기신고만 하면 된다.

의료기기 폐기를 하려면 진단용 방사선 발생장치 사용신고증명서 원본, 진단용 방사선 발생장치의 사용중지·양도·이전·폐기 신고서(보건소), 폐기를 확인할 수 있는 서류가 필요하다.

신고는 사용중지일로부터 3일 이내에 하여야 하며 대리인이 신고할 경우에는 대리인 신분증과 대표자 도장을 지참하여야 한다.

필요한 일이 있을 때 뚝딱! 재능사이트를 활용하라

세상에는 다양한 재능을 가지고 있는 사람들이 많고 보유한 능력을 활용하여 도움을 주거나 판매하는 이들이 있다. 국내에서도 업체나 개인들이 보유 재능을 홍보하고 거래하는 사이트들이 많이 있다.

재능사이트들은 정기적으로 거래하지 않아도 되고 비용도 저렴하여 병원의 다양한 요구에 대응하기에 큰 도움이 된다.

포털사이트 검색을 통하여 '재능기부' 또는 '재능기부 사이트'로 검색하여 보면 여러 사이트들을 찾을 수 있다. 재능사이트에서는 디자인, 번역, 문서작성, 마케팅, 음악, 프로그램개발, 생활서비스 등 희망하는 모든 영역에서 도움을 받을 수 있다.

■ 재능기부 사이트

재능넷: http://www.jaenung.net
오투잡: http://www.otwojob.com
크몽: http://kmong.com

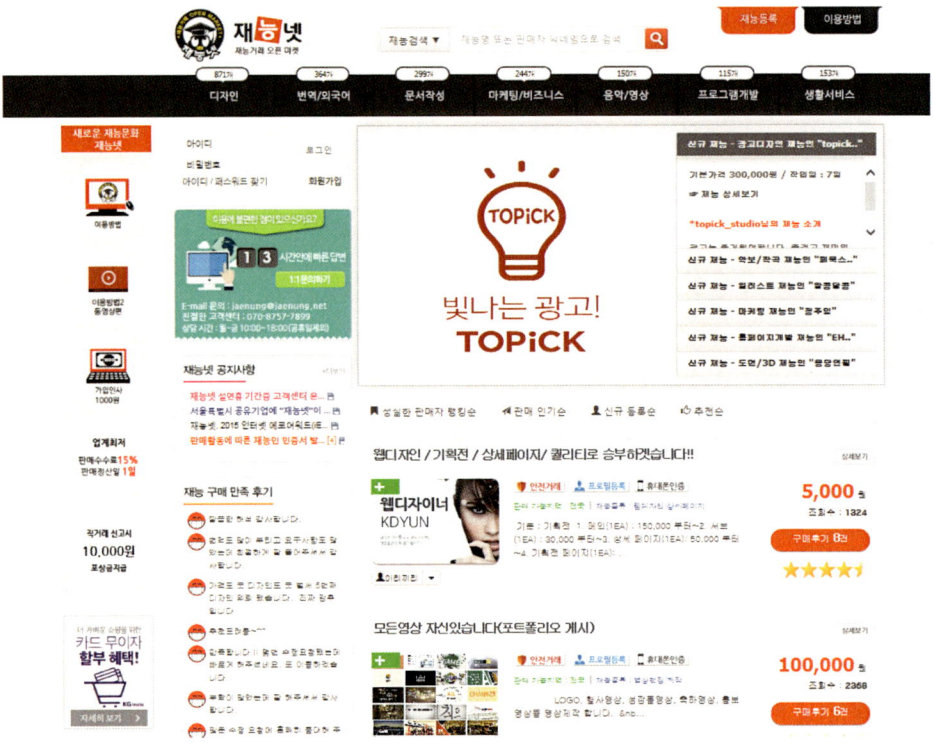

〈재능기부 사이트〉

출처: 재능넷(http://www.jaenung.net) 홈페이지

▧ 의료산업 정보를 한눈에, 의료박람회

　병원에 도움이 되는 컨설팅 요소들을 찾기 위해 의료산업군 내의 주요 전시회나 세미나를 찾아 정보를 수집하면 도움이 된다. 여러 전시회나 세미나의 경우 의사들도 큰 관심을 가지고 있어 사전에 안내하고 필요에 따라 함께 동행하며 관람하면 좋은 기회를 만들 수 있다.

　전시회나 세미나의 경우에는 사전등록 시 혜택을 부여하는 경우가 많고 현장에서는 행사 마감으로 인하여 입장하지 못하는 경우가 있으니 사전에 정보를 안내하고 사전등록을 대행하여 바쁜 의사를 대신하여 일정을 수립할 수 있다.

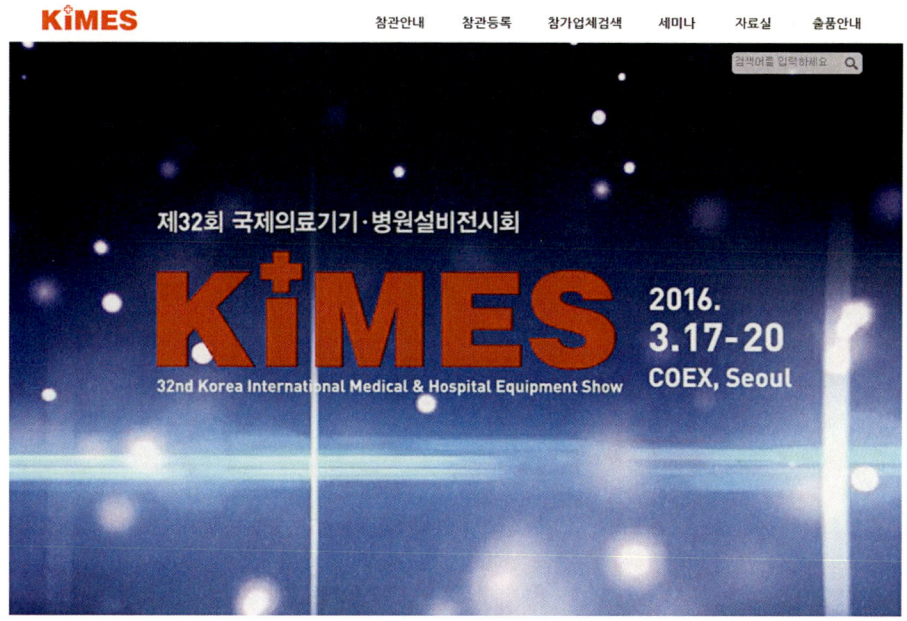

〈국제의료기기 · 병원설비전시회(KIMES)〉

출처: KIMES 홈페이지

 대표적인 전시회로는 국내 최대의 의료박람회인 KIMES(http://www.kimes.kr)를 들 수 있다. KIMES는 매년 봄에 코엑스에서 펼쳐지는데 의료산업에 종사하는 많은 기업체와 병원, 자치단체들이 참석하며 각종 세미나를 통하여 병원 경영에 도움이 되는 다양한 정보들을 제공하고 있어 한 해에 한번 놓치지 않고 살펴봐야 할 중요한 행사이다.

 KIMES에서 의사들은 전시장을 참관하는 것도 주요 목적으로 두지만 다양한 세미나에 주목한다. 세미나는 일정기간 내에 펼쳐지며 일부 세미나는 보수교육이나 연수학점이 인정되는 경우도 있어 특히 관심이 높다. 세미나는 대부분 사전등록이 필수이고 인기 있는 세미나는 빠르게 매진되므로 매년 2월이면 KIMS 일정 확인과 더불어 세미나 주제를 파악하는 것이 필요하다.

⟨KIMES 세미나 2016년도⟩

출처: KIMES 홈페이지

　매년 봄에 KIMS가 있다면 가을에는 K-HOSPITAL FAIR(http://khospital.org)가 있다. K-HOSPITAL FAIR는 대한병원협회가 주최하는 행사로 공공기관의 후원이 많은 행사이다. 행사장소는 일산 킨텍스가 사용되며 KIMES에 비하여 전체적인 규모는 적으나 병원에 특화된 전시와 연수학점이 인정되는 세미나가 많은 특징을 가지고 있다.

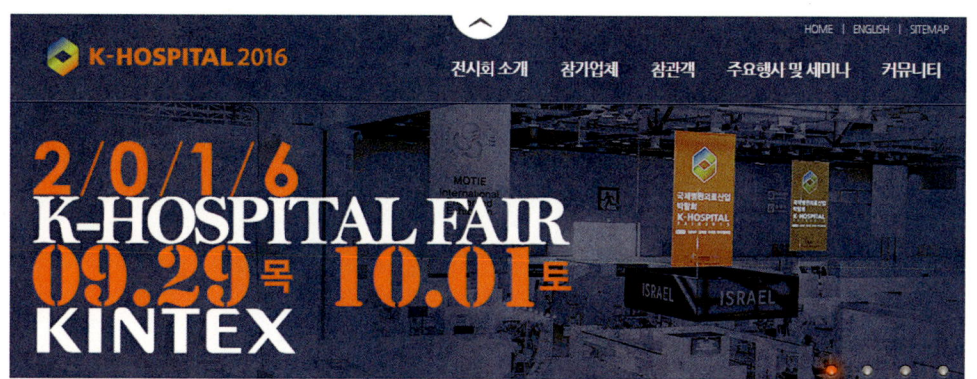

〈K-HOSPITAL FAIR 2016년도〉

출처: K-HOSPITAL FAIR 홈페이지

　KIMS나 K-HOSPITAL FAIR 이외에도 지방에서 실시되는 다양한 건강박람회나 의료전시회들이 많기 때문에 각 지역에서 실시되는 행사에 대하여도 관심을 가지고 살펴볼 필요가 있다. 단, 일부 행사들의 경우에는 규모가 작고 행사 내용이 부실한 경우도 있으니 불만족으로 인한 문제가 생기지 않도록 사전에 살펴야 한다

　진료과별 특성에 따른 다양한 행사들도 존재하는데 의료관광, 성형, 한방, 치과 등의 전시회도 주목하자.

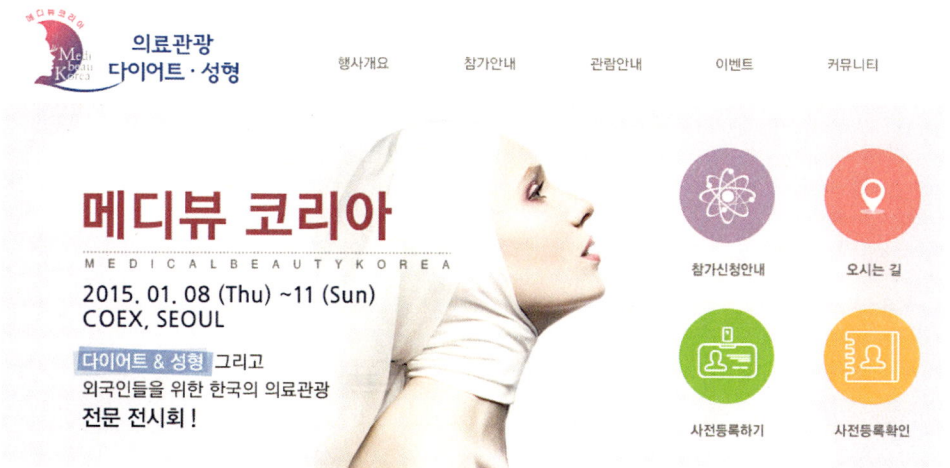

〈메디뷰 코리아 2015년도〉

출처: 메디뷰 코리아 홈페이지

전시회 사이트들은 연중 운영되는 경우가 많은데 전시회에 참여하였던 업체와 전화번호, 주요 품목에 대한 정보를 찾을 때 유용한 정보가 된다. 병원에서 필요한 다양한 기기, 기구, 프로그램 등에 대하여 고민할 경우 해당 사이트를 통하여 업체 정보를 제공할 수 있으니 참고하자.

경영에 위험요인이 될 수 있는 저작권

병원에 저작권이라고 하면 해당사항이 없는 것처럼 느껴지지만 저작권에 대한 각종 법률은 의료기관이라고 하여 다르게 취급되지 않는다.

의료기관에서 주로 문제가 되는 저작권은 크게 3가지인데 폰트, 이미지, 콘텐츠이다.

첫 번째, 폰트는 글씨의 글꼴을 말하는데 시각적으로 표현되는 글꼴은 독창적인 저작물로 저작권자의 권리행사에 의하여 법률적인 책임이 발생하게 된다. 병원 내에서 폰트가 사용되는 곳은 주로 광고물(옥외 사인물, 옥내 POP, 전단지 등)이며 홈페이지가 있는 병원의 경우 온라인상에 사용된 폰트에도 주의하여야 한다.

폰트에 대한 저작권은 폰트에 대한 단속 권리를 위임받은 법무법인들에 의하여 지속적으로 문제제기가 이루어지는데 광고물과 홈페이지를 제작한 업체를 통하여 해당 폰트가 이상이 없다는 확인을 받아두어야 하며 만일 불법 폰트 사용으로 인하여 문제가 되지 않도록 제작사들에 법적 책임에 대한 부분을 명확히 하고 계약서에 기재하여 두어야 한다.

폰트 저작권에 문제가 되지 않으려면 평소 병원에서도 저작권을 확보한 폰트나 무료 사용이 가능한 폰트를 중심으로 사용하고 출력물 역시 저작권에 문제가 없는 폰트를 사용하여야 한다.

폰트를 사용하는 프로그램은 다양한데 주로 사용하는 소프트웨어는 한글워드, MS 오피스, 포토샵과 같은 프로그램이다. 해당 소프트웨어들에 함께 설치되는 번들 폰트들은 소프트웨어 사용으로 인하여 발생하는 산출물(프린트 인쇄, 문서)에 대하여는 저작권 문제가 발생하지 않으나 타 소프트웨어나 용도를 변경하여 수정, 편집 사용할 경우에는 문제가 되므로 유의하여야 한다.

문제가 발생하지 않도록 무료 폰트를 사용할 수 있는데 무료 폰트의 경우에도 개인에게만 무료로 사용권을 한정하거나 특정한 용도로는 사용하지 못하는 경우가 있으니 주의하여야 한다.

폰트는 여러 제작사에서 배포하는데 네이버 자료실을 활용하면 국내에 출시된 다양한 폰트들을 만나볼 수 있다.

사이트

네이버 소프트웨어 software.naver.com
다운로드 TOP 50 문서/사무 동영상 PC 관리/보안 이미지/그래픽 공지사항
네이버 공개자료실, 유틸리티, 멀티미디어, 드라이버, 리눅스, 프리웨어 다운로드 제공.

〈네이버 자료실〉

출처: 네이버 자료실 검색 화면

네이버 자료실 좌측 카테고리를 펼쳐보면 폰트만을 따로 모아둔 메뉴가 있다.

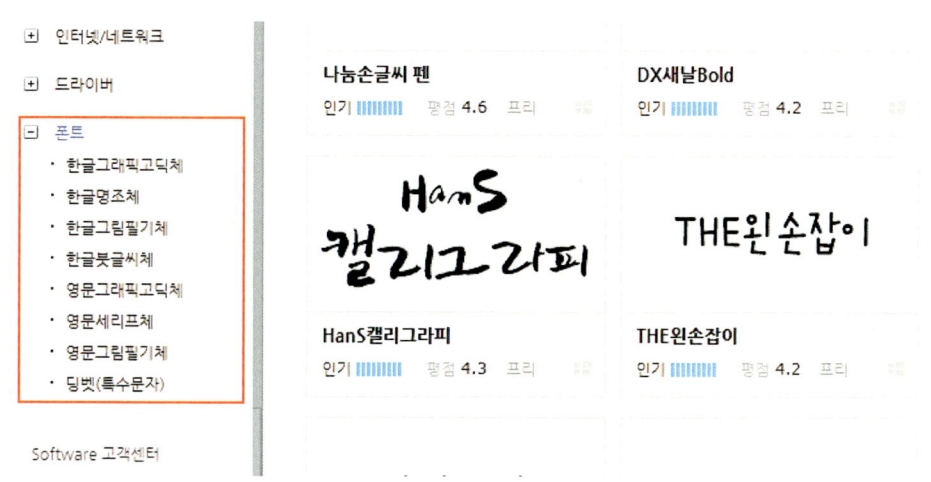

폰트 메뉴를 선택하면 화면 상단에 개인이 제작한 폰트, 기업이나 단체에서 제작한 폰트, 제작사별로 개발한 폰트들을 선별하여 볼 수 있으며 윈도우와 매킨토시별로 리스트를 확인할 수 있다.

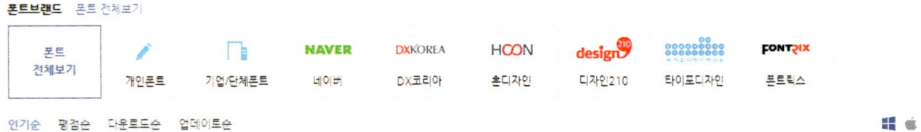

마음에 드는 폰트를 발견하였을 때는 세부페이지를 반드시 살펴야 한다.

세부페이지에서는 해당 폰트가 한글, 영문, 숫자, 특수기호에서 어떻게 표현되는지와 확인하고자 하는 저작권 사용범위를 살펴볼 수 있다.

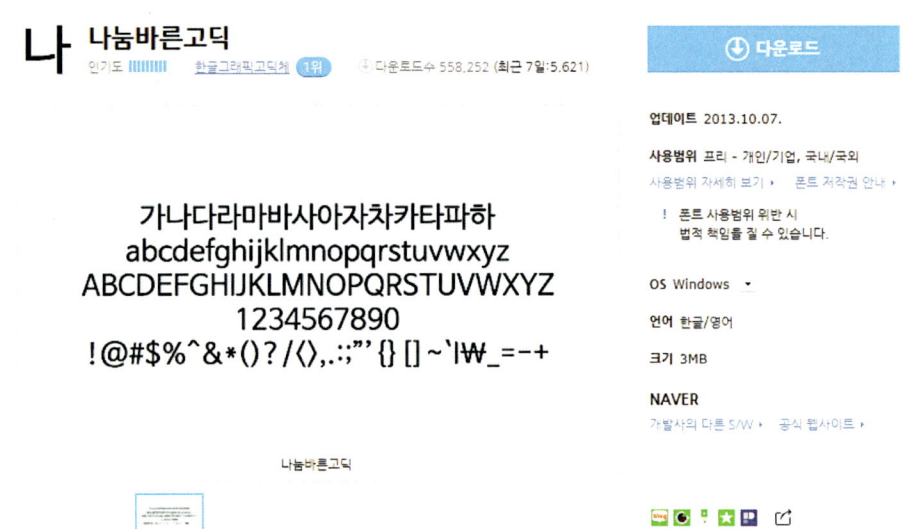

사용범위에서 기업까지 사용권을 허가하고 있어야 병원에서 사용이 가능하다. 문제가 없다면 다운로드하여 일반 프로그램을 설치하듯이 실행하면 자동으로 설치가 이루어진다. 만일, 자동으로 설치가 되지 않는 폰트 파일의 경우 윈도우가 설치된 드라이브의 windows 디렉토리 하단의 font 폴더에 파일을 복사하거나 끌어다 놓으면 설치가 완료된다.

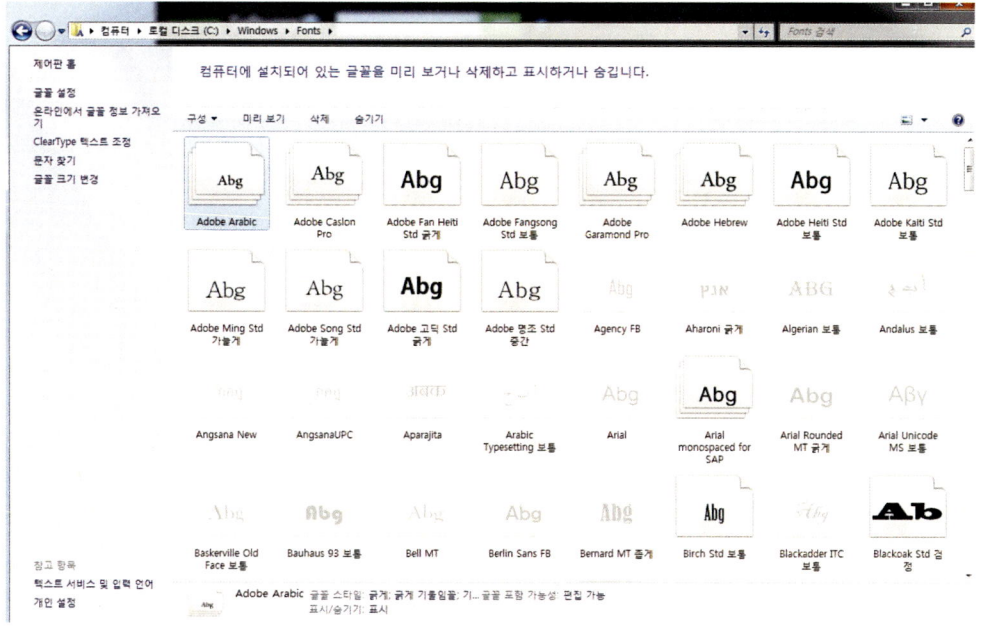

〈PC windows하단 font 폴더〉

국내에서 안심하고 사용할 수 있는 대표적인 무료폰트와 다운로드 가능한 사이트는 다음과 같다.

- 네이버(http://hangeul.naver.com/font)
  : 나눔스퀘어체, 나눔바른펜체, 가는 나눔바른고딕체, 나눔바른고딕체, 나눔글꼴에코체, 나눔손글씨체, 나눔고딕체, 나눔명조체

- 한겨레신문(http://notice.hani.co.kr/view.html?sort=h&no=56)
  : 한겨레결체

- 서울특별시(http://www.seoul.go.kr/v2012/seoul/symbol/font.html)
  : 서울한강체 4종(Light, Medium, Bold, Extra Bold), 서울남산체 5종(Light, Medium, Bold, Extra Bold, 세로쓰기), 서울한강장체 5종(Light, Medium, Bold, Extra Bold,black), 서울남산장체 5종((Light, Medium, Bold, Extra Bold, black)

- 부산시청(http://www.busan.go.kr/Page.bs?parcode=MNU_00000000071&prgcode=CMS_00000000311)
  : 부산체

- 제주도청(http://www.jeju.go.kr/jeju/symbol/font/infor.htm)
  : 제주한라산체, 제주고딕체, 제주명조체

- 성동구청(http://www.sd.go.kr/sd/main.do?op=mainSub&mCode=13G010030030)
  : 성동고딕체, 성동명동체

- 한국청소년활동진흥원(https://www.kywa.or.kr/about/about08.jsp)
  : 청소년체

- 배달의 민족(http://www.woowahan.com/?page_id=3985)
  : 한나체, 주아체, 도현체

- 다음(http://software.naver.com/software/summary.nhn?softwareId=MFS_107624)
  : 다음체(배포중단으로 네이버자료실을 통하여 다운로드 가능)

이상의 폰트들 외에도 무료 폰트를 제공하는 고도몰, 한국출판인회의, 롯데마트 등이 있으나 앱이나 기기에 대한 사용 제한이나 원본글꼴 변형이 불가한 경우가 있어 소개하지 않았다.

언급한 폰트들은 웹에서도 자유롭게 사용할 수 있기에 홈페이지에서도 가급적 무료 폰트를 사용하는 것이 좋으며 이미지 내 편집되어 포함된 폰트들은 제작사를 통하여 문제가 없도록 하여야 한다.

법무법인에서 발송하는 위반에 따른 안내문을 보면 주된 채증 방법은 온라인 화면 캡처가 사용되는데 주요 캡처대상인 홈페이지를 제작할 때 업체 선정에 각별히 유의하여야 한다. 또한, 병원에서 자체적으로 팝업, 배너, 콘텐츠를 작성할 경우에는 저작권에 문제가 없는지 주의하여야 한다.

법무법인에서는 문제가 발생하면 합의를 요구하는데 단순히 폰트 구매비용이 아니라 법무적인 비용이나 폰트저작권자가 입은 피해를 감안하여 상당한 수준을 책정한다. 병원 경영에 부담이 되는 비용을 지출하지 않으려면 미리미리 대비하여야 한다.

두 번째, 이미지 역시 저작권에 민감한 사안이다.

이미지 저작권의 문제가 발생하는 이미지는 전체 이미지가 아니더라도 부분적으로 사용되는 작은 이미지까지도 문제가 될 수 있다. 배경을 이루는 구름 한 점, 꽃 한 송이도 저작권을 살펴야 한다.

이미지는 주로 광고업체나 홈페이지 제작업체를 통하여 작업이 이루어지므로 업체들을 통하여 문제가 없도록 살피며 홈페이지 제작업체에서 제작한 자료를 바탕으로 오프라인 광고를 수행할 경우에는 해당 이미지가 오프라인 광고시에도 문제가 없는 이미지인지를 확인하여야 한다. 대부분 홈페이지에 사용되는 이미지는 온라인에만 유효한 사용범위를 가지고 있는 경우가 많아 법적 문제가 될 수 있다.

만약, 병원에서 직접 이벤트나 자료를 만들 필요가 있을 경우에는 무료 이미지 사이트를 사용하거나 직접 촬영한 이미지를 활용하는 것이 좋다.

무료로 이미지를 활용할 수 있는 사이트들은 다음과 같다.

- Pixabay(https://pixabay.com)

580,000장이 넘는 무료 사진, 벡터 이미지, 일러스트를 보유하고 있어 사용목적이 적합한 이미지를 찾을 수 있다. 동양인 이미지나 의료관련 이미지는 다소 부족한 편이다.

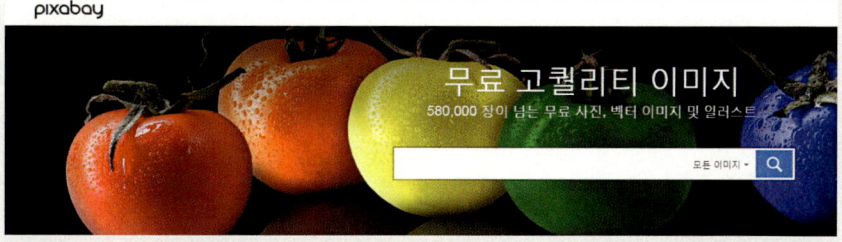

Pixabay의 가장 큰 장점은 개인뿐 아니라 기업까지도 어떠한 용도로든 무료로 사용할 수 있는 사용범위에 있다. 또한 사용 시 출처를 밝히지 않아도 사용이 가능하기에 자유롭다.

pixabay에도 무료이미지 하단에 보다 퀄리티 있는 스폰서 이미지가 된다. 좀더 마음에 드는 이미지가 필요할 경우에는 스폰서 이미지를 활용하면 된다.

• Flickr(https://www.flickr.com)

전 세계 사용자들과 함께 사진을 공유하여 사용하는 사이트이다. 전문가들이 보기에 다소 부족한 사진들도 있을 수 있으나 병원에서 다양한 용도로 활용하기에는 충분히 훌륭한 퀄리티를 가지고 있다.

Flickr는 업로드한 사용자가 공개여부를 결정한다. 사진의 하단 추가정보에서 공개된 이미지임을 확인하고 다운로드하여 사용하면 되는데 flickr은 저작자를 밝히고 원본의 변경 없이 사용이 가능하다는 것을 전제로 공유되어 있으므로 수정, 편집은 할 수 없다.

- Imagebase(http://www.imagebase.net)

사이트 자체의 구성은 앞의 두 사이트보다 부족하지만 카테고리별로 이미지를 찾을 수 있도록 쉽게 구성되어 있다. 사이트 로고에서 확인할 수 있듯이 'absolutely free photos' 무료로 활용이 가능하다.

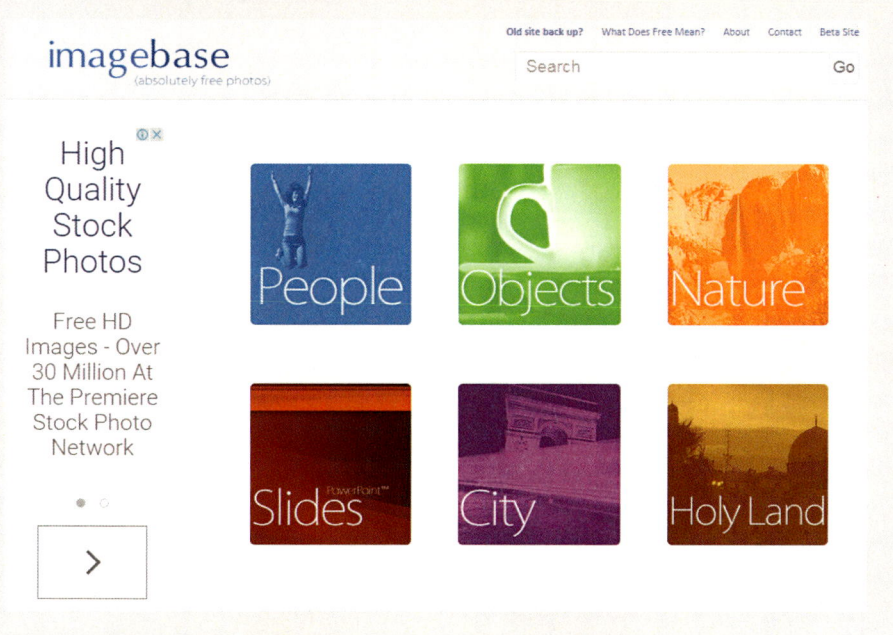

저작권을 획득하지 못한 이미지를 사용할 경우에도 폰트의 사례처럼 법무법인으로부터 저작권 위반에 대한 안내와 더불어 손해배상 청구가 따르게 된다. 개인과 달리 사업자의 경우에는 어떠한 경우에도 저작권에 문제가 되지 않도록 철저히 관리하여야 하기에 어디서 사용이 가능한 이미지를 확보할 수 있는지를 명확히 알고 대처하여야 한다.

병원에서 많이 사용하는 이미지 중에 연예인 사진이 있다. 연예인과 같은 유명인은 퍼블리시티권이라는 법률적인 보호를 받는다.

퍼블리시티권도 이미지 저작권에 따른 권리이지만 유명인이라는 공개적 가치에 의하여 별도로 구분된다. 퍼블리시티권은 단순한 이미지 배상수준이 아니라 유명인이 가지고 있는 가치만큼에 대하여 평가되어 보다 큰 경영상의 위험요인이다.

생각자료 31. 퍼블리시티권

사람은 출생에서부터 다른 사람과 차별화되어 구별되는 배타적 권리를 갖는데 사람이 가진 이름이나 초상, 사람을 특정 지을 수 있는 형태와 같은 것이다. 기본적으로 이러한 권리는 프라이버시권이라 하는데 연예인, 스포츠스타, 정치인과 같은 자신의 초상이 갖는 공개적인 가치를 부여할 수 있는 사람들에게는 프라이버시권 외에 퍼블리시티권이라는 권리가 부여된다.

퍼블리시티권은 공개적 가치에 의하여 상품, 브랜드, 기업의 홍보에 활용이 가능하기에 가치에 부합되는 재화가 동반하게 된다.

미국이나 일본의 경우에는 유명인에 대한 이름과 초상에 대하여 법적으로 명확한 보호가 이루어지고 있다. 국내의 경우에는 사례에 따라 판례가 엇갈리고 있으나 일단 퍼블리시티권 침해로 인하여 문제가 될 경우 소송으로 이어져 병원의 이미지에 타격을 입을 수 있으니 주의하여야 한다.

국내에서 발생한 퍼블리시티권의 대표적 사례들을 살펴보자.

- 2007년 배드민턴 전 국가대표였던 박주봉 씨가 스포츠용품 업체를 상대로 퍼블리시티권 소송을 진행하여 승소하였는데 계약기간 만료 후에도 이름과 초상을 사용하여 홍보를 시행한 업체에 대한 법적 판단이었다.
- 수도권 A 안과의 경우 방문자를 늘리기 위하여 질환과 관계없는 연예인과 관련된 글을 올렸는데 게시물에는 연예인의 이야기만 작성하였지만 게시문의 처음과 마지막에 병원의 이름과 홈페이지를 노출하여 퍼블리시티권 침해 소송을 당하였다.

판결에서는 게시물 내용이 연예인의 드라마 소개나 과거 외모와 현재 외모를 비교하는 것에 불과하여 안과에서 진료하는 질환이나 시술과 직접적으로 연결되지 않는다고 판단하여 원고패소 판결을 내렸다.
- 2015년 인터넷 쇼핑몰 A사가 '수지 모자'란 이름으로 상품을 광고하여 수지가 퍼블리시티권을 침해 당했다고 제기한 손해배상 소송에서 재판부는 A사가 수지에게 1000만원을 배상하라는 내용의 화해권고를 결정했다.
- 2015년 배우 김선아가 성형외과 원장을 상대로 제기한 손해배상 청구소송에서 1심 재판부는 병원이 김선아에게 2,500만원을 배상하도록 판결하였다. 당 건은 성형외과가 온라인 마케팅 업체를 통하여 블로그 마케팅을 하는 과정에 김선아가 추천하는 성형외과라는 홍보를 통하여 김선아의 동의나 허락없이 무단 사용하여 발생하였다.

재판부의 판결내용을 보면 연예인이라는 직업의 특성상 이미지 관리가 중요하며 여자 연예인에게 성형여부는 평가, 명성, 인상에 큰 영향을 미친다고 기재하였다.

아직 국내에서 퍼블리시티권에 대하여 명확하게 인정되고 있지 않으나 방문자를 늘리기 위해 무단으로 유명인을 활용하는 것은 병원이 소송에 휘말리는 결과를 낳아 병원 경영에 불필요한 위험을 초래한다. 마케팅을 수행함에 있어서 병원 자체의 가치를 높이는 형태를 고민하고 타인의 이미지와 권리를 보호하는 노력이 필요하다.

세 번째, 콘텐츠도 저작권으로 보호된다.

병원에서 홍보물이나 홈페이지, 블로그 등을 제작할 때 다른 병원의 콘텐츠를 가져다 사용하거나 책자, 공공기관, 협회 등에서 발췌하여 내용을 구성하는 경우가 많다. 질환에 대한 내용이 비슷하고 치료를 위한 행위가 유사하더라도 발췌한 내용의 구성이나 문장의 일치도에 따라서 콘텐츠 저작권 위반 행위가 성립된다.

콘텐츠의 경우에는 가급적 병원 의료진이 저작하여야 내원하는 고객에게 가장 적합한 콘텐츠를 구성할 수 있으며 병원만의 생각이 담긴 효과적인 내용을 작성할 수 있다.

외부 콘텐츠를 사용하여 홍보물이나 홈페이지를 구성할 경우에는 반드시 저작권을 보유하고 있는 단체나 업체에 사용승인을 득하여야 하고 공개 콘텐츠라 하더라도 개작을 허용하는 저작권 범위를 꼼꼼하게 살펴 병원에 문제가 없도록 주의하여야 한다.

콘텐츠 저작권의 경우에도 권리를 위임 받은 법무법인을 통하여 단속이 이루어지고 있어 유의하여야 한다. 콘텐츠 저작권에 대한 손해배상 청구액은 사용기간을 기준으로 산정되어 과거 게시물이라 하더라도 다시 살펴 문제가 없는지 점검하여야 한다.

의료법에 문제가 되는 문구와 내용

의료법 제56조제3항에 의하면 의료법인·의료기관 또는 의료인은 거짓이나 과장된 내용의 의료광고를 하지 못한다고 규정하고 있다.

의료법 규정에 의하여 병원을 홍보함에 있어서 사용하는 단어, 문장, 내용들은 의료법에서 규정하는 요건에 맞추어 작성되어야 한다. 의료법에서 문제가 될 사항들이

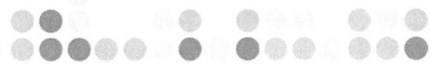

몇 가지 존재하는데 첫 번째, 홍보 측면에서 볼 때 소비자를 현혹하거나, 유인하는 행위들, 치료효과를 과장하거나 보장하는 내용들이다.

병원들에서 많이 사용하는 문구들 중에서 소비자 현혹, 유인행위 문안으로 판단하는 사례들과 변경하여야 하는 문구는 다음과 같다.

'아프지 않는', '통증 없이', '무통증'	→ '통증이 적은'
'결과가 좋은 병원'	→ '좋은 결과를 위해 최선을 다하는 병원'
'안전시술보장', '가장 안전한', '안전한'	→ '안전한 시술을 지향하는'
'완벽한 관리'	→ '철저한 관리'
'부작용 없는', '요요현상 ZERO', '100%'	→ 사용불가, 대체문구 없음.

진료의 행위와 시술, 환자의 경과는 병원에서 판단하기에 큰 문제 없이 확실하다고 하여도 단 1%의 부작용 요인이나 환자에게 불리한 경우가 가정되는 치료는 단정적인 문구를 사용하여 홍보할 수 없음을 명심하여야 한다.

두 번째로, 사용에 주의하여야 하는 문구와 더불어 내용을 작성할 때도 주의해야 할 사항들이 있는데 의료진의 약력을 홍보할 경우나 환자의 치료 전후사진, 내용이다.

의사 이력을 작성할 때는 공식적인 학력이나 수료 내용 등 자신의 경력을 광고하는 경우에는 문제가 되지 않는다. 단, 공식적인 학력이나 수료 내용으로 인정이 되지 않는 경우가 문제가 되는데 6개월 미만의 단기 학력, 교육 수료인 경우 기재할 수 없으며 의사회 또는 의학회에 등록된 학회가 아닌 경우에는 정회원 명칭을 사용할 수 없다.

일반적으로 많이 사용하는 정회원이라는 표현은 국내외 공히 해당국가 의사회 또는 의학회에 등록된 학회에 한한다.

환자의 치료 전후사진이나 내용을 기재할 경우에는 의료법 시행령 제23조의 규정을 준수하여야 한다. 의료법 시행령 제23조에서는 의료인이 환자를 수술하는 장면이나 환자의 환부 등을 촬영한 동영상·사진으로서 일반인에게 혐오감을 일으키는 것을 게재하여 광고하는 것을 금지한다.

따라서, 치료 전후사진의 경우에는 일반인에게 혐오감을 주지 않는 경우이고 치료

전후의 상태변화를 보여주는 사진의 경우에는 동일인이 전제되어 촬영전후의 시기가 명시되어야 한다. 또한, 환자가 필수적으로 동의한 경우에 사용할 수 있다. 치료전후의 사진은 전과 후가 3개월 이상의 것만 허용되고 치료방법으로 인하여 교과서적인 치료기간과 상당 시간의 차이가 있을 경우에는 통상적인 치료 기간을 기재하여야 한다.

세 번째, 환자의 치료경험담은 불특정다수에게 광고목적으로 사용할 수 없도록 의료법 제56조 및 시행령 제23조에 의하여 규정하고 있다. 따라서, 환자의 치료경험담을 불특정다수에게 광고목적으로 사용하는 경우에는 의료법에 저촉된다. 단, 일반적으로 의료기관 홈페이지 등에서 이용자가 로그인 절차를 통해 자발적으로 치료에 대한 경험을 공유하고 로그인 절차를 거친 해당 의료기관 회원들에게 관련 정보를 제공하는 것은 의료법에 저촉되지 않는 것으로 판단한다.

비의료인이 작성하는 콘텐츠의 유의점

병원에서 작성하는 콘텐츠들이 온라인에서 활용되는 곳들을 보면 홈페이지와 블로그, 카페로 나누어 볼 수 있는데 홈페이지의 경우 병원의 이름을 걸고 의료인의 책임하에 제작, 감수된 콘텐츠이기에 문제가 되지 않는다. 블로그나 카페에 노출되는 콘텐츠들의 경우에는 마케팅 대행을 통하여 제작되어 파워블로그나 대표카페들의 게시판내 게시물로 게재되는 경우가 많다. 이럴 경우 콘텐츠의 내용은 의료법에 문제가 없을지 면밀히 살펴서 주의하여야 한다.

의료법 제56조에서는 의료법인·의료기관 또는 의료인이 아닌 자는 의료에 관한 광고를 하지 못한다고 규정하고 있다.

또한, 의료에 관한 광고의 기준에 대하여 대법원 판례(2009.11.12 / 선고 2009도7455)에 의하면 "의료법은 의료인의 자격 요건을 엄격히 규정하고, 의료인이 아닌 자의 의료행위를 금지하는 한편으로 의료법인·의료기관 또는 의료인이 아닌 자의 의료에 관한 광고를 금지하고, 그 위반자에 대한 형사처벌을 규정하고 있다"라고 판시하였다. 의료광고에 대한 이러한 규제는 의료지식이 없는 자가 의학적 전문지식을 기초로 하는 경험과 기능으로 진찰·검안·처방·투약 또는 외과적 시술을 시행하여 하는 질병의 예방 또는 치료행위 또는 그 밖에 의료인이 행하지 아니하면 보건위생상 위해가 생길 우려가 있는 행위에 해당하는 의료행위를 시행하는 내용의 광고를 함으로써 발생할 수 있는 보건위생상의 위험을 사전에 방지하기 위한 것으로 이해할 수 있겠다.

따라서, 의료행위 시행에 관한 블로그나 카페의 콘텐츠는 의료인의 자격을 갖춘 의료진만이 게재하여야 한다. 특히, 블로그의 경우는 의료적인 지식이 필요한 내용을 작성하려면 의료진이 직접 개설하고 운영하도록 하여 문제가 없도록 관리하여 한다. 외부 블로그나 카페에 게재되는 내용은 시술이나 기기 등 의료행위 시행과 관련 없는 이야기로 한정하여 병원에 대한 일반적인 소개 위주로 활용하는 것이 문제가 되지 않겠다.

Epilogue

아직까지 국내 환경에서는 컨설팅 영업이 자리잡지 못하고 과거를 답습하는 경우가 많다. 하지만, 영업의 흐름은 고객이 필요한 정보와 도움을 제공하고 관계를 형성하는 가운데 궁극적인 판매를 이끌어내는 가치 제공형 서비스로 발전하고 있다.

의료기관은 다른 산업군의 고객에 비하여 외부와의 접촉에 여유가 없어 변화의 흐름이 늦고 정보의 습득에 어려움을 겪고 있어 객관적이며 변화에 민감하고 병원을 이해하고 있는 영업사원들의 도움이 필요한 시기가 되었다.

영업사원은 단순히 제품을 판매하는 공급자에 머물지 말고 고객에게 보다 많은 정보와 가치를 제공할 수 있도록 학습하여야 한다. 의료기관에서 만나는 의료진은 사회적으로 지위와 인정을 받는 사람으로 차별화된 서비스로 접근할 수 있도록 준비하고 단련하여야 한다.

병원도 영업사원을 바라보는 시선을 바꾸어야 한다. 병원을 대상으로 영업하는 많은 기업과 영업사원들이 병원 경영에 도움을 주는 컨설팅 서비스를 제공하고 있으며 여러 제휴사를 통하여 병원에게 이익이 되도록 프로그램을 구비하고 있다.

예를 들어 세무에 최근 이슈에 대한 부분을 살펴보자.

성실신고대상 기준 강화로 인하여 5억이상 매출이 발생한 병원은 성실신고대상자가 되었는데 변경된 기준에 의하여 기존 소득율보다 상승된 소득율로 신고하는 병원들이 어려움을 겪는 사례가 발생하였다. 기장대리를 수행하는 세무사무소에서 자세한 가이드와 정기적인 안내를 준비하여 대비한다면 문제가 없겠으나 신고시점에만 도움을 받는 경우가 많아 평상시 어떤 기준으로 무엇을 어떻게 준비하고 처리하는 것이 도움이 되는지 인지하지 못하는 경우가 많다.

최근 병원을 방문하는 영업사원들은 제품에 대한 지식 이외에 병원에 도움이 되는 컨설팅을 수행할 수 있는 교육을 이수하고 연계된 조직을 통하여 사전 정보를 제공하고 현 상황에 대한 진단과 가이드를 제공한다. 세무 외에도 인사, 노무, 마케팅 등 여

러 영역에 있어 내원하는 영업사원들은 고객이 원하는 정보를 제공할 수 있도록 준비되어 있는 것이다.

영업사원에 대한 병원의 시선은 변화하고 있고 더 많은 병원이 도움을 요청할 것이다. 생활의 전 영역에서 정보는 매우 중요하고 필요한 순간에 적절한 컨설팅 요소를 제공할 수 있도록 철저히 준비하여야 한다. '배우지 않으면 준비할 수 없고 준비되지 않으면 성공할 수 없다.'

컨설팅은 개인의 역량 향상이 뒷받침되어야 한다. 단순히 제품만을 공급하는 공급자(Provider)가 될 것인지 병원과 함께 성장하는 파트너(Partner)가 될 것인지는 스스로의 노력에 달려 있다.

'준비된 자만이 성공의 열매를 얻을 수 있다.'

차별화된 고객서비스를 통하여 승리하길 기원한다.